Anne Hübner und Tanja Aeckersberg

Corona
als Schreckgespenst
oder Retter in der Not?

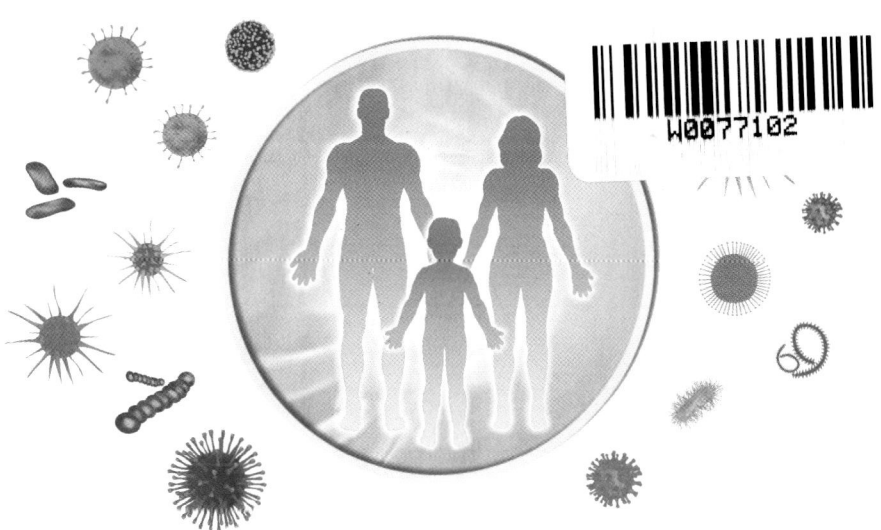

Das große Erwachen der Menschheit!
Über das Leid zur Erkenntnis.
Von der Erkenntnis zur Freiheit.
Von der Freiheit zur Liebe.
Von der Liebe zu Gott!

Fitmit-Verlag

Impressum

Verlag:
FITMIT-Verlag I. Aeckersberg
Kurt-Schumacher-Ring 13, D-65550 Limburg
Telefon: 06431/408888, Telefax: 06431/408889
E-Mail: verlag@fitmit.de, Internet: www.fitmit.de

Heilerschule:
Zentrum für Geistiges Heilen, Anne Hübner
Genheimer Weg 10, 55442 Roth bei Stromberg, Telefon 06724/3699
E-Mail: info@heilerschule.org, Internet: www.heilerschule.org

Autoren: Anne Hübner und Tanja Aeckersberg
Copyright: Alle Rechte vorbehalten.

1. Auflage Dezember 2020

Inhaltsverzeichnis

Inhaltsverzeichnis

Inhaltsverzeichnis

Inhaltsverzeichnis

*Lasst uns Corona heilen.
Ein unerforschbares Element,
was die Menschheit wachrüttelt und
in die spirituelle Entwicklung führt.
Anne Hübner*

Meine geliebten Engel,
wann wird die Zeit wieder besser?

Die Zeit ist so wie sie ist richtig.
Ein Leben ist sehr facettenreich
und vielen Herausforderungen ausgeliefert,
aber gerade das ist die Würze, die jedes Leben braucht
um lehrreich gelebt werden zu können.

Corona?
Es ist nicht Corona,
was die Menschheit in Atem hält.
Es sind Inszenierungen die den Menschen dienlich sind,
denn sie leiten eine neue Zeit ein.
Mensch werde Mensch.
Stelle Dich den Herausforderungen Deines Lebens
und erwache zu dem,
der Du wirklich bist.
Satt zu sein macht träge.
Entbehrung macht hungrig und
stärkt den Wunsch zur Veränderung
Und genau diese Zeit ist jetzt!
Ungeahnte Möglichkeiten tun sich auf.
Der Träumer darf erwachen.
Der Erwachte wird zum Kämpfer für das Gute.
Das Gute ist Gott und mit ihm wird alles
in neuem Licht erstrahlen.
Ich danke Euch!

Eure Anne
6.1.2021

Vorwort

Eine fragwürdige Pandemie hält die ganze Welt in Atem!

Dieser psychologische Terror – „Angst vor Krankheit, Angst vor Ansteckung, Angst vor dem Tod," - muss ein Ende haben!

Wir, **Anne Hübner** und **Tanja Aeckersberg** informieren Euch über alles was es mit der zu einem Monster hochstilisierten „Erkältungsmikrobe" auf sich hat und wie leicht sie zu behandeln wäre, würde die Schulmedizin endlich auch alternative Heilmöglichkeiten, vor allem das „Geistige Heilen" in ihren Therapieplan mit einbeziehen.

Geistheilung ist die Medizin der Zukunft! Jesus hat es vor 2000 Jahren schon gezeigt und seinen Jüngern gelehrt.

An dieses Bewusst-Sein müssen wir anknüpfen.

Das derzeitige Corona Szenario, was durch völlig überzogene Maßnahmen die Menschen gesundheitlich schädigt, sie einsperrt, erpresst, und bestraft, die Wirtschaft in den Ruin treibt, die Meinung des Volkes mit Wasserwerfern ertränkt, die Demokratie zur Diktatur macht, die Grund- und Menschenrechte ignoriert, der muss sich nicht wundern, wenn das Volk Widerstand leistet.

Die Politiker haben in der Menschheitsführung versagt!

Das kosmische Gesetz: „Gewalt erzeugt Gegengewalt", kann man nicht überlisten. Es geht gerecht zu in diesem Universum!

Sie haben ihr Gesicht und das Vertrauen des Volkes verloren. Das Deckmäntelchen „Corona", was für die vielen Fehlentscheidungen als Alibi benutzt wird, ist stark beschmutzt. Kann man es überhaupt noch reinigen?

Der Deutsche wird in der Politik als „dummer Bürger" bezeichnet.

Er ist ein gutherziger, gutgläubiger, vertrauensseliger Mainstreamer und liebt es verwaltet zu werden. Die Verantwortungstauglichkeit hat man ihm abgesprochen. So reiht er sich als Schäfchen in die Herde ein, mit Angst vor dem Hütehund, ist er leicht zu dressieren. Nur nicht ungehorsam sein. Auf keinen Fall aus der Reihe tanzen. Immer schön angepasst bleiben, sonst beißt mich der Hund oder der Schäfer bringt mich zum Schlachter. Es gab bislang kein Entrinnen. Angst macht gefügig. Ja, so haben wir gelebt! Wir waren so naiv. Ist das jetzt noch stimmig?
Ein Aufschrei! NEIN!

Jetzt ist die Zeit des Erwachens!
Immer mehr Veränderer verschaffen sich Gehör und läuten die **NEUE Zeit** für ein friedvolles Miteinander ein. Sie sind mitfühlend, gebildet, hohen Ranges, spirituell wissend und kennen die universalen Gesetze von Recht, Sitte, Ethik und Moral. Die Gesetze der **LIEBE**!

Sie bringen das Licht, aber werden von den Politikern verkannt. Diese fürchten sich vor den Wissenden und halten sich krampfhaft im Kohlekeller fest. Sie schauen lieber ins Dunkle, das Licht blendet sie noch. Daher bekommen wir einen liebevollen Umgang von den Politikern nicht vorgelebt. Sie bevorzugen Macht auszuüben und bezeichnen die verantwortungsvollen Veränderer, mit denen sie sich dringend austauschen müssten, als Rechtsradikale, Neonazis, Irre, Gewalttätige und vieles sündhafte mehr. Dabei schauen sie in ihre eigene Spiegelung, denn genau das praktizieren sie mit dem ihnen anvertrauten Volk. Sie beschreiben quasi ihre eigenen Missetaten im Umgang mit Menschen.

Die Pioniere, die Wahrheitssuchenden und wissenden Friedensbringer gehen bei Wind und Wetter mit erschwerten Anreise- und Aufenthaltsbedingungen zu Millionen auf die Straße und zeigen ihren Unmut über die politische Unterjochung. Bei der ersten Friedens-DEMO in Berlin reisten sie von Polen, Kroatien, Österreich, Italien, Frankreich, Belgien an. Robert Kennedy Junior kam sogar aus USA um vor dem Impfen zu warnen. Dieser weltberühmte Impfgegner-Anwalt, der in USA die Prozesse mit Impfopfern führt, bezeichnet die Presse als schwarzes Schaf der Kennedy Familie und will diesen Retter auf respektlose Weise ins Lächerliche ziehen. Was haben wir für eine Regierung, die Rufmord begeht? Auch belügen sie allabendlich die Zuschauer in den Nachrichten mit der Anzahl der Demonstranten. 1,3 Millionen sind dann nur noch 20 tausend. Wir dürfen den Medien nichts mehr glauben. Es wird alles zensiert.

Anne: bei einer Friedens-Demo gegen Maskenzwang habe ich mit eigenen Augen gesehen, wie 2 Polizeibeamte einem älteren Herren, der wegen Asthma vom Arzt maskenbefreit war, von hinten in die Beine traten, ihn zu Fall brachten und als er um Hilfe schrie, mit dem Gesicht in die Steine drückten, ihn fesselten und abführten. Am nächsten Tag stand in der Presse, dass es bei der Friedenskundgebung wieder zu schlimmen Ausschreitungen der Demonstranten gekommen sei, sodass die Polizei Verhaftungen vornehmen musste. Da fragt man sich, wer gibt den Polizisten diese menschenverachtenden Aufträge? Der Presse die Anstiftung zum Lügen? Das sind kriminelle Handlungen! In den Medien werden die Veränderer in höchstem Maße diskreditiert, beschimpft, bedroht, in ihrer Ehre verletzt, von der Lügenpresse zerrissen. Viele bekommen um sie mundtot zu machen ihre FB Beiträge gelöscht, den Account gesperrt. Die Banken kündigen deren Konten als seien sie Schwerverbrecher. Ärzte müssen ihre Approbation abgeben, wenn sie nicht nach der Politikpfeife tanzen.

Endlich mucken die Menschen auf!
Verlust der Grundrechte der Selbstbestimmung mit geplanter Körperverletzung, das geht einfach zu weit!

Die Pioniere für die Veränderung müssen immer „Menschenunwürdiges" ertragen und Erniedrigungen über sich ergehen lassen. Gerade das macht sie stark! Gott gebe ihnen die Kraft, das unversehrt zu überstehen. Wehe wenn bei einer Talk Show ein Virologe oder Impfwissenschaftler seine Bedenken gegen das Impfen äußert. Man wird ihn nie wieder sehen. Vertrauensentzug, Untergrabung der Persönlichkeit, üble Nachrede und wenn nötig wird auch über die Person gelogen und Rufmord begangen. Meinungsfreiheit wird im Keim erstickt.

Das Niveau unserer Politiker ist am Boden.
Die Diskreditierung von Kollegen ist in der Politik an der Tagesordnung. Sie sind innerlich so abgestumpft, dass sie ihre unrechten Handlungen nicht mehr erkennen. Man könnte sie als empathielose Psychopathen ohne jeglichen Tiefgang beschreiben. Wenn das Volk das noch länger duldet, ist es Mitschuld an der Verderbtheit derer, die unrechte Handlungen begehen. Wir müssen sie zur Umkehr verpflichten, sonst schadet dies der ganzen Menschheit und wir sitzen

11

mit im Karmaboot, weil wir als stille Dulder zugeschaut haben. Wir helfen den Politikern, damit die Regierung nicht noch tiefer sinkt. Sie schafft Landeskarma. Genau das hatten wir doch schon einmal. Wir brauchen keine Wiederholung. Der Landesgeist braucht Frieden. Die Politiker müssen den Veränderern danken und wir danken den Politikern, dass sie uns durch ihre Missgeschicke die Augen geöffnet haben. Sie haben uns damit einen Dienst erwiesen! Im erwachten Zustand können wir endlich sein, wer wir wirklich sind. Herzmenschen, die den Frieden bringen.

Wenn nichts mehr so ist, wie es einmal war, der Mensch Demut, Kummer und Sorge erleidet, Angst vor der Zukunft hat, dann ist er ganz unten angekommen. Nun kann er nicht mehr geradeaus schauen, sondern muss den Kopf zum Himmel heben und nach Gott rufen. Leid bringt die notwendige (in der Not wenden) Erkenntnis, etwas zu verändern. Die ganze Welt schreit nach Veränderung.

- Das Volk wacht aus einer bisher gelebten Angst- und Unterdrückungs-Hypnose auf.
- Die Angst wandelt sich in Mut, Kraft und Stärke.
- Man wird zum Kämpfer für das Gute, das Göttliche.
- Man wird zum Heiler und Helfer.
- Plötzlich weiß der Mensch alles und beginnt bedingungslos zu lieben.
- Somit erfüllt sich ein Bewusstseinssprung, welcher die Schöpferkraft in jedem Menschen freisetzt.
- Diese Gnade zu erlangen, ist der Segen Gottes!

Diese NEUE Erkenntnis wird jetzt gebraucht, damit die Menschheit in ein neues Bewusstsein eintaucht. Die Eigenverantwortung trägt dazu bei, den Missbrauch zu überwinden und sich nach den Gesetzen von Rechtschaffenheit und Gewaltfreiheit zu orientieren. Diese innere Sehnsucht nach

12

heile Welt dringt jetzt von unten nach oben ans Licht. Während sich die Mainstream Experten in Sachen Evolution noch streiten, geschieht tatsächlich im Stillen diese wunderbare Wandlung. Ein Evolutionssprung der sich gerade erfüllt. Corona ist also die wichtigste Transformationshilfe in eine NEUE Zeit.

Was geschieht jetzt gerade?

Ist es eine positive, erleichternde, lichtvolle Veränderung, etwas „Wunderbares", worauf wir jahrelang gewartet oder auch darauf hingearbeitet haben? **Ja!**
Wird es einen spürbaren energetischen Quantensprung geben? Kann ich diesen unterstützen und beschleunigen?
Ja!

Die Chance der Transformation für die Menschheit gab es in dieser vollendeten Form noch nie. Ihr dürft selbst wählen, ob ihr in diesen Prozess einsteigen wollt. Nutzt alle diese Chance und gebt euch diesem Wandel hin. Er ist von größter Wichtigkeit. Ja, Ihr könnt alle dazu beitragen, den Aufstieg zu beschleunigen. denn was wir jetzt auf der Erde erleben ist ein groß angelegter Reinigungsprozess.

Das Ganze ereignet sich jenseits des begreifbaren.

Die Menschheit wandelt in die 4. und 5. Dimension und verfeinstofflicht sich. Der Wandel vom ICH zum DU, vom lineardenkenden Materialisten, zum Gefühlsmensch, der aus seiner inneren Intelligenz, seiner universalen Allwissenheit schöpft. Der Herz-Mensch ist geboren, der sein Brot teilt und bedingungslos liebt.

Das Neue Zeitalter.
Das Neue Bewusstsein.
Der Neue Mensch.
Die Neue Erde.

Die ganze Menschheit wird sich auf ihre Göttlichkeit besinnen. Sich ihrer eigenen Heilfähigkeiten bewusst werden und das Urvertrauen entwickeln, dass sich jeder Mensch selbst heilen kann. Krankheit ist die Abwesenheit vom gesunden Denken, Fühlen und Handeln. All das wird sich neu entfalten. Dann kommt die Zeit, da wird niemand mehr krank werden. Es waren noch nie so viele Heiler und Heilslehrer entsandt, wie in der heutigen Zeit. Sie kennen die Regeln der Geistheilung, praktizieren und vermitteln sie in Seminaren, sodass diese Fähigkeit von jedem der sich schulen lässt sofort für sich und Andere umgesetzt werden kann.

Darauf baut sich die Heilung für die Weltenheilung auf! Geistheilung ist keine personenbezogene Handlung, sondern ein global wirkendes Werkzeug, was sich flächendeckend ausdehnt. Erst heilst du dich, dein Umfeld, deine Stadt, dein Land, die Welt. Das ist das Ziel der Schöpfung! **Geistheilung in Vollendung.**

Anne und **Tanja** sind anerkannte Heilerinnen und leiten das 1995 gegründete **„Zentrum für Geistiges Heilen"**, was mittlerweile als das erfolgreichste Heilzentrum Europas gilt. Über 500.000 Menschen kamen bis 2020 zur Heilbehandlung nach Roth. Sie fuhren in den Gen-heim-ER Weg 10. Was heißt: Die Gene kommen heim – ER ist der Weg!

Für **Anne** als Heilerin ist dieser Straßenname ein Himmelsgeschenk, denn passender könnte er nicht sein. Die Hausnummer 10 steht für Erneuerung und genau das erfüllt sich täglich bei den Heilbehandlungen. Die Menschen kommen aus der ganzen Welt, erleben ein sichtbares und beweisbares Wunder an sich selbst und finden zu Gott. Wunder sind Ereignisse, in denen Menschen unmittelbar Gott am Wirken sehen. Gott zeigt sich offensichtlich und was du gesehen hast, glaubst du.

Gott ist da!
ER führt sie zu uns!

Die Erweiterung und Erneuerung des Menschen, vom Gott Mensch, der noch schief, krumm, verdreht ist und mit Krankheiten kämpft, zum Menschen in der „Göttlichen Ordnung"! Was für ein göttliches Geschenk! „Zufall?"

Anne sagt: nichts geschieht „Zufällig" im Leben!
Alles obliegt der geistigen Führung und erfüllt sich nach dem göttlichen Plan, der für jeden Menschen schon lange bevor er sein Erdenkleid anzieht, geschrieben ist. Diesen Plan hat jeder selbst mitbestimmt.

Seine karmischen Strukturen aus vorangegangenen Leben sind als Abtragung in diesen Plan eingebunden. Es ist sein Seelenplan, den es zu erfüllen gilt. Danach gibt man sein Bewusstsein ab und arbeitet sich im Erdendasein Schritt für Schritt voran. Dieses Leben mit Ecken und Kanten wird sich so erfüllen, wie es der eigenen Weiterentwicklung und Seelen-Reifwerdung dient. Traurige Erfahrungen sind Kummer, Sorge, Leidpakete, die man als wahre Geschenke der Demutsschulung ansehen soll. Sie beinhalten eine beschleunigte Geistesreifung – „Leid bringt Erkenntnis" - der Garant für schnelles Voranschreiten in der spirituellen Entwicklung. Von der Vergangenheit befreit, den Gott und seine Herrlichkeit in sich bewusst erfahren, das ist ein krönender Schöpfungsakt.

Den eigenen Körper als Tempel Gottes zu sehen, erlaubt euch dieses Glücksgefühl. Wenn ihr euer Entwicklungsziel erfüllt habt, wird eure Seele jubeln. Eins mit Gott und seiner bedingungslosen Liebe zu sein, das habt ihr euch verdient. Das ist euer Lohn für alles was ihr in diesem Leben schon anderen gedient habt.

Die größte Hilfe, die ein Erdenmensch erfahren kann.

Anne praktiziert seit 1985 mit großen Erfolgen das „**Geistige Heilen**". Durch eine kontinuierliche Schwingungsanhebung und ausgereifte Erweiterung ihrer Hellsichtigkeit und Medialität, offenbaren sich ihr lichtvolle Informationen über eine NEUE Heilkraft.

Es hieß: Jetzt ist die Zeit reif, dass den Menschen durch die Geistheilung noch mehr als bisher geholfen werden kann! Tatsächlich erschuf sich an Annes Ort eine Segnung, die in dieser Vollkommenheit nicht für Menschenmöglich gehalten wurde. Es geschahen sichtbare und beweisbare Wunder, mit der die Volkskrankheit Nr. 1 zu besiegen ist. Durch eine energetische Verbindung mit dem Hilfesuchenden, geschieht die Befreiung seiner Urblockaden, die den Menschen erkranken ließen. Es wird durch die NEUEN Energie die „**Göttliche Ordnung**" in ihm hergestellt und somit ein Heilverlauf initiiert, der nicht nur das Becken und die Wirbelsäule begradigt, sondern bei der Überwindung sämtlicher Krankheitssymptome von größter Bedeutung ist. Durch diese Gnade Gottes kann auch die Karmaarbeit aus der Vergangenheit bereinigt werden.

Durch Annes Heilfähigkeiten, die sie auch ihrer Schülerin Tanja Aeckersberg – Heilerin, Heilpraktikerin mit Schwerpunkt Orthopädie, REIKI Meister-Lehrerin, Parapsychologin, Seminarleiterin der Methode „Spirituelle Rückenschule", Buchautorin und vieles mehr, erfolgreich übertrug, vollbringen beide als Ausnahmeheilerinnen täglich Wunder.

Menschen aus der ganzen Welt, auch Ärzte, Wissenschaftler, Forscher für subtile Energien reisen nach Roth, um diese Heilung an sich selbst zu erleben. Das geistige Heilen erfährt endlich den Stellenwert, den es seit Menschengedenken verdient. Geistheilung ist Absolut! Wir sind unendlich glücklich darüber, den Menschen bei der vollkommenen Heilwerdung so durchschlagend helfen zu können.

Obwohl wir das Wissen um Heilung haben, müssen wir uns auch weltlichen Dingen stellen, da wir täglich damit konfrontiert werden.

Es ist fast unerträglich, bei der täglichen Heilarbeit an unseren Klienten sehen zu müssen, wie die Corona-Angst die Psyche des Menschen krank macht.

Die Psychiatrien werden in Kürze überquellen.
Jede Form der Panikmache durch unsere Politiker ist eine fahrlässige Handlung, die den Menschen weltweit Schaden zufügt. Das was die Politiker mit ihren Angstprogrammierungen den Menschen antun, betrifft nicht nur den physischen Körper, sondern auch den Energie-, Emotional-, Mental-, und Seelenkörper, der dauerhaft Schaden nimmt. Die seelischen Folgen werden von Psychologen als indirekte, schleichende Tötung bezeichnet.

Angst macht krank und zerstört.
Mit unserem Wissen und der Information über das „Corona" Geschehen möchten wir euch von diesem frustrierenden, furchterregenden, auslaugenden, lähmenden, die Psyche schädigenden, Herz und Organe beeinflussenden Angst-Monster befreien. Auch werden wir euch eure Kummer, Sorge, Leidpakete von den Schultern nehmen.

Wir wünschen euch einen dauerhaften Schutz und einen segensreichen Heilverlauf.

Dies ist unser Geschenk an Euch!

Anne´s Energiemedizin

Ihr Lieben, wisset, dass alles um uns herum schwingt und Energie ist und dass man mit Energie heilen kann.
Seid Euch dessen immer bewusst!

Schon Albert Einstein, der weit über das menschliche, logisch-lineare Denken erhaben war, revolutionierte die wissenschaftliche Sichtweise und bewies, dass Materie nichts anderes als Energie ist. Das deckte sich mit dem Ur-Wissen spiritueller Meister, die leider zu dieser Zeit wenig Beachtung fanden.

1. Die spirituelle Welt ist die Welt der Einheit und ihre Nahrung ist die Liebe.

2. Die materielle Welt ist die Welt der Gegensätze in dualistischer Form von Gut und Böse.

Sie erscheint lieblos, rücksichtslos, respektlos, gnadenlos, zerstörend und voller Widrigkeiten, da sie der Ego und Machtenergie unterworfen ist. Aber genauso wird sie gebraucht! Der Lebensplan des Erdenmenschen ist dazu da, ihn durch Demut, Kummer, Sorge, Leid, Trauer und Entbehrung zu neuen Erkenntnissen über den Sinn des Lebens zu führen. Aus dem Erlittenen entwickelt sich das Sehnen nach harmonischer Veränderung. Der Mensch findet zu seinen Wurzeln, dem Ursprung seines „Göttlichen Seins" zurück. Vom Suchenden, zum Findenden! Der Weg in dieses göttliche Lebensfeld ist ein Entwicklungs- und Umwandlungsprozess der Transformation des irdisch-sterblichen Menschen in einen unsterblichen Lichtmenschen, Lichtboten, Lichtarbeiter, Heiler, geistiger Lehrer, der in völlig neue Lebensbedingungen eintaucht. Dieser Wandlungsprozess wird durch spirituelle Meister, die in noch nie da gewesener Vielzahl jetzt hier auf der Erde inkarniert sind, unterstützt. Sie fördern die Reifwerdung des göttlichen Geistfunkens im Menschen, die Erweckung seiner Christuskraft im Herzen und sie lehren ihm die Fähigkeiten Wunder zu vollbringen. Sie werden Menschen, Tiere, die Natur heilen und den Frieden in die Welt bringen. Weltfrieden ist der Ausdruck für den Idealzustand eines weltweiten Friedens, also für das Ende aller Feindseligkeiten, aller Kriege und Konflikte. Er beinhaltet dauerhafte Freiheit, Anerkennung der Völkerrechte, Rechtschaffenheit und Gewaltlosigkeit in Politik und Wirtschaft. Glück, Gesundheit, Freude und Frieden für alle Menschen dieser Welt. Der Weltenfrieden ist etwas Absolutes.

Wir Heiler haben uns über weltliche Schwächen erhoben. Wir sind im Friedensplan vereint und wirken mit unseren Schöpferkräften zum Wohle aller. Ein geheilter Geist, ruht in Gott. Gott ist seine Nahrung. Mit der Kraft der „Geistigen Wirbelsäulenaufrichtung" heilen wir auch die Paralleluniversen, und geben dem Multiuniversum die Kraft zur göttlichen Transformation der LIEBE, die alles heilt!

Wir Geistheiler verfügen über alle energetischen Werkzeuge, die dazu notwendig sind, den seit Menschengedenken ersehnten Weltenfrieden zu erschaffen. Der Gedanke eines Heilers und Helfers: **Es werde Frieden in der Welt, ist bereits eine Friedens-Manifestation!** Es wird sich zu 100% erfüllen! Die Kraft unserer Gedanken und Worte beeinflussen sogar die Zeit, wann es sich erfüllt!

Die neue Energiemedizin bestimmt unsere Zukunft!
Anne sagt: Was Physiker erst erahnen, ist für mich seit Jahrzehnten praktizierte Wirklichkeit.

Ich freue mich, Euch meine Selbstheilungs-Energie-Karten vorzustellen!

Meine Zapper-Heilkarte, an der ich bereits seit 2 Jahren arbeite und die im Frühjahr 2020 fertig werden sollte. Als hätte mein Inneres das mit der Corona-Krise schon gewusst, dass ich etwas herstellen muss, um den Kranken und von Angst traumatisierten Menschen sofort helfen zu können. Meinen Selbstheilkarten (Bewusstseinsspeicher) geht eine 30 jährig Entwicklung und Erfahrung voraus. Hier kurz meine Geschichte wie ich die Kraft entwickelte um zur Programmierung der Heilkarten, befähigt zu sein. Bereits 1990 war ich eine Heilerin mit außergewöhnlichen Fähigkeiten und Heilerfolgen. Meine Erfahrungen tauschte ich damals mit einer Freundin aus, die als Tierheilerin sehr erfolgreich war. Sie erzählte mir von einem Seminar bei der berühmten Vera Anna Suchanek aus Tschechien, an dem sie teilnehmen wolle. Ich wusste nicht was mich erwartete, ging aber aus Neugierde mit. In ihrem Seminar ging es um eine Heil-Folien-Methode, die sich Verana Farbfoliensystem nannte. Es hieß, dass mit diesen Farbkarten und deren Heilschwingung sogar an der UNI in St. Petersburg die Medizin-Studenten unterrichtet werden. Heilen mit Energie sei ein 3 monatiges Studienfach. An Krankenhäusern arbeite man bereits damit. Das war ja hochinteressant! Vera selbst unterrichtete uns über ihre Farbenlehre, die man als Schwingungsträger bündeln konnte und zu Heilkarten zusammenklebte. Dabei hatte sie in mehreren Büchern beschrieben, wie man die Schwingungsmuster errechnet, und mit den jeweiligen Krankheiten der Menschen in Resonanz stellt. Das Handwerkszeug war ein Pendel und bunte Plastikfolien, ähnlich wie DC-Fix. Nun testete man mit dem Pendel die jeweils zur Person passenden Farbfolien aus und klebte sie zu einem Stapel-Päckchen zusammen. Steckte es in eine Presse, wo es ohne Luftblasen fest werden sollte. Mit einer

Spezialschere rundete man die Ecken und fertig war die Farb-Heil-Karte. Die Herstellung war sehr mühevoll, weil die farbigen Folien mit Bioleim geklebt wurden, der nicht so gut hielt. Ich war nicht immer mit dem Ergebnis zufrieden, denn ich legte sehr viel Wert darauf, dass die Heilkarten hübsch und sauber anzusehen waren. Ich empfand dieses System als erneuerungswürdig und wie die geistige Welt mich dann führte, das gleicht einem modernen Märchen! Das Verana System war nur der Einstieg in ein ganz neues Heil-Hilfen-Bewusstsein, welches sich mir jetzt offenbarte!

Eine Idee war geboren!
In dieser Zeit erlebte ich außergewöhnliche Veränderungen mit mir, innen wie außen. Als Medium channelte ich jeden Tag mit der "Geistigen Welt!" Ich bekam ganz neue Informationen über die Herstellung von Heilkarten, bei denen ich keine Farbfolien mehr verwenden sollte. Ich brauchte nur noch geeignete Basisträger zu beschriften, dann als Heilerin meine zielgerichteten Gedanken zu einer Manifestation werden lassen und schon werden Wunder geschehen! Für mich war dies auf einmal so einleuchtend! Bewusstseins-Türen gingen von alleine auf! Ich reifte zu einer geistigen Alchimistin heran.

Ich hatte alles verstanden!
Von diesen Übermittlungen war ich so ergriffen, dass ich gleich damit begann nach schönen Klebefolien, die ich als Deckblatt benötigte, Ausschau zu halten. Die ersten Hüllen meiner Heilkarten bemalte ich noch selbst von Hand. Jede meiner Karten wurde zu einem Unikat. Ich empfand ganz viel Freude bei dieser Arbeit, mit der ich jeden meiner Klienten beglückte. Meine Heilkarten waren derart begehrt, dass ich jede freie Minute mit dem Kleben und Bemalen zubrachte. Freunde und Bekannte, alle wurden von mir mit heilbringenden Karten versorgt. Die Heilerfolge blieben nicht aus

und ich tat alles, um diese Heilhilfe den Menschen zugänglich zu machen. So mache ich das bis heute! Kein Tag vergeht, wo ich meine Heil-Karten nicht nutze.

Seit ca. 15 Jahren hilft mir tatkräftig meine Schülerin Tanja Aeckersberg dabei, vor allem bei der Digitalisierung und Komprimierung der über 1000 Blatt großen Heilprogramme und Energieträger im Hintergrund meiner heilenden Werke.
Meine Energie und mein Programm zur Heilkartenherstellung hat sich die letzten Jahre wesentlich erweitert! Ich liefere meine Heilkarten inzwischen in die ganze Welt. In 5 Sprachen übersetzt. Meine Heilkarten-Methode lehre ich erfolgreich in unseren Seminaren und mache die Schüler zu geistigen Alchimisten.

Meine Heilkarten sind die Medizin der Zukunft und die Zukunft der Medizin!
Die schulmedizinischen, symptomorientierten Methoden sind längst überholt. Solange der intelligente Geist nicht in die Köpfe der Ärzte einzieht, kommt es zu Millionen Impf- und Pillen-Opfern, Keimtoten und wie Ärzte selbst sagen, zu Kaputtoperierten und Kaputttherapierten und vielem mehr. Die Ärzte können einem Leid tun. Sie empfinden sich als lizenzierte Drogenhändler. Das ganze Gesundheitssystem schreit nach Erneuerung. Dieser Mangel an Arzt-Wissen, was die Pharmakonzerne natürlich zu verhindern wissen, ist kaum zu ertragen. Ärzte sollen nur Rezepte ausfüllen. Das Ganze gleicht einem Seelenverkauf.

Haben wir Heiler eine Rettungsfunktion?
Die Neue Energie-Medizin als spiritueller Infektionsschutz und Wächter über die Gesundheit. Geistige Hilfe bei der Überwindung infektiöser Mikroorganismen, welche die Gesundheit des Menschen gefährden. **Das Wirkprinzip der Zapper- Heilkarte:** Volle Aktivierung der körpereigenen Ab-

wehrmechanismen und dauerhafte Belebung und Manifestation der Selbstheilungskräfte, des Heilungswillens und der Überlebenskraft.

Es hieß, dass eine starke Veränderung auf dem Erdenplaneten stattfinden würde. Die Geschehnisse seien ein unabdingbares Werkzeug, um die Natur und Umwelt zu retten und die Menschheit in ein spirituelles Bewusstsein (5. Lichtdimension) anzuheben. Außerdem sei die Angst-Matrix zu überwinden, die den menschlichen Organismus für Krankheiten angreifbar macht. Die Begrenzung unserer materiellen Welt (3. u. 4. Dimension) Politik, Wirtschaft, Bankenmacht uvm. würden jetzt überwunden werden, weil die intuitive Intelligenz des Menschen einen Paradigmenwechsel erschafft. Die „Weltsicht" und bisher gelebte „Weltanschauung" transformiert sich in ein spirituelles, höheres Bewusstsein.

Die Welt lebt dann nach den geistigen Gesetzen des Universums. Recht, Sitte, Ethik und Moral, wie die Rechtschaffenheit und Gewaltlosigkeit ziehen in das Bewusstsein jedes Menschen ein.

Das Sehnen nach dieser Veränderung erwacht in den Menschenherzen, die in die Egolosigkeit finden. Dann ist nichts mehr so wie es war. Die neue Welt wird von der Kraft der Liebe und des Mitgefühls regiert! **Hierauf baut sich der Weltenfrieden auf!**

Ich halte das politische Versagen in der Welt für das tödlichste Virus überhaupt. Diktatur-Religion-Politik, Macht über das Volk, Unterdrückung, Ausbeutung, Krieg, Hass, Hetze, Tierquälerei, Zerstörung der Natur, unaufhörlich Angst streuen, sind unser emotionaler Viren-Befall. Diesem erzeugten Leid zuschauen zu müssen, ist die schlimmste

23

Pandemie der Menschheitsgeschichte. Kein Krieg konnte jemals so viele Opfer fordern, wie das, was unser Gesundheitssystem - gleichzusetzen mit der auf Profit ausgelegten Pharmaindustrie - der Menschheit antut. Machtergreifung im Deckmantel der Volksgesundheit? Impfpflicht zur Erschaffung des Dauerkranken, siehe Erkrankungs- u. Sterberaten durch Falschdiagnosen, Falschmedikation mit Chemiepillen - Antibiotikum, Chemotherapie und uvm. Es sind zig Millionen jährlich in Deutschland, darüber redet keiner. Es sind keine ehrlichen Statistiken angelegt, selbst nicht vom Ehrlich-Institut. Dies deckt sich jetzt alles auf!

Meine Selbst-Heilkarte kann auch hier helfen!
Ist meine Energie-Medizin der Sieg über Corona, SARS, Vogel-, Schweinegrippe, Influenza, HIV, Meningitis, Polio, Tetanus, Masern, Mumps, Röteln, Windpocken, Keuchhusten, Hepatitis, Bakterien, Pilze, Parasiten, Keime uvm., die eine Gefahr für die Menschheit sind?

Oder ist sie noch viel mehr?
Wir sind permanent pathogenen Organismen ausgeliefert, gegen die wir auch durchs Impfen nicht geschützt sind. Im Gegenteil: Tote-, oder Lebendimpfstoffe, künstlich erzeugte Krankheitserreger zu injizieren ist etwas völlig widernatürliches, was unser Immunsystem schwächt. Unser Organismus reagiert nach der Impfung hochsensibel auf Umwelteinflüsse, was Virologen bestätigen. Die Impfrisiken durch mehrfach Impfungen (Viren-Mix) sind unvertretbar hoch. Ist das, was wir mit Corona erleben ein Viren-Unfall? Oder ein Therapie-Unfall? Diese Gedanken sind berechtigt, denn die Geimpften stehen in der Risikogruppe ganz oben. Eine erschreckende Erkenntnis!

Ein erwachsener Mensch beherbergt bis 2,5kg gesunder Bakterien in sich, die man nicht zerstören darf. Es ist wissenschaftlich bewiesen, dass ungeimpfte Kinder und Erwachsene weitaus gesünder sind, weil sie sich ihre natürliche Immunität, ihre Abwehrmechanismen und Selbstheilungspotentiale bewahrt haben. Milliarden Menschen leiden unter Impfkrankheiten, weil sie vertrauten. Unser Körper ist ein Wunderwerk von höchster Intelligenz. Ein eigenes Universum. Er braucht energetische Impulse, um sich an seine kraftvollen Heilungsfähigkeiten zu erinnern. Selbstheilung ist ein Naturgesetz und das Recht eines Jeden.

Das Wirkprinzip meiner Zapper-Energie-Heilkarte ist die Stabilisierung der körpereigenen Abwehrmechanismen, damit das Immunsystem gegen fremdartige Eindringlinge unangreifbar wird. Meine Heilkarte ist ein energetischer Schutzmantel gegen alle Krankheitserreger, die den Menschen schädigen können. Sie hat ein Schwingungsmuster, eine Energie-Frequenz, die von Viren und Keimen nicht vertragen wird. Innerhalb weniger Minuten Anwendung werden die Schmarotzer so geschwächt, so dass das eigene Immunsystem die Eindringlinge, nach dem Gesetz der Masse, besiegt. Die Zapper Heilkarte ist ein Quantensprung in eine neue Heil-Dimension, wie es sie in der gesamten Menschheitsgeschichte nicht gab. Sie ist für die Gesundheit aller Lebewesen von großer Notwendigkeit. Der Mensch ist ein multidimensionales Energiegebilde und kann alleine mit der Energie der Liebe geheilt werden.

Mensch, Du bist reiner Schöpfergeist!
Überwinde die Angst und tausche sie gegen Mut, Kraft und Stärke. Lebe in der Liebe und trete aus der Massenanpassung heraus. Erschaffe dir eine glückliche Zukunft. Gott in Dir ist Dein Mentor! Wenn Du an das Gute glaubst, dann werden Heilwunder und Veränderungen in der ganzen Welt geschehen.

Anwendung:
In die Gedankenstille gehen. Die Heilkarte vor sich hinhalten oder hinstellen und das Bild ca. 1-2 Minuten ansehen. Sich vorstellen, wie die aggressiven Virenarten außerhalb des Ringes von dem energetischen Schwingungsprogramm der Heilkarte so geschwächt werden, dass sie den Körper nicht mehr schädigen können. Den Blick in den inneren Ring lenken, wo die gesunden Schutzbakterien sind. Sich vorstellen, dass diese die Herrschaft über die äußeren Eindringlinge bereits übernommen haben. Die heilenden Hände von Anne eine Weile ansehen, die Augen schließen und fühlen, wie ihr Heilstrom in den Körper einfließt und alles Unliebsame beseitigt. So lange verweilen, bis das Kribbeln im Körper nachlässt und Sättigung eingetreten ist. Die Befreiung ist vollbracht! Die Heilkarte auch vorbeugend 1 x täglich mindestens 2 Minuten anwenden. Bei akuten Krankheiten auch mehrmals und länger. Man kann einen Krug Wasser 2 Min. draufstellen und geistiges Antibiotikum herstellen. 2 ltr. über den Tag verteilt trinken. Man kann auch die Hände auf die Heilkarte auflegen. Sich mit den Füßen draufstellen und die Heilkraft tanken. Seine Akkus laden. Der Heilverlauf, egal welche Krankheit vorliegt, kann sich verkürzen. Eigentlich kann man nicht mehr krank werden, wenn das Energielevel immer hoch ist und der Säure – Basenhaushalt stimmt. Strebt ein Angst- und stressfreies Leben an. Geht ins absolute Gott-Vertrauen. Gottes Plan der Liebe, des Friedens und der Heilung für die Welt erfüllt sich schneller als man denkt.

Eure erfahrenen Heilerinnen Anne und Tanja
wünschen Euch die vollkommene Gesundheit.

Annes spirituelle Selbstheilkarte ist erhältlich bei:
www.heilerschule.org und www.spirituellemedizin.info.
Selbstverständlich auch beim Verlag.

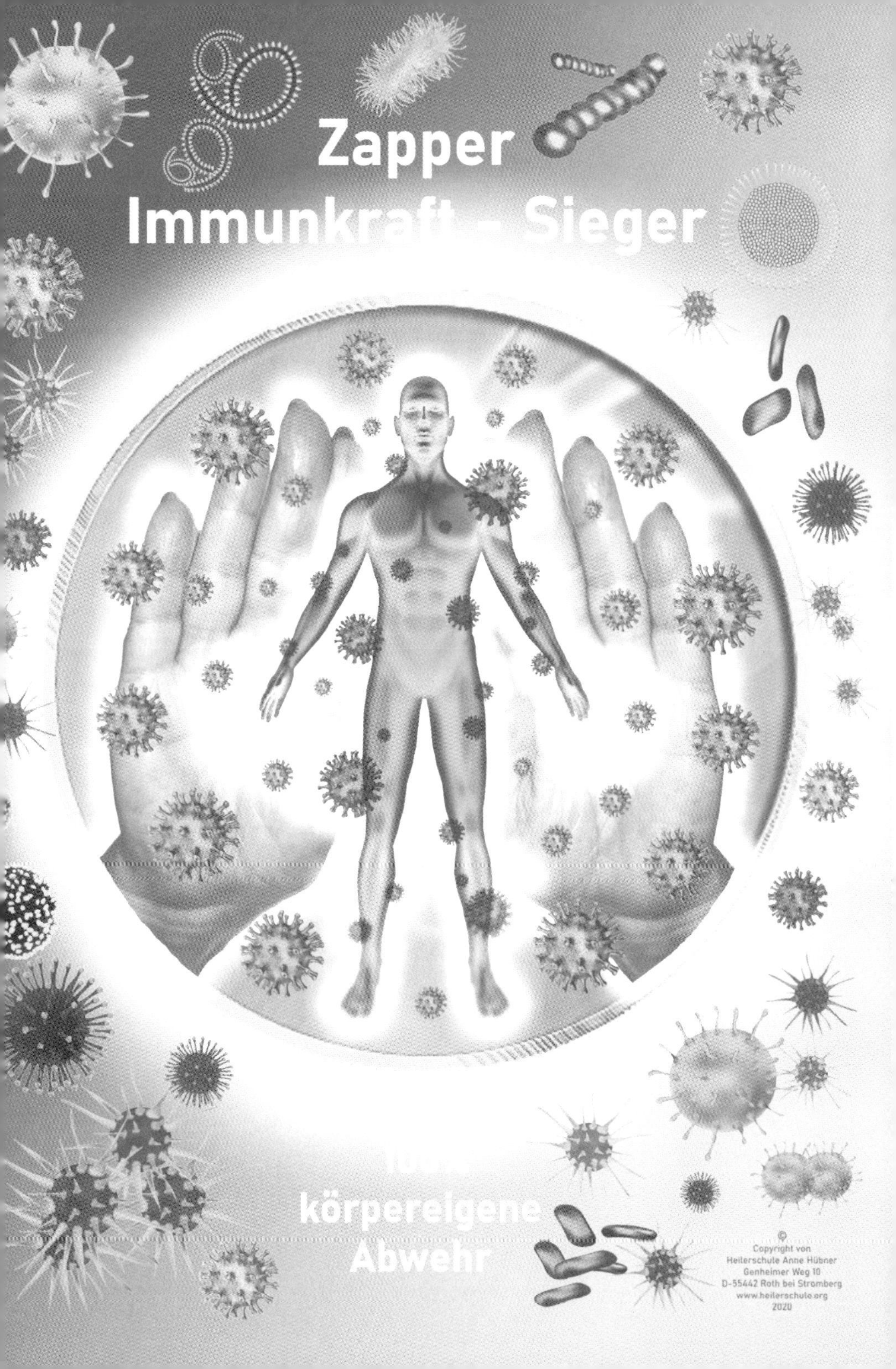

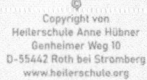

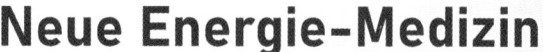

Neue Energie-Medizin

Spiritueller Infektionsschutz und Wächter über die Gesundheit.
Zapper-Heilkarte zur Überwindung schädigender Mikroorganismen,
welche Infektionskrankheiten verursachen können.
Volle Aktivierung der Abwehrmechanismen und Selbstheilungskräfte

Anne Hübner wurde als Heilerin und hellsichtiges Medium, durch Impulsgaben höherer Intelligenzen, a Viren-Erkrankungen aufmerksam gemacht. Es hieß, daß eine starke Veränderung auf dem Erdenplanet. stattfinden würde. Die Geschehnisse seien ein unabdingbares Werkzeug, um die Natur zu schützen und d Menschheit in ein spirituelles Bewußtsein (Lichtdimension) anzuheben. Außerdem sei die Angst-Matrix : überwinden, die den menschlichen Organismus angreifbar macht. Dieser Hinweis war für Anne der Anspor etwas heilbringendes für den Schutz der Menschheit, Tierwelt und Natur herzustellen. Es hieß: Erschaffe d Energie-Medizin der Zukunft, welche die Lebensenergie, Immunabwehr und Selbstheilungskräfte stabilisie und den Heilungs- und Überlebenswillen forciert. Aktiviere die Zellzeiterinnerungsmechanismen a vollkommene und dauerhafte Heilung. Genau das hat sie mit dieser Heilkarte umgesetzt!

Anne sagt: Wir sind permanent pathogenen Organismen ausgeliefert, gegen die wir auch durchs Impfen nic geschützt sind. Im Gegenteil Lebendimpfstoffe, künstlich erzeugte Krankheitserreger in den Körper : injizieren ist etwas völlig widernatürliches, was unser Immunsystem schwächt. Unser Organismus reagie danach hochsensibel auf Umwelteinflüsse, was auch Virologen bestätigen. Die Impfrisiken sind unvertretb. hoch. Ein erwachsener Mensch beherbergt bis 2,5 kg gesunder Bakterien in sich, die man nicht zerstören da Es ist wissenschaftlich bewiesen, daß ungeimpfte Kinder/Erwachsene gesünder sind, weil sie sich ih natürliche Immunität, ihre Abwehrmechanismen und Selbstheilungspotentiale bewahrt haben. Milliarde Menschen leiden unter Impfkrankheiten, weil sie vertrauten. Unser Körper ist ein Wunderwerk von höchst. Intelligenz. Ein eigenes Universum. Er braucht energetische Impulse, um sich an seine kraftvolle Heilungsfähigkeiten zu erinnern. Selbstheilung ist ein Naturgesetz. Jeder hat ein Recht auf Gesundheit.

Als Heilerin ist Annes Focus immer auf die vollkommene Gesundheit ausgerichtet!

Sie sagt: Das Wirkprinzip meiner Zapper-Energie-Heilkarte ist die Stabilisierung der körpereigene Abwehrmechanismen, damit das Immunsystem gegen gefährliche Eindringlinge unangreifbar wird. Mein Zapper-Heilkarte ist ein energetischer Schutzmantel gegen alle Krankheitserreger, die den Mensch. schädigen können. Sie hat ein Schwingungsmuster, eine Energie-Frequenz, die von Viren und Keimen nic vertragen wird. Innerhalb weniger Minuten Anwendung werden diese Schmarotzer geschwächt, so daß da eigene Immunsystem die Eindringlinge so verändert, daß sie nach dem Gesetz der Masse, besiegbar sind.

Ist meine Energie-Medizin der Sieg über das Corona-Virus, SARS, Vogel-, Schweinegrippe, Influenz Meningitis, Polio, Tetanus, Masern, Mumps, Röteln, Windpocken, Keuchhusten, Hepatitis, Bakterien, Pilz Parasiten, Keime uvm., die eine Gefahr für die Menschheit sind? Wenn der Mensch die Angst vor Krankheit od Ansteckung überwindet, dann werden Heilwunder geschehen.

Die Selbstheilkarte von Anne ist ein Quantensprung in eine neue Heildimension, wie es sie in der gesamte Menschheitsgeschichte nicht gab. Sie ist für die Gesundheit aller Lebewesen von großer Notwendigkeit. D. Mensch ist ein multidimensionales Energiegebilde und kann nur mit Energie geheilt werden.

Anwendung: Heilkarte vor sich hinhalten und das Bild ca. 1 Minute ansehen. Sich vorstellen, wie d aggressiven Virenarten außerhalb des Ringes von dem energetischen Schwingungsprogramm so geschwäc sind, daß sie den Körper nicht mehr schädigen können. Den Blick in den inneren Ring lenken, wo die gesunde Schutz-Bakterien sind und sich vorstellen, daß diese die Herrschaft über die Eindringlinge übernomme haben. Die heilenden Hände ansehen, die Augen schließen und fühlen, wie der Heilstrom in den Körper einflie und alles Ungesunde besiegt. So lange verweilen, bis Sättigung eingetreten ist. Das Kribbeln läßt nach. D Befreiung ist vollbracht. Karte 1 x täglich mindestens 2 Minuten anwenden. Bei akuten Krankheiten au. mehrmals und länger. Man kann auch die Hände drauflegen. Sich mit den Füßen drauf stellen. Heilkraft tanke Der Heilverlauf, egal welche Krankheit vorliegt, kann sich verkürzen. Ihr könnt nicht mehr krank werden, we euer Energielevel hoch ist. Mit der Zapperkarte kann dies geschehen. Strebt ein angstfreies Leben an. Geht ir Gott-Vertrauen. Eure Anne, Tanja mit den Heilern unserer Schule, wünschen euch vollkommene Gesundheit.

Zentrum für Geistiges Heilen, 55442 Roth, Genheimer Weg 10, Tel.: 06724-3699, Email: info@heilerschule.org
Internet: www.heilerschule.org, WhatsApp +4967243699, YouTube: Annes Heilerschule

Geliebtes Kind, wir grüßen Dich am heutigen Tage und teilen Dir mit, dass Ihr Heiler, die ihr jetzt Euer Erdenkleid angezogen habt, die helfenden Engel seid, die den jetzigen Zustand auf Eurem Erdenplaneten maßgeblich beeinflussen werdet.

Es waren noch zu keiner Zeit der Menschheitsgeschichte so viele Helferseelen entsandt, wie jetzt in dieser wunderbaren Wandlungszeit. Ihr seid Heiler und Helfer mit übermenschlichen Geschicken jetzt hier auf der Erde vereint, um den Wandel zum GUTEN mitzubestimmen.

Wir unterstützen Euch immer, wenn Ihr uns Eure Wünsche mitteilt. Lasst uns wissen wie Eure Pläne sind. Die ganze Welt braucht Eure Hilfe.

Was ist mit Corona?
Corona ist als Werkzeug zu verstehen. Corona wird den Licht-Wagen der Liebe in Gang setzen. Ihn zum Fahren bringen. Wenn er erst einmal ins Rollen gekommen ist, dann hält ihn nichts mehr auf. Auf der Strasse der Liebe gibt es kein Anhalten mehr. Das Regenerationsrad für die Welt dreht sich schneller als ihr jetzt erahnen könnt.

Viele Helferseelen haben sich für diesen Prozess bereit erklärt, die Wandlung zu unterstützen. Es stellt sich im Außen noch leidvoll dar, obwohl es den Erden-Heilprozess bereits beschleunigt. Alle Krisen und Naturkatastrophen, die durch Menschenhand verursacht wurden, schwingen nach dem Resonanzprinzip, der Erkenntnisse, wie man es besser machen kann, damit es sich aufhebt. Erkenntnisse der Wiedergutmachung ziehen in die Herzen der Verursacher ein. Das alles ist von großer Notwendigkeit. So konnte es nicht weitergehen. In der Not wendet sich das Blatt zum Guten.

Warum sterben Menschen, werdet Ihr voll Trauer sagen?
Nein, den Tod gibt es nur in Eurer weltlichen Sichtweise. Sie gehen Euch voran, steigen auf, um selbst zu Mithelfern in diesem großen Weltenereignis zu werden. Dankt diesen Seelen. Ihr Menschen und alle Lebewesen erlebt einen Aufstiegsprozess in die 5. Dimension. Dieser Aufstieg bedeutet, dass sich Euer aller Schwingungsfeld erhöht. Jeder wird wie im Zeitraffer in ein höheres Bewusstsein aufsteigen. Wieder zurückkehren in das göttliche Eins-Sein, um zu erkennen, wer er wirklich ist. Gott ist Mensch, Mensch ist Gott! Gott ist die Liebe! Wenn alle Menschen jetzt in diese Bewusstseinsenergie transformieren, dann darf sich auch die Gesinnung (3. und 4. Dimension) der materiellen Welt mit ihren begrenzten Perspektiven für immer verabschieden. Galaktische Lichtsterne gehen über Eurem Planeten auf.

Das Beispiel der Schulmedizin, die immer noch nach Symptomen sucht, statt die Ursachen des großen Ganzen zu erkennen, wodurch leichte Krankheiten nicht zur Heilung kommen. Pharmazeutische Hilfsmittel können nicht heilen. Ihr Heiler und Helfer werdet diese Lücke schließen. Sie warten schon auf Euch. Ihr seid da, als Heilsbringer und Heilslehrer. Die Angst vor Krankheit, Mangel, Verlust und Scheitern tauscht gegen das absolute Gottvertrauen aus.

Gott lässt niemanden leiden!

Jeder Mensch wird durch diese Transformationsenergie auf wunderbare Weise in die Liebe geführt und kann sich in die neue Bewusstseinsdimensionen (lichtvolle Kraft) einschwingen. Sie beschenkt die Menschen mit Freude, Frieden, Leichtigkeit, inniglicher Verbundenheit, Geborgenheit und Glückseligkeit. Die Rechtschaffenheitsenergie und Gewaltlosigkeitsenergie zieht in die Menschenherzen ein, die sich an ihre Urwerte, ihr göttliches Sein erinnert. Es wird nach NEUEN, geistigen Gesetzen der Liebe gelebt.

Die Menschheit spürt, welche große Schöpferkraft in jedem abrufbar ist. Jeder hat die Chance in der bedingungslosen Liebeskraft einherzugehen.

Der Wunsch auf gesunde Ernährung entwickelt sich. Man denkt nicht mehr linear, sondern an Tierschutz, Natur, Umweltschutz und vieles mehr bekommt Gewichtung.

Ihr alle reift in Eure intuitive Intelligenz hinein und handelt nach Eurem Bauchgefühl. Diese Entscheidungen kommen aus dem inneren Kompass und universalen Wissen. Ihr könnt dadurch nicht mehr manipuliert werden. Ausgeprägter Gerechtigkeitssinn. Ihr empfangt durch Eure innere Stimme den Zutritt als Sprachrohr zu Eurer Seele.

Der Mensch überwindet sein EGO. Nimmt sich selbst nicht mehr so ernst. Er fragt nicht: was kann ich mir gutes tun? Er schaut, was er für Andere an Gutem tun kann.

Der wichtigste Baustein für die göttliche Bewusstwerdung ist der Aufstieg in die eigene Gottes-Kraft. Ihr seid Schöpfer eurer eigenen Realität. Ihr habt ständig das Gute im Visier und leistet unermüdlichen Einsatz zum Wohle der ganzen Welt. Das ist das Ziel der Schöpfung. Euer Tun und Handeln ist heilig, denn es kommt vom großen Geist, dem Absoluten.

Wir lieben Euch, sind Eins mit Euch!
Gemeinsam sind wir Lichtwerkzeuge für die Heilung der Welt! Ich danke meinen himmlischen Helfern, auch im Namen der wunderbaren Heiler unserer Schule, für diese Aufklärung in allen Bereichen. Damit habt Ihr uns sehr geholfen!

Anne: Eine meiner Lieblingsredewendungen an die geistige Welt lautet:

**_Gebraucht mich für alles was der Menschheit
zur Heilwerdung und der Welt
zum Frieden dient._**

In diesem Sinne, geben wir uns ganz dem Dienst an unserem Nächsten hin. Es ist die wunderbarste Aufgabe, die ein Erdenmensch erfüllen kann.

Wir danken Euch allen, dass Ihr mit in unser Hilfs-Boot eingestiegen seid, dessen Lenker Gott ist…

Herzensdank an Euch alle!
Eure Anne und Tanja

1.4.2020

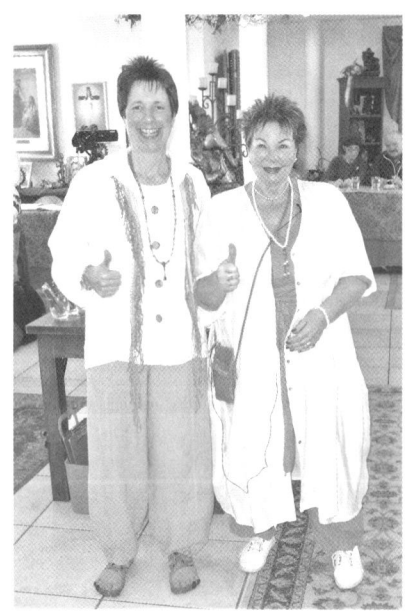

Natur und Umwelt

Die Ressourcen der Erde sind aufgebraucht. Abgeholzte Wälder, dezimierte Arten, verdreckte Flüsse: die Menschheit lebt aus ökologischer Sicht über ihre Verhältnisse.

Die Menschheit hat die Ressourcen, welche die Natur in einem Jahr wiederherstellen kann 2019 bereits in sieben Monaten verbraucht.

Die Organisation Global Footprint Network berechnet den **Earth Overshoot Day**. Dieser ist ein Indikator für den Ressourcenverbrauch und die Auswirkungen menschlichen Handelns auf die Umwelt. Denn die Ressourcen auf der Erde sind endlich: Wir stoßen beispielsweise mehr Kohlendioxid aus, als Wälder und Ozeane absorbieren können, fischen schneller als sich die Bestände erholen oder fällen mehr Bäume als nachwachsen.

Es werden der Erde mehr Futtermittel, Fisch & Nahrungsmittel entnommen als in unseren Fischgründen, Wald-, Weide- und Ackerflachen jahrlich generiert werden können. Hinzu kommen die Industrieabgase von denen die Menschen bereits mehr in die Atmosphäre ausstoßen als ansatzweise von den natürlichen Kreisläufen aufgenommen werden können. Die Folgen davon sind deutlich spürbar und vielen bekannt: der Rückgang der Artenvielfalt, schrumpfende Wälder, Überfischung, Müllberge, Verschmutzung der Ozeane und das was wohl am wichtigsten ist die Luftverschmutzung.

Selbst die berühmte Naturheilerin und Ordensschwester Hildegard von Bingen hat vor 1000 Jahren vorhergesagt, dass in Zukunft die Menschen an Lungenkrankheiten sterben werden durch die zunehmende Luftverschmutzung die sie selbst verursachen.

Wieso kommen die Menschen heute auf die Idee, wo wir in Abgasen und Smog leben, dass ein Virus für ihre vielen Atemprobleme verantwortlich ist?

Die Zahl an Atemnot, Bronchitis, Asthma, Lungenemphysem, Allergien nimmt schon seit Jahren rapide zu.

Der Virus war schon immer da, er hat nur darauf gewartet bis das Immunsystem des Menschen durch Umweltgifte, Luftverschmutzung, Impfgifte und Medikamentennebenwirkungen so geschwächt ist, dass er leichtes Spiel hat.

Bildlich gesprochen lebt die Weltbevölkerung derzeit so, als hätte sie 2 Erden zur Verfügung. Die Menschen nutzen die Natur also 2x schneller, als Ökosysteme sich generieren können. Durch das hohe Konsumniveau in Industrie- und Schwellenländern sowie das schnelle Bevölkerungswachstum ist der Tag im Kalender immer weiter nach vorne gerückt. Die Überlastung nimmt jährlich weiterhin gefährlich zu. Man sagt die Erde „rächt sich". Nun man könnte sagen, die Erde hat sich jetzt durch Corona eine Erholungspause geschaffen.

Die Luft wird bereits 4 Wochen nach dem Shutdown besser, der Himmel blauer, man sieht wieder mehr Fische, Insekten und Vögel. Die Natur erholt sich. Das war dringend nötig. Auf Dauer ein Vorteil für alle, vor allem für den Menschen.
Helfen wir der Erde, dann werden auch die Corona-Folgen verschwinden. Der übermäßige Konsum auf Kosten der Ressourcen der Erde war jetzt genug. Wir alle müssen unser Verhalten in Zukunft drastisch ändern.

Damit der Earth Overshoot Day wieder später im Jahr statt-findet oder noch besser ihn gar nicht mehr gibt, sind alle ge-fragt. Denn jede und jeder Einzelne kann einen Beitrag leis-ten:

Energie sparen, das Auto öfter stehen lassen, auf Konsum-artikel verzichten, Verpackungen meiden, saisonale Le-bensmittel und langlebige Produkte mit Recyclingmaterialien kaufen und Abfälle generell vermeiden.

Die Erde ist aber nicht nur ein Wirtschaftsobjekt sondern wie der Mensch auch eine Lebensform mit Bewusstsein. Was man ihr antut, wird man auch wieder in anderer Form zurück erhalten.

Die Erde hat jetzt auf ihre Weise für einen Erholungsur-laub gesorgt.

Rudolf Steiner hat dies auch gesagt, wenn wir Tiere essen, werden sie als Viren wiedergeboren und auf uns einwirken. Das passt ja zur aktuellen Situation.

Was die Erde braucht ist unsere Liebe!
Liebe ist das Bindeglied zwischen allem im gesamten Uni-versum. Führen wir Handlungen in Liebe aus, wird diese Handlung den anderen Lebewesen, der Erde und Natur hel-fen und wir erhalten diese Liebe von unserer Umwelt auch wieder zurück.

Was wir aussenden, was wir tun, das bekommen wir von der Umwelt gleich wieder gespiegelt.

Man sagt nicht umsonst, was Du nicht willst, das man Dir tut, das füg auch keinem anderen zu.

Sieh den Überfluss in der Natur,
den Überfluss der Schönheit rings um dich und erkenne
Mich in allem. Wie viele Male während des Tages schaust
du auf die Wunder rings um dich und dankst für alles, während du hierher und dorthin gehst? Die meiste Zeit bist du in
einer solchen Eile, dass dir viel entgeht und du versäumt,
diese Wunder und Schönheiten aufzunehmen, die deine
innerste Seele erheben und erquicken könnten.

Du brauchst nur deine Augen zu öffnen, empfänglich und
aufmerksam zu sein. Beginne jetzt gleich, dir dessen immer
mehr bewusst zu werden, was im Leben wirklich wichtig ist,
all dessen, was dein Herz erfreut, den Geist erquickt und
das Bewusstsein erhebt. Je mehr Schönheit du aufnimmst,
desto mehr Schönheit kannst du ausstrahlen, je mehr Liebe
du aufnimmst desto mehr Liebe kannst du geben. Die Welt
braucht immer mehr Liebe, Schönheit, Harmonie und Verständnis, und du bist es, der all dies weitergeben kann.

Warum öffnest du nicht dein Herz und beginnst jetzt gleich
damit?

Eileen Caddy

Sperren wir Tiere ein um sie zu schlachten, brauchen wir
uns nicht wundern, wenn wir selbst wie Tiere behandelt und
eingesperrt werden. Da gibt es den in der Coronazeit gefallenen „Herdenschutz" Begriff der uns deutlich macht, dass
wir wie eine „Hammelherde" behandelt werden. Ja so tun wir
es ja auch mit unseren Mitlebewesen. Ändern wir uns ändern wir auch unsere Umgebung. Wir müssen anfangen!

Und ist das ein Zufall, dass der Corona Lock down gerade
zur Fastenzeit stattfindet? Das Menschen auf einmal an
Mangel denken und nach Toilettenpapier rennen, gerade

jetzt? Ein direkter Hinweis von der geistigen Welt „zu fasten" also sich einzuschränken.

Das Ostern endlich mal die Familie zusammen ist und diese Tage gemeinsam in der Natur verbringt. Gab es so etwas die letzten Jahre? Familien kommen sich näher, wenn auch einige zu nah. Der Mensch muss wieder lernen mit anderen Menschen umzugehen. Dies hat er im Computer und Handy Zeitalter verlernt. Jetzt müssen sich alle erst wieder kennen lernen und „zusammen raufen".

Ostern soll eine besinnliche Zeit sein?
Das war sie jetzt durch die Corona Pause.
Dann die Lockerung gerade nach Ostern?
Zufall?

Zufälle gibt es nicht!
Es ist ein Neuanfang, eine Wiederauferstehung in ein spirituelleres Zeitalter. Auf jeden Fall scheint sich das ganze Ostern 2021 zu wiederholen.

Auf einmal trat das gemeinsame Bindeglied zwischen allem „Gott", wieder ins Bewusstsein. An Gott hat bestimmt jeder auf der Erde jetzt in dieser Krisenzeit gedacht und gebetet. 2012 hat es uns schon angekündigt, das goldenen Zeitalter, das in den vedischen Schriften verheißen ist, 24.000 Jahre lang geht es nun aus der Dunkelheit wieder in das Licht. Jeder, der hier auf der Erde inkarniert ist, hat sich bereit erklärt dies umsetzen. Die Dunkelkräfte bäumen sich noch fleißig auf, verbreiten Angst und Schrecken, aber haben keine Kraft mehr. Das goldene Zeitalter beginnt. JETZT!

Das Gute wird Siegen!

An Ostern feiern wir die Auferstehung Jesu Christi. Sein Leidensweg war damit beendet. Das dürfen wir auch auf die jetzige Situation der Menschheit beziehen.

Die ganze Welt, das Volk, jedes Lebewesen ER-lebt jetzt die Überwindung von Kummer, Sorge und Leid. Das vergangene weltlich gelebte Leben, hat keinerlei Bedeutung mehr! Befreit von den Lasten der Vergangenheit dürfen wir mit dem heutigen Tag - der Auferstehung - in unser NEUES Leben eintreten! Das NEUE Leben ist ein spirituelles Leben im Hier und Jetzt, in der Rechtschaffenheit und Gewaltlosigkeit. Ihr befindet euch in der größten Wandlung der Menschheitsgeschichte. Vom weltlichen "Ich" zum göttlichen "Du".

Spiritualität ist das Streben nach einer inneren Verbindung mit Gott. Dieser Entwicklungsprozess, wo die ICH-Werdung zur Selbst-Werdung mit Gott in sich bewusst erlebt wird, manifestiert sich jetzt in jedem Menschen.

Somit ist der wahre Lebenssinn erfüllt!
Die spirituell gereiften Menschen haben den Sinn des Lebens erfasst und gehen in der Erfüllung ihres Helferplans einher. Aus diesem inneren Glück, der Liebe und Zufriedenheit, erfüllt sich der Frieden für die Welt.
Daran sind wir alle beteiligt!
Er ist so nah!

In diesem Sinne - feiert noch das alles erneuernde OSTERFEST - von Herzen - Eure Anne und Tanja

In der Not

öffnen sich die Herzen zu Gott!
In der Not weint man bittere Tränen.
In der Not hebt man den Kopf
zum Himmel und ruft nach mir.
In der Not findet man mich.
Warum erst,
wenn die Not gekommen ist?
Weil es so ist.
Hauptsache ist,
dass ihr mich findet,
um den Sieg der Einswerdung
mit mir zu feiern.
Die Not wird mit meiner Liebe belohnt.
Darum lohnt es sich
gelitten zu haben!

Anne Hübner

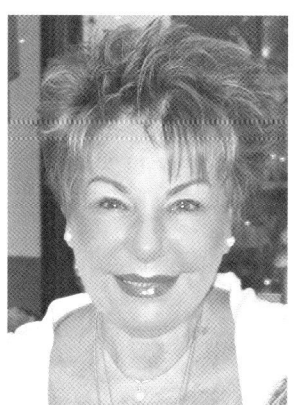

Chemtrails
Dank Corona - endlich frei von Chemtrails!

Tags über Europa werden fast täglich durch Flugzeuge Chemtrails freigesetzt bis der Himmel statt blauem Himmel nur mehr von schlierigen Wolken bedeckt ist. Dies geschieht nicht nur in Europa, sondern weltweit seit vielen vielen Jahren. Chemtrails enthalten verschiedene Metalle, vor allem aber Aluminium in hoher Konzentration. Viele Piloten erzählen, dass sie diese Tanks an ihrer Maschine haben und diese auch regelmäßig befüllt werden, sie selbst aber keinen Einfluss oder Kontrolle darüber haben, wann und wie sie frei gesetzt werden, dies geschieht alles automatisch.

Früher, das heißt so um 1970 herum, da war der Himmel noch tiefblau. Ab 2000 ist der Himmel nur noch smogähnlich und mir hat ein Filmproduzent anvertraut, dass sogar alte Walt Disney Filme nachträglich bearbeitet werden, damit dort der Himmel nicht mehr so blau aussieht. Die Argumente, mit denen diese Chemtrails freigesetzt werden, sind unter anderem, dass dadurch die Intensität der Sonneneinstrahlung gemindert wird, um die angebliche Erderwärmung durch das Ozonloch zu vermindern. Dabei hat die Geschichte der Erde schon aufgezeigt, dass die Erderwärmung natürlich ist und die Polkappen regelmäßig in der Zeitgeschichte des Planeten schmelzen. Anderseits wird durch die künstliche Wolkenbildung langfristig eine viel schlimmere Erderwärmung hervorgerufen mit nicht absehbaren Folgen.

Durch das Aluminium können Menschen, Tiere und Pflanzen extrem geschädigt werden, da der Körper es nicht natürlich ausscheiden kann. Nicht umsonst ist Aluminiumgeschirr weitgehend aus dem Verkauf genommen worden, da nachgewiesen wurde, dass eine zu hohe Aufnahme von Aluminium gesundheitliche Schäden im Menschen verursacht. Es ist belegt, dass der häufigste Brustkrebs durch Aluminiumhaltige Deos hervorgerufen wird. Unter anderem wird angenommen, dass Alzheimer durch erhöhte Aufnahme von Aluminium initiiert bzw. verschlechtert wird und allgemeine Müdigkeit verstärkt auftritt, was wir selbst bei unseren Patienten seit einiger Zeit bemerken, seitdem die Chemtrails massiv zugenommen haben. Dazu gibt es einen guten Film „Die Akte Aluminium". Das unten gezeigte Bild wurde von der NASA aufgenommen und ist alarmierend. Solche Bilder und Beweise finden Sie auf:

www.chemtrail.de oder
www.blauerhimmen.info.

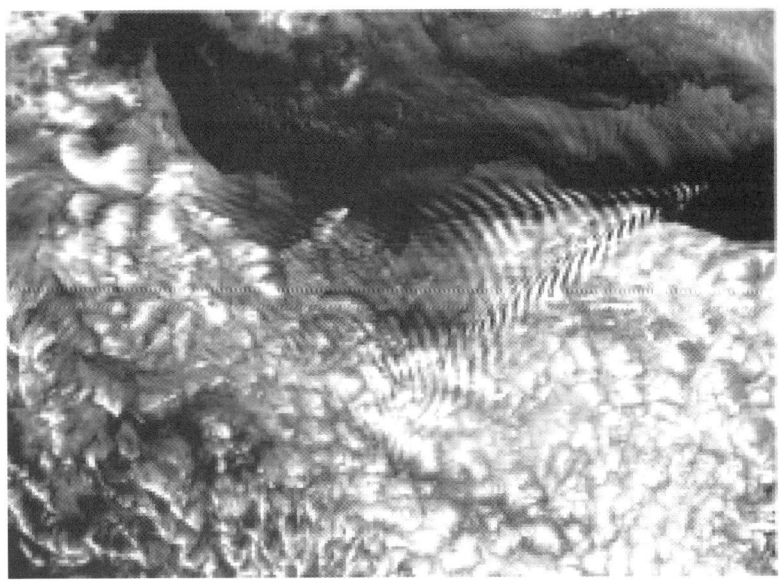

Auf dem Foto sieht man wie von bestimmten Punkten (Sender) aus die Wolken in Wellenform vertrieben werden.

Geo-Engineering

Ein anderes Wort für Chemtrails ist Geo-Engineering. Ein globales chemisches Verbrechen an dem Planeten Erde. Es fing an mit „Agent Orange" in Vietnam und den vielen Atomtest die Abgase in die Atmosphäre gestreut haben und zieht sich heute durch die ganze Industrie.

Die Chemtrails, die bewusst verteilt werden, enthalten neben dem sowieso in den Flugzeugtreibstoffen enthaltenen gefährlichen chemischen Zusatzstoffen noch weitere Chemikalien, Metallstäube und Polymere. Des Weiteren gibt es Zusatzstoffe zur Bevölkerungskontrolle wie Aluminium, Barium, Strontium, Mangan, Titan, Carbon, Black Dust, Smart Dust (Nanotechnologie), Mykroplasmen und Bakterien.

Gesundheitliche Folgen sind **Atemwegerkrankungen**, Schleimhautreizungen, Nasenbluten, allergische Reaktionen, Gedächtnisstörungen, Wortfindungsstörungen, Kopfschmerzen, Gleichgewichtsstörungen, grippeähnliche Infekte. In den USA sind die Erkrankungen der oberen Atemwege auf Platz 3 hochgeschnellt und das war ein Bericht von 2013.

Quelle: magazin2000plus Nr. 337,

u. a. Aussagen von Nato-Hauptbefehlshaber Gernal Fabio Mini

Ein gutes Buch dazu ist von der alternativen Nobelpreisträgerin Dr. Rosalie Bertell „Kriegswaffe Planet Erde". Die Ozonloch-Story, Klima – Co2 sind auch solche Themen die zeigen wie die Menschen belogen werden.

Haarp und die Zirbeldrüse

Ein schockierender und unbestreitbarer Beweis für den anhaltenden globalen Angriff auf unsere Umwelt und seine lebenserhaltenden Systeme. Hochtoxische Schwermetalle und Chemikalien, die im Rahmen der Geo-Engineering / SRM-Programme systematisch von Düsenflugzeugen in unsere Atmosphäre versprüht werden, werden mit extrem starken Hochfrequenzsignalen manipuliert. Diese Signale werden von unzähligen Orten auf der ganzen Welt von verschiedenen Arten von Übertragungsplattformen übertragen, zum Beispiel Ionosphärenaufheizen durch HAARP, SBX-Radar, NEXRAD, etc.

Der Einfluss der Mikrowellentransmissionen auf die Wolkenformationen ist tief greifend und in dem Bild sehr gut sichtbar. Und dies geschieht nicht nur mit der Absicht das Wetter zu manipulieren sondern auch das Denken der Menschen. Das globale Bewusstseins- und Gedankenfeld der Menschheit soll dadurch manipuliert werden. Alle Gedanken der Menschen sind auf bestimmten Frequenzebenen zu finden und jedem ist bestimmt aufgefallen, dass die letzten Jahre die Gedanken immer chaotischer werden und man sich immer schlechter konzentrieren kann.

Die spirituelle Drüse, die Zirbeldrüse des Menschen, reagiert ganz empfindlich auf Aluminium, Glyphosat, WLAN und Fluorit.

Gerade die Mobilfunkfrequenz 2.4 GHz ist die schädlichste. Die Mikrowelle übrigens sendet mit 2.450 GHz, das ist dicht daran und damit wird heiß gekocht. Menschen mit Herzschrittmachern sollen Mikrowellen meiden (obwohl diese angeblich ja perfekt abgeschirmt sind). Aber wie sollen Menschen strahlenden Handymasten ausweichen? Merkwürdig, dass gerade die Mobilfunkbetreiber aus den tausenden von Frequenzen diese ausgesucht haben sagt Dr. Dietrich Klinghardt.

Jeder sollte diese 4 Komponenten unbedingt meiden! Gerade in Deutschland ist man ständig allen dieser **4 Komponenten** ausgesetzt. Es ist wissenschaftlich bewiesen, dass WLAN Frequenzen die Blut-Hirn-Schranke öffnen und die Gifte aus dem Blut (z. B. Aluminium, Quecksilber und Glyphosat) dadurch ins Gehirn eindringen können und das Nervensystem zerstören. Dr. Klinghardt meint es müssen besonders destruktive Köpfe dahinter stecken die Aluminium durch die Chemtrails, Glyphosat durch die Nahrung, Mobilfunk mit diesen Frequenzen und Flourit ins Trinkwasser bringen. Das kann kein Zufall sein.

Der Mensch soll absichtlich seine Verbindung mit dem hohen Selbst verlieren und unspirituell bleiben. Man sieht es jetzt deutlich an vielen Politikern, sie handeln ohne Menschenverstand, sie sind wie „Fremdgesteuert". Sie sind von der gemeinsamen Menschenfrequenz wie abgeschnitten.

Das 5G jetzt mit Satelliten auf alle Menschen abgestrahlt wird, ungeprüft, ungenehmigt ist unvorstellbar gruselig. Wer weiß überhaupt davon, dass jetzt über 6000 Satelliten in die Umlaufbahn kommen sollen. Beim Schreiben des Buches, in einer Woche waren es bereits 1200 durch die private Firma SpaceX. Insgesamt fliegen über 40.000 Satteliten und Raumstationen über uns herum und bestrahlen die Erde mit den verschiedensten Mess- und Sendefrequenzen. Das überprüft niemand, das ist gegen die Menschheit. Zu 5G später noch mehr.

44

Die jährliche Influenza-Grippe

Zuallererst, Corona ist kein böser Pandemie Virus!

Dies haben hunderte unabhängige Ärzte, Wissenschaftler und Statistiker bewiesen und öffentlich Stellung genommen. Erwähnen möchte ich hier gerne einige dieser mutigen Ärzte und Informanten, die sich für die Wahrheit einsetzen. Aber es gibt noch viel viel mehr.
- Danke an Alle!

Prof. Dr. Sucharit Bhakdi, Prof. Dr. John Ionannidis, Prof. Stefan Homburg, Prof. Dr. Karina Reiss, Dr. Heiko Schöning, Dr. Klaus Köhnlein, Dr. Bodo Schiffmann, Dr. Wolfgang Wodarg, Robert F. Kennedy Jr., Ken Jebsen, Hans U. P. Tolzin, Samuel Eckert, Wolfmut Tiefgang, Ralf Ludwig, Markus Haintz, Michael Ballweg, Eva Hermann, Andreas Popp, Pastor Jürgen Fliege, Dr. Reiner Fuellmich, Leonard Coldwell, Ali Erhan, …

Quellen:

www.youtu.be/OrHXsBpyWsM, www.corona-ausschuss.de, www.gbdeclaration.org

www.ärzte-für-aufklärung.de, www.worlddoctorsalliance.com

Einige davon nennt man **Verschwörungstheoretiker, Querdenker, Aluhutträger,** aber lassen Sie sich aber von dem Wort nicht abhalten sich die Meinungen dieser Menschen anzuhören und genau nachzuforschen.

Covid19 ist ein ganz gewöhnlicher Grippevirus der durch einen neuen Test, diverse Patente auf Viren und Veränderungen der Meldeformstatistik der WHO, zur Pandemie erklärt wurde.

Ein Pandemiestatus ermöglicht es die Rechte der Bevölkerung einzuschränken, die Demokratie zu unterdrücken und schnell und einfach Gesetze zu erlassen.

2020 gibt es keine validen (beweisenden) Daten und keine Evidenz (Nachweiß) für außergewöhnliche gesundheitliche Bedrohung! Die abrufbaren amtlichen Statistiken zur Mortalität (Sterblichkeit) und diverse nationale Grippe-Monitoring Institute zeigen normale Kurvenverläufe.

Covid19 ist nicht gefährlicher als die jährliche Grippe!

Mit dem Wissensstand von heute kann ich sagen, Covid19 ist die Grippe 2020!

Auch 2020 verläuft also die saisonale „Grippe" wie immer. Coronaviren sind und waren schon immer mit dabei. „Gegen Coronaviren" steht seit Jahren auf jedem Desinfektionsspray! Coronaviren, Influenzaviren und andere Viren müssen sich laufend verändern. „Neue" Viren sind also etwas ganz Normales.

Zur Aussagekraft und Anwendung der PCR-„Corona" Tests:

Diese benutzten Tests sind nicht amtlich validiert (verifiziert), sondern lediglich von miteinander kooperierenden Instituten befürwortet worden. Der Erfinder selbst sagt: der Test ist nicht für einen Virenbeweis aussagekräftig genug.
Ohne die in ihrer Aussagekraft und ihrer verfälschenden Anwendung fragwürdigen Tests gäbe es keine Indikation für Notfallmaßnahmen.

Auch in Italien würde man ohne die neuen Tests die alljährlichen Probleme in der Grippesaison beobachten: Unterver-

46

sorgung, überalterte Bevölkerung, sehr viele Tote wegen Krankenhausinfektionen, Enge, Personalmangel und hoher Antibiotikaresistenz. Ein positiver Sars-2-Cov-Test ist weit überwiegend nur ein Nebenbefund. Influenza ist weiterhin viel gefährlicher für geschwächte Patienten, wird aber kaum beachtet.

Atme auf!
Denn der Schock hat Dir die Luft zum atmen genommen, hat Dir den Lebensraum und die Freiheit genommen! Dein Körper hat sich verkrampft und zusammengezogen, Dein Energiefeld ist eingebrochen und der Lebensfluss hat sich stagniert. Dadurch wird auch das Immunsystem schwächer.

Atme auf und erhole und entspanne Dich.
Du bist „Frei"!

Übung:
Stelle Dir morgen den Tag vor, wie er ohne Corona sein wird. Du bestimmst es, ganz alleine! Was Du aussendest, das bekommst Du auch von Außen wieder zurück gespiegelt. Deine Gedanken bestimmen Deine Zukunft. Du hast die Macht und Kraft Deine Realität zu verändern und damit Dein Leben selbst zu bestimmen.

Was möchtest Du in Deiner Zukunft erleben?
Bis jetzt war Deine Zukunft bestimmt von TV Nachrichten, Fernsehspielfilmen, Meinungen der Anderen. Jetzt entscheidest Du wie es weiter geht. Du bist eine Seele, ein IchBin Bewusstsein. Baue Dein Weltbild täglich neu auf und beschäftige Dich mit positiv denkenden Menschen und Nachrichten. Im Kranken-Haus wird man krank, also suche Dir ein Umfeld, was Deine positive Zukunft unterstützt.

Mehr dazu übrigens in meinem Buch „Gedankendiät".

Unser Energiefeld

Gesunde Aura   **Gestresste Aura**

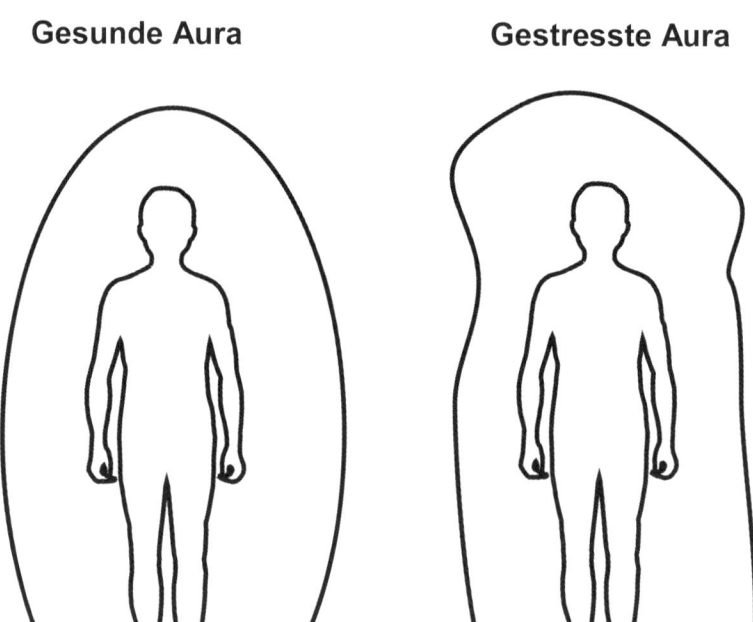

Ist es ein Zufall, dass der Virus Corona genannt wird.
Corona = Aura = Kranz

Eine gesunde Aura ist undurchdringlich und somit ist auch die Lebensenergie des Menschen stabil.

Durch Panik, Angst, krankmachende Gedanken wird das Energiefeld des Menschen schwächer und anfälliger. Die Lebenskraft sinkt.

Bei Angst wird die Aura dünn und löchrig:

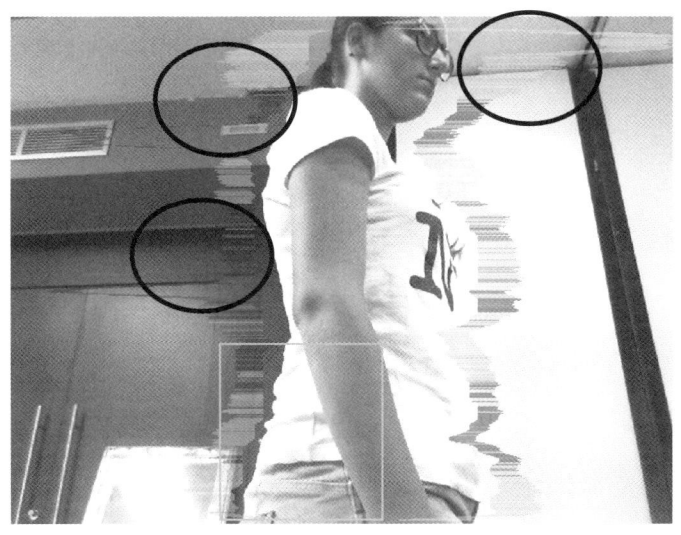

Normale Aura ohne Löcher:

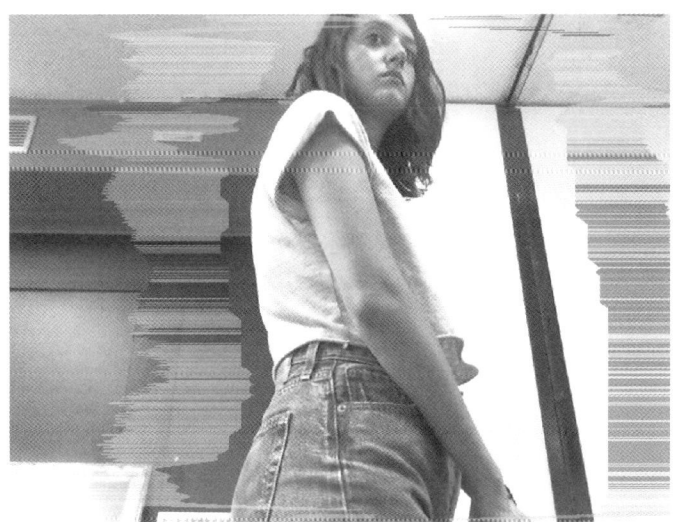

Sorgen und Ängste schwächen unsere Lebensenergie, ver-
dünnen unsere „Corona" unser energetisches Schutzschild
und machen es anfällige für
krankmachende Fremdenergien.

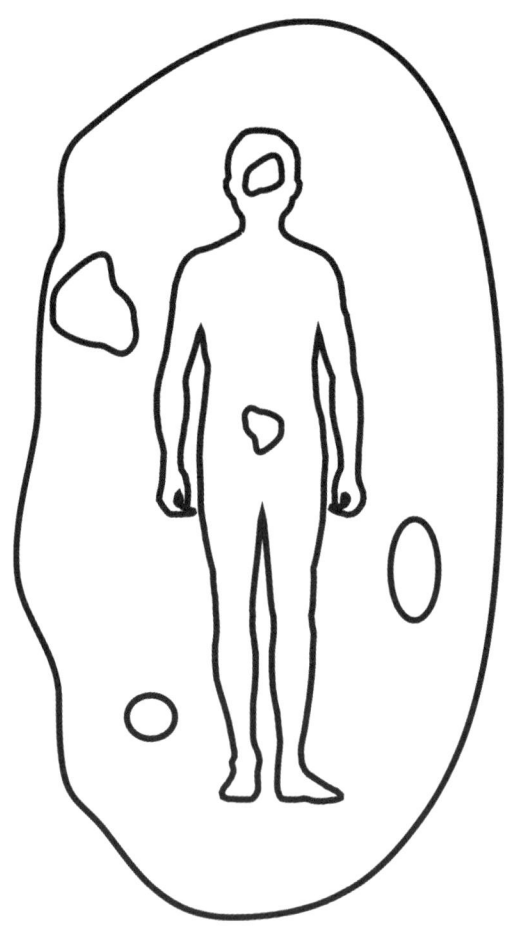

Starke Aura = Starkes Immunsystem
Schwache Aura = Schwaches Immunsystem

Angst macht schwach!

Das kannst du gleich selbst herausfinden. Suche dir eine zweite Person die ihrem Arm seitlich ausstreckt. Möglichst gerade und auf Schulterhöhe.

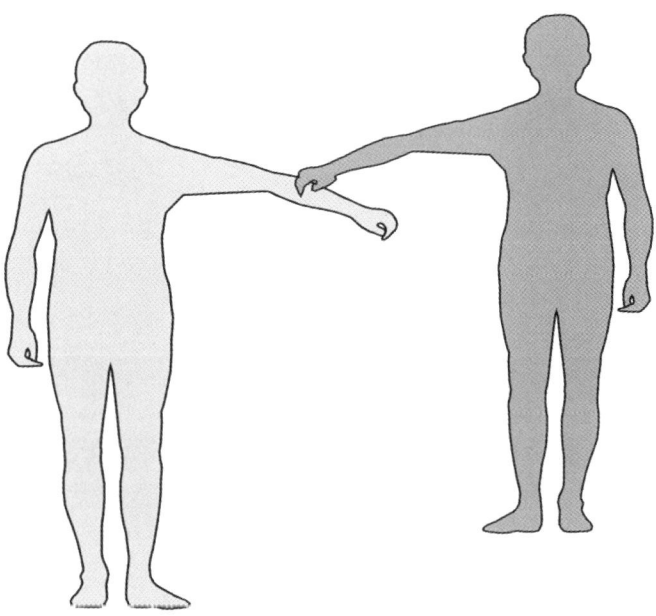

Die 2. Person soll laut aufsagen „Ich bin gesund" und diesen Satz immer weiter laut wiederholen. Während sie diesen Satz spricht, so nach 3-4 mal, drückst du den Arm von der Person feste nach unten und beobachtest wie groß der Widerstand ist.

Dann soll die Person „Ich bin krank" sagen und sich nach Möglichkeit auch noch an eine Krankheit aus der Vergangenheit erinnern, die sie selbst einmal hatte. Warte wieder bis die Person sich richtig darauf konzentriert und 3-4 mal

„Ich bin krank" gesagt hat und drücke den Arm in selber Stärke wieder nach unten. Du wirst feststellen, dass der Arm wie Pudding nach unten geht. Alle Kraft ist aus dem Körper gewichen. Das passiert immer wenn man negatives und krankmachendes denkt.

Zum Schluss, um den negativen Satz wieder zu neutralisieren, wiederhole den Test noch einmal mit „Ich bin gesund" in gleicher Weise. Das ganze geht natürlich auch mit: „Ich habe Corona", uvm. … Forsche einfach mit!

Übung:
Dieser Test hat Dir gezeigt welchen Einfluss Deine Gedanken und Meinungen auf Dein Energiefeld haben. So ist es klar, dass Du ab heute keine ungesunden und negativen Gedanken in Deinem Bewusstsein mehr zulässt.

Es ist wichtig ein neutraler Beobachter des negativen Coronageschehens zu werden und sich nicht emotional mitreißen zu lassen. Wer sich über die Werbung (Propaganda) im Fernsehen aufregt oder sie sogar akzeptiert, der hat energetisch schon verloren, verbindet sich über seine Emotionen damit und unterstützt mit seiner Lebensenergie das Negative. Wenn man Angst vor etwas hat, dann denkt man den ganzen Tag an nichts anderes mehr und genau das ist der Fehler.

Den Tag in Freude und Fröhlichkeit verbringen und das viele Gute in der Welt sehen, das ist der Weg. TV abschalten und somit aus Angst weglaufen ist auch nicht immer die Lösung, denn damit ist das Negative ja nicht weg aus der Welt, dann lieber gleich in eine positive Zukunft umdenken, jedes mal.

Sei geduldig, manchmal muss man das Schlimmste erfahren, um das Beste zu erreichen.

Vogelgrippe, Schweinegrippe SARS

Jedes Jahr das gleiche. Zu wenig Umsatz für die Pharmaindustrie.

Nachrichten zur Grippesaison:

- Die Kampagne lief ins Leere. Nicht einmal jeder zehnte Deutsche hat sich gegen die Grippe impfen lassen.
- Das Jahr der Schweinegrippe war eines der schwächsten Grippejahre mit unterdurchschnittlichen Grippekranken.
- Millionen Impfseren mussten vernichtet werden, da sie nicht gebraucht wurden.

Für die Pharmaindustrie bedeutet ein schwaches Grippejahr, weniger Impflinge als in einer normalen Saison. Die Angst und Panikmache der WHO und des Gesundheitsministeriums stellte sich bisher immer unbegründet heraus. Es wird immer nur ein Bruchteil der bestellten Impfdosen überhaupt benötig.

Bei der Schweinegrippe zeigen aktuelle Daten des Gesundheitsministeriums dies auf. „Die Zahl liegt merklich unter der Impfrate einer normalen Grippesaison von rund 20 Prozent", erläutert der Sprecher des Gesundheitsministeriums und befasst sich deshalb mit der als Pandemie eingestuften Schweinegrippe

Wie also kann man die Impfmittel loswerden? Nach den vorläufigen Beratungen aus 13 Bundesländern lag die Impfrate zwischen vier und zehn Prozent. Damit wurden nicht einmal acht Millionen Dosen des Impfstoffs Pandemrix verbraucht. Nach harten Verhandlungen müssen die Länder nun nur 34 Millionen der 50 Millionen bestellten Impfstoffdosen vom Pharmahersteller GlaxoSmithKline abnehmen.

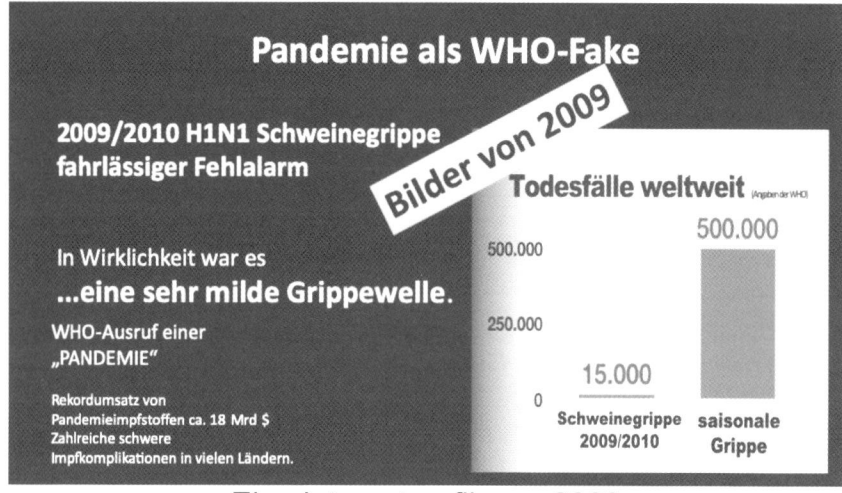

Eine Internetgrafik von 2009

Hier sieht man, dass die von der WHO angekündigte „Pandemie Schweinegrippe" keine war sondern eine ganz harmlose Grippe.

Zudem gibt es in Deutschland unter anderem Verkaufsverhandlungen mit Pakistan. Ein Teil der Impfstoffe müsse jedoch noch verfügbar bleiben, solange die Weltgesundheitsorganisation WHO ihre höchste Pandemiestufe sechs noch nicht aufgehoben habe, sagte der Gesundheitsminister.

Offensichtliche Bemühungen, eine Panik anzuzetteln und auf dieser Mühle Emotionen hoch zu kochen, haben ihre Wirkung verfehlt.

Die Pharmaindustrie hat ihre Millionen gescheffelt, die Medien hatten wochenlang ihr Thema, nur die Bevölkerung hat nicht mitgespielt. Zur Strafe darf sie das Desaster auslöffeln in Form einer saftigen Rechnung. Mit dem Geld hätte man auch etwas Vernünftiges machen können. Aber Deutschland hat es ja.

2010 wurden diese Gesetze und Verträge so geändert, dass in Zukunft die Bevölkerung und Regierung schneller zum Pharma Umsatz gezwungen wird, das erleben wir jetzt im Jahr 2020.

2020 ist auch wieder so ein schwaches Grippejahr!

Unser Immunsystem entwickelt Kreuzimmunität, das heißt, alles was so ähnlich aussieht wie Corona, hat dann keine Chance mehr!

Dr. Wolfgang Wodarg
Internist, Pneumologe und Sozialmediziner
Quelle: t.me/KenFM

Pandemie Status

**2009 änderte die WHO nach der misslungenen Schwei-
negrippen-Lüge die Definition einer Pandemie!**

Es galt vor 2009 die Zahl der tatsächlich verstorbenen. Nach
2009 hatte man die Infizierten als neuen Maßstab in Anwendung.

Die Rettung für die Pharmaindustrie hierbei ist ein Test der
einen Virusschnipsel finden kann, egal ob der Virus krank
macht, schon vom Immunsystem vernichtet wurde und nur
noch Reste im Blut herum schwimmen, jemand Grippegeimpft wurde und dadurch Virenreste im Blut hat oder nicht.

Der PCR Test! = Polymerase-Ketten-Reaktion - Test

Ich selbst habe 1986 als Arzthelferin angefangen, zwischen-
durch noch meinen MKA (medizinischen kaufmännischen
Assistenten) gemacht und nachts nach meiner Arbeit als
Arzthelferin noch zusätzlich im Krankenhaus als Schwes-
ternhelferin gearbeitet. Dann mich weiter zur MTA ausbilden
lassen (medizinisch technische Assistentin) und in einem
Labor in Mainz gelernt bevor ich 1992 Physiotherapeutin
und 1997 Heilpraktikerin wurde.

Somit kenne ich mich mit den Infektionskrankheiten, ihrer
Meldepflicht, Epidemien, Pandemien und alles was dazu
gehört sehr gut aus. Ich habe gerade diese Lehreinheiten
durch die 3 verschiedenen Berufsausbildungen 3fach absol-
viert und wusste gleich, als die Coronapandemie ausgerufen
wurde, dass diese nicht stimmt und der Lockdown auf mani-
pulierte Zahlen beruht. Dass durch den Coronavirus weniger

Menschen gestorben sind als an den Jahren zuvor und das dies ein politisches Problem ist konnte man sofort aus den Zahlen heraus lesen. Ich konnte erst nicht glauben, dass Ärzte auf diesen Trick herein fallen und nicht Sturm dagegen anlaufen. Erst jetzt wurde mir klar, dass vor 35 Jahren die medizinischen Lehrinhalte noch anders waren wie heute. Die Pharmaindustrie bestimmt nun die Ausbildung der Ärzte und die lernen nichts mehr was der Pharmaindustrie schaden könnte.

Ärzte die bei uns zur Ausbildung kommen sagen zu mir, Tanja, was Du uns erzählst, das haben wir nicht gelernt, wir können eigentlich nur noch Geräte bedienen. Die Ärzte sind eigentlich heute nur noch Pharmareferenten.

Ihr jungen Arztanwärter da draußen, hört auf die alten erfahrenen Ärzte, hört nicht auf die Propaganda der Pharmaindustrie und der Wirtschaft. Denkt nicht ans Geld verdienen und die Bonusprogramme. Ihr wollt den Menschen helfen, so glaubt nicht alles was im Fernsehen kommt. Schaut wer Eure Lehrbücher gedruckt und finanziert hat.

Die im Mainstream propagierten Zahlen sind ein Betrug um den Pandemiestatus auszurufen!

Wir haben eine Labor-Pandemie,
das heißt wir haben eine Pandemie,
weil wir darauf testen!

Dr. Bodo Schiffmann

Echte Pandemie	Fake Pandemie
Jeder kennt schwer Erkrankte aus seinem direkten Umfeld	Krankheitsfälle sind meist nur aus dem TV bekannt.
Arztpraxen und Krankenhäuser sind überfüllt mit echten Pandemiekranken.	Arztpraxen und Krankenhäuser sind voll mit Angstpatienten und positiv getesteten ohne Symptome.
Es gibt viele Todesfälle.	Unveränderte Sterblichkeit im Jahresvergleich.
Politiker und Medien tun alles um die Menschen zu beruhigen.	Politiker und Medien tun alles um die Menschen einzuschüchtern und Angst zu verbreiten.
Der Staat tut alles, um die Wirtschaft trotzdem am Laufen zu halten.	Die Wirtschaft wird in den Ruin getrieben.
Fakten und Erkenntnisse werden gesucht und jede Hilfe in der Not angenommen.	Renommierte Wissenschaftler werden ignoriert und öffentlich lächerlich gemacht.
Ein schnelles Ende der Pandemie wird angestrebt.	Die Pandemie wird in die Länge gezogen um die Regierungsmacht zu behalten.
Der Mittelstand wird zerstört.	Die Reichen werden noch reicher.
Menschen haben Angst zu sterben.	Menschen haben Angst vor Bestrafung.
Jeder redet öffentlich über die Situation.	Die Menschen werden gegeneinander aufgebracht.
Menschen kämpfen mit einer humanitären Katastrophe.	Menschen kämpfen um Toilettenpapier.

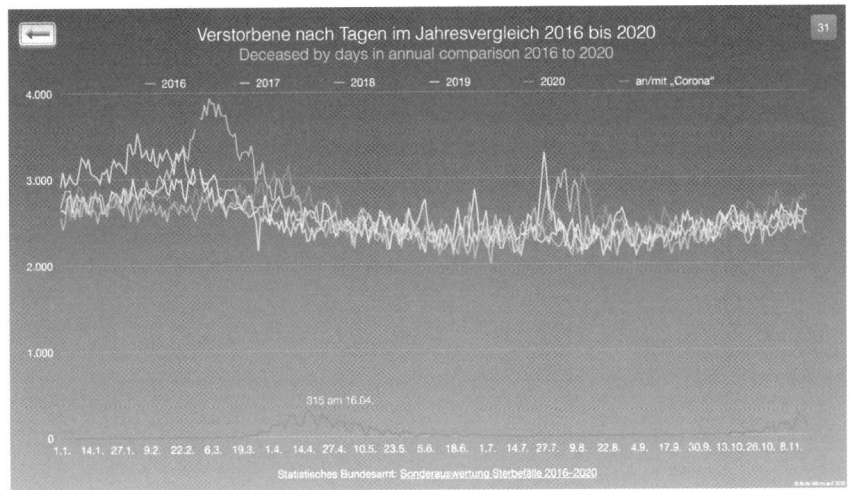

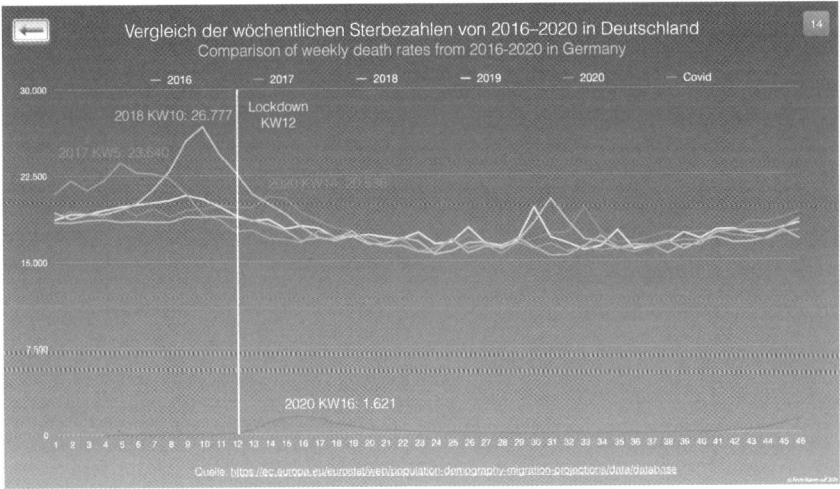

Diese beiden Grafiken stammen von www.ärzte-für-aufklärung.de. Sie zeigen, dass die Sterbezahlen 2020 wie die Jahre zuvor liegen. Am 16.4.20 waren es einmal 315 Menschen die mit Covid gestorben sind, das heißt noch lange nicht an Covid. Dass überhaupt jemand an Covid19 gestorben ist, ist noch nicht bewiesen worden.

Der PCR-Test

Der Coronatest!
Wenn wir den PCR-Test 2020 nicht gehabt hätten, würden wir die Zahl der Erkrankten und Verstorbenen als Auswirkungen einer mittelstarken saisonalen Grippewelle mit Bedauern zur Kenntnis nehmen und uns auf den Sommer freuen.

Aber Politik und Gesundheitsbehörden drohen mit positiven SARS-CoV-2-Testergebnissen und begründen mit ihnen unsere Freiheitseinschränkungen. Sogar Arbeitgeber sollen jetzt Tests oder Immunitätsausweise zur Voraussetzung von Beschäftigung fordern dürfen. Von dem was in Schulen los ist ganz zu schweigen.

Alle Entscheidungen von Politik und Verwaltung hängen an der Aussagekraft des PCR-Tests! Jeder der Verantwortung für diese Entscheidungen in Politik, Verwaltung oder Justiz trägt, muss sich deshalb mit der Aussagekraft der benutzten Tests gründlich auseinandersetzen.

> **Denn sie können sich nicht auf eine amtliche Zulassung der Tests berufen, da keiner der Tests amtlich zugelassen ist.**

Die amerikanische Gesundheitsbehörde, das Center for Disease Control (CDC) hat einige international verwendete Virus-Suchtests (PCR-Tests) und auch den in Deutschland hauptsächlich genutzten Test geprüft und zur Einschränkung der Aussagefähigkeit dieser Tests festgestellt: Da die Prävalenz von Covid-19 unter den Getesteten in Deutschland nie über 10% lag und sich zuletzt trotz krampfhaft gesteigerter

Suche bei 1,7% einpendelte, ist es also sehr wahrscheinlich, **dass ein großer Anteil von schwerwiegenden Entscheidungen auf falschen Testergebnissen beruht!**

Das betrifft nur die Validität der Testaussage. Noch problematischer werden alle Entscheidungen, wenn auch die Bedeutung eines positiven Tests in Bezug auf Krankheitsfolgen in Frage gestellt wird. Wenn die Tests positiv sind, sagen sie noch nichts über das Vorhandensein von infektiösen Viren oder über deren Ursache für Krankheitssymptome aus.

Das Risiko von Fehldiagnosen ist groß, da bei einem positiven Test leicht weitere mögliche Ursachen von Krankheitssymptomen verdrängt werden. Z. B. in den USA werden die Behandlungen bei positivem Test durch die Krankenversorgung um 20% höher vergütet. Auch bei uns bekommen Krankenhäuser bei Coronapatienten Zuschüsse.

Quelle: Statistisches Bundesamt:

https://influenza.rki.de/Wochenberichte/2019_2020/2020-20.pdf

Der PCR-Test ist ein Fake!

Mit der Anzahl durchgeführter SARS-CoV-2 PCR-Tests erhöht sich auch die Zahl der positiv Getesteten. Das ergibt sich allein daraus, dass ein Test auch falsch positive Ergebnisse haben kann. Ein Test mit einer Rate von 1,4 % falsch positiver Ergebnisse würde in einer Kirche mit 200 Gläubigen etwa 3 Personen (2,8) finden, die dann zu Anlass genommen würden, die ganze Gemeinde zur Bekämpfung von Covid-19 in Quarantäne zu schicken, dabei müssen Coronaviren in der Kirche bei niemandem vorhanden gewesen sein. Wenn Menschen in der Kirche noch andere Coronaviren in sich trügen, die ja längst nicht alle ausgestorben sind, würde sich die Falsch-Positiv-Rate der SARS-CoV-2 Tests vervielfachen. Mal davon abgesehen, dass selbst ein echter

Virennachweis nichts über Erkrankungsrisiken aussagen könnte. Ob man krank wird, merkt man selbst am besten.

Selbst wenn gar keine SARS-CoV-2 Virusinfektionen in der Bevölkerung Deutschlands vorhanden wären, und alle Menschen in Deutschland getestet würden, würde uns die Tagesschau mit der Meldung schockieren können, dass es in Deutschland 1.148.000 Covid-19 Infizierte gäbe. Man braucht bei solchen Tests gar keinen Virus mehr, um Angst und Schrecken in der Bevölkerung aufrecht zu erhalten. Man muss nur genügend häufig die teuren, nichts sagenden Tests benutzen. Und da man mit diesem Test viel Geld verdienen kann, sagt niemand nein.

Wenn die Testerei so weitergeht, kann sich die Welt auf Dauerpandemien einstellen. Der wirkliche Erreger dieser Pandemie ist dann aber kein Mikroorganismus, sondern es ist die sich ausbreitende Blindheit der verantwortlichen Wissenschaftler, Journalisten und politischen Entscheidungsträger.

China mit seinen 1,4 Milliarden Einwohnern hat der Welt schon Anfang März 2020 vorgemacht, wie man das Covid-19 Drama schnell und effektiv beendet: Einfach aufhören zu testen! Auf die vielen anderen Viren testen wir ja auch nicht, was natürlich eine neue Geldquelle wäre, würde man alle vorhandenen Viren in der Welt testen. Übrigens soll der erste PCR Test der den Virus in Wuhan festgestellt hat aus Deutschland gekommen sein und die Klinik in Wuhan eine Schwesterklinik von der Charité in Berlin sein. Man kann es auch so ausdrücken, die Berliner Klinik ist die Schwesterklinik von einer Klinik in China. Tatsächlich ist die Charité eine große Vernetzung von Kliniken und Universitäten weltweit und so braucht man sich nicht wundern, wenn aus vielen führenden Kliniken dieselben Meldungen kommen, sie gehören alle den gleichen Organisationen.

Quelle: https://www.charite.de/international

Eine sehr schöne Darstellung dieser Zusammenhänge hat der Mathematiker Klaus Pfaffelmoser am 24. Mai 2020 übrigens bei Multipolar veröffentlicht. Die **Zuverlässigkeit des Corona Test beträgt nur 30%,** das heißt in der Praxis laut Aussagen der Krankenhausärzte stimmt der Test nur bei jedem 4-5 Menschen. Viele Ärzte testen eine Probe meistens 4-5mal um sicher zu gehen ob das Testergebnis stimmt. Das bringt natürlich auch wiederum die Statistik in die Höhe. Es gibt auch Geschichten in meinem Umfeld, das Leute die an der Testschlange nicht mehr warten konnten und ohne Test nach Hause gegangen sind, dann später ein positives Testergebnis nach Hause geschickt bekamen. Jeder der nur für den Test angemeldet ist und nicht getestet wird, wird automatisch als Positiv eingestuft. Kann man kaum glauben, aber es ist so!

Ein Beispiel aus Tansania. Der **Präsident John Magufuli** ist selbst Chemiker und vertraute dem Test aus dem Ausland nicht. Hier ein Zitat aus der rt.com:

Nun ließ John Magufuli die eingetroffenen Corona-Testkits selbst einem Test unterziehen, um sich ein Bild über deren Qualität machen zu können. Nach dem Zufallsprinzip wurden demnach mehrere nicht-menschliche Proben, unter anderem von einer Papaya, einer Ziege und einem Schaf, entnommen. Die Proben wurden anschließend mit menschlichen Namen und Altersangaben etikettiert. Diese Proben, heißt es, wurden dann ins Labor geschickt, um sie anhand der Testkits auf das Coronavirus testen zu lassen, wobei die Mediziner des Labors im Vorfeld nicht über den wahren Ursprung der Proben unterrichtet wurden.

Wie Magufuli nach den Testergebnissen erklärte, seien die Proben der Papaya und der Ziege positiv auf COVID-19 getestet worden. Dies lasse den Schluss zu, dass Menschen bereits positiv getestet wurden, die nicht mit dem Coronavirus infiziert sein. Magufuli erklärte im staatlichen Fernsehsender TBC, dass es sich um einen "technischen Fehler" oder um "Sabotage" handeln könne. Das tansanische Staatsoberhaupt forderte demnach den neuen Ministers für Verfassungs- und Rechtsangelegenheiten, Mwigulu Nchemba, dazu auf, sich des Falles anzunehmen.

Wie bereits weiter vorne angesprochen, der PCR-Test kann kein Virus nachweisen! Dies bestätigte der Erfinder Kary B. Mullis selbst, er bezeichnete diese Praxis sogar als „Oxymoron" also ein Widerspruch in sich. Um einen wissenschaftlichen Beleg einzufordern, traf er sich sogar mit Prof. Luc Montagnier, derjenige der gemäß offizieller Erzählung das HI-Virus entdeckt haben soll. Doch dieser konnte keinen einzigen Beleg vorweisen. Grundsätzlich muss verstanden werden, solange es keine saubere Isolierung des behaupteten Virus gibt und die Koch'schen Postulate nicht eingehalten werden, kann kein Test dieser Welt eine Aussage darüber geben, ob jemand infiziert ist! Eine weitere Erkenntnis ist der Fakt, dass bisher in keiner wissenschaftlichen Publikation die Koch'schen Postulate zu SARS-CoV-2 eingehalten wurden sind (Goldstandard für den Nachweis eines Erregers), allein dadurch fehlt die Evidenz für eine Pandemie. Dieser PCR-Test ist nichts weiter als ein Manipulationsinstrument.

Übrigens kam sogar in der Tagesschau, dass viele Tests in der Tönnis Fleischfabrik „Falsch-Positiv" waren. Es gab falsche Corona-Positivbescheide. Für den Rechtswissenschaftler Professor Sebastian Kluckert ist das Verhalten der Behörden womöglich auch strafrechtlich relevant: "Wenn so etwas vorsätzlich geschieht, also zumindest billigend in Kauf genommen wird, dass Betroffenen die Freiheit entzogen wird, obwohl die Voraussetzungen des Infektionsschutzgesetzes gar nicht vorlagen - in einem solchen Fall liegt eine Freiheitsberaubung im Sinne des Strafgesetzbuches vor."

Quelle: Hunderte Tönnies-Leiharbeiter zu Unrecht in Quarantäne festgehalten, Tagesschau 30.07.2020.

Weil diese Tests gar keinen Virus suchen zeigen sie auch noch positiv, wenn der Coronavirus schon lange weg ist, und dabei spielt es keine Rolle welcher Coronavirus das überhaupt ist.

Seit April 2020 ist der Virus eigentlich schon nicht mehr da, wie jedes Jahr nach der Grippesaison mutieren die Viren und verändern sich.

Das heißt selbst wenn es wirklich eine Pandemie gegeben hätte, ist sie jetzt schon lange vorbei.
Außerdem darf man in die gemeldeten Fall – Statistiken nur Menschen mit Symptomen eintragen. Also wenn jemand erkrankt ist. Aber trotzdem werden gesunde Menschen auf einmal in der Statistik geführt. Coronaviren haben 60% der Menschen weltweit und merken es nicht. Das heißt mindestens jeder zweite Mensch hat einen Coronavirus in der Winterzeit. Schon Jahrtausende!

Das war schon immer so, macht auch niemanden schlimm krank und ist ganz normal. Jetzt durch die neuen WHO Regeln werden Fälle wo der Test positiv ist, egal ob er falschpositiv ist oder die Menschen gar nicht erkrankt sind und keine Symptome haben, dort eingetragen.

Würde man mit Männer so einen Schwangerschaftstest machen, so wären anschließen von   1 Millionen getesteter

Männer 10.000 schwanger. Das liegt in der Natur dieser Tests, sie haben alle eine Fehlerquote. Je mehr man testet, je mehr falsche positive Fälle sind dabei. Man darf ja eigentlich nur Menschen mit Symptomen testen, aber die Regierung hält sich nicht daran.

Immer wieder werden Zweifel an den PCR-Tests laut, die massenhaft eingesetzt werden, um eine "Infektion" mit dem Coronavirus nachzuweisen. Dennoch bilden sie die Basis für die Maßnahmen zur Eindämmung von COVID-19. Verbunden sind diese mit immer aufs Neue vermeldeten Rekord-Infektionszahlen, die zuletzt den von der Bundesregierung ausgerufenen "Lockdown" rechtfertigten.

Portugal hat auch inzwischen den PCR Test abgeschafft! Nun ereignete sich in einem kleinen europäischen Land vor wenigen Tagen Erstaunliches: Dort entschied vor wenigen Tagen ein Berufungsgericht, dass es unrechtmäßig sei, Menschen allein aufgrund eines PCR-Tests in Quarantäne zu schicken. Das Gericht erklärte, dass die Aussagekraft der Tests von der Anzahl der verwendeten Zyklen und der anhand dessen ermittelten Viruslast der getesteten Person abhängen.

Unter Berufung auf Jaafar et al. 2020 kam das Gericht daher zu dem Schluss, dass "wenn eine Person durch PCR als positiv getestet wird, wenn ein Schwellenwert von 35 Zyklen oder höher verwendet wird (wie es in den meisten Laboren in Europa und den USA die Regel ist), die Wahrscheinlichkeit, dass diese Person infiziert ist, weniger als drei Prozent beträgt und die Wahrscheinlichkeit, dass das Ergebnis ein falsch positives ist, 97 Prozent beträgt".

Quelle:

https://off-guardian.org/2020/11/20/portuguese-court-rules-pcr-tests-unreliable-quarantines-unlawful/

Der CT-Wert

Zur Kritik der nationalen Testpraxis gehört der Hinweis auf den Umstand, dass die Höhe der Ct-Werte darüber entscheidet, wie hoch die Viruslast und damit die Infektiosität beim Getesteten war.

Ein DNA-Test wird zum Manipulationsinstrument!

Der PCR-Test ist kein binärer Test, er ist nicht vergleichbar mit einem Schwangerschaftstest, der zwar auch Fehler produziert, der einem aber sagt, ob man Schwanger ist oder nicht.

Der PCR Test liefert also kein eindeutiges Ja/Nein-Ergebnis! Die PCR ist eine Herstellungstechnik, kein Virentest!

Die Polymerase-Kettenreaktion vervielfältigt einen in einer Probe enthaltenen DNA-Ausschnitt, also einen Teil der DNA-Sequenz. Da das SARS-CoV-2-Virus keine DNA besitzt – es ist ein so genanntes RNA-Virus –, wird über einen vorgeschalteten Schritt die RNA in eine DNA überführt. Der SARS-CoV-2-Test ist also ein RT-PCR-Test!

Man beginnt mit einem Molekül. Man fängt mit einer kleinen Menge DNA an, und bei jedem Zyklus verdoppelt sich die Menge, was nicht nach viel klingt, aber wenn man bereits 30 Mal verdoppelt, erhält man ungefähr eine Milliarde Mal mehr Material als am Anfang. Als Herstellungstechnik ist es also großartig. Was sie tun, ist, dass sie ein fluoreszierendes Molekül an die RNA anhängen, während sie diese herstellen. Sie strahlen ein Licht mit einer Wellenlänge ab, und man erhält eine Antwort, man bekommt Licht mit einer anderen

Wellenlänge zurückgeschickt. Sie messen also die Lichtmenge, die zurückkommt, und das ist ihr Surrogat (Ersatzmaker) dafür, wie viel DNA vorhanden ist.

Ein Hauptproblem dabei ist, dass da der PCR Test ein exponentieller Verdoppelungs-Prozess ist und damit auch die Fehler exponentiell wachsen. Kurz ausgedrückt: Ausgehend von einem DNA-Strang wird der Strang gespalten (in zwei Teile geteilt) und dann können komplementäre Stränge wachsen, der gleiche Prozess, der in einer Zelle während der Mitose (Zellteilung) stattfindet.

Die eingestellten Zyklen entscheiden über ein positives oder negatives Ergebnis.

Leider gibt es beim PCR-Test keine Eichung, nicht nur gibt es unterschiedliche PCR-Tests, die auf unterschiedliche Sequenz-Abschnitte des behaupteten SARS-CoV-2 eingestellt sind, dazu kommt noch, dass jedes Labor einen willkürlichen Cut-Off (Schwellenwert) einstellen kann. Und hier wird es wild! Es ist also durchaus möglich, dass verschiedene Krankenhäuser, verschiedene Bundesstaaten, Kanada gegen die USA, Italien gegen Frankreich alle unterschiedliche Cutoff-Empfindlichkeitsstandards des Covid-Tests verwenden. Wenn man also bei 20 Zyklen abschneidet, wären alle negativ. Wenn Sie bei 50 abschneiden, sind vielleicht alle positiv. Bei 36 Zyklen hat man bereits eine Verdoppelung des Materials von knapp 70 Milliarden.

Auszug aus einem Interview mit David Crowe: "Ich denke, wenn ein Land sagen würde: "Wissen Sie, wir müssen diese Epidemie beenden", könnten sie leise ein Memo herumschicken, in dem es heißt: "Wir sollten den Cut-Off nicht bei 37 Zyklen setzen, wenn wir ihn auf 32 setzen, sinkt die Zahl der positiven Tests dramatisch. Wenn das immer noch nicht ausreicht, könnte man diesen auf 30 oder 28 Zyklen oder so etwas in der Art setzen. So kann man die Empfindlichkeit kontrollieren."

Ja, das haben Sie richtig gelesen. Labore können manipulieren, wie viele "Fälle" von Covid-19 sie haben.

Die Cut-Off Zahl wird den Laboren allerdings vom Land vorgeschrieben!

Haben die Chinesen auf diese Weise ihre Fallbelastung plötzlich verschwinden lassen? Außerhalb Wuhan's sind in ganz China nur 122 Menschen mit einem positivem PCR-Test oder gar keinem Test, sondern noch ungenauer einem Lungen-CT, welches man als Surrogat verwendete gestorben.

Sie sehen also, mit einem PCR-Test kann eine Regierung alles herbeirufen, sowie von einem Tag auf den anderen beenden.

Das Vertrauen in den PCR-Test um diesen als Virusnachweis zu verwenden, war von Anbeginn seiner Erfindung des Erfinders Kary B. Mullis in Frage gestellt worden, er bezeichnete diese Praxis sogar als „Oxymoron" also ein Widerspruch in sich. Patienten sprangen von einem positiv-Ergebnis zu einem negativ-Ergebnis und andersherum.

Ein anderes Beispiel: Was bringen 2 Gene aus dem Genom von insgesamt 10 Genen des Corona-Virus"?
Stellen Sie sich vor, Sie haben 20 Schrauben (RNA-Abschnitte) für einen Schrank. Der ganze Schrank besitzt 100 Schrauben. Die gleichen 20 Schrauben (RNA-Abschnitte) kommen aber auch bei einem Schrank aus einem anderen Möbelhaus vor, sowie bei anderen Schränken.

Wie soll man nur anhand nur von den Schrauben den richtigen Schrank heraus finden? Man hat aber noch nie den Schrank aufgebaut (Virus isoliert/Reinkultur), man hat diesen also noch nie in der Realität gesehen. Man hat ihn gedanklich zusammengesetzt (Erbgutstrang aus kurzen Gensequenzen). Wie in Gottes Namen will man jetzt mit dem „vermeintlichem" finden der 20 Schrauben sagen, dass an dem gleichen Ort der Schrauben (RNA-Abschnitte) auch der Schrank (komplette Genom) zu finden ist?

> Dabei ist noch nicht mal die Infektiosität mit einkalkuliert. Ein positiver PCR-Test sagt nicht aus, dass man erkrankt ist!

In einer Anleitung der US-Seuchenschutzbehörde CDC zum PCR-Test heißt es etwa: "Der Nachweis von viraler RNA weist möglicherweise nicht auf das Vorhandensein eines infektiösen Virus hin, oder darauf, dass 2019-nCoV der Auslöser für klinische Symptome ist." Übersetzt bedeutet es: Ein positiver Test garantiert nicht, dass das COVID-Virus überhaupt eine Infektion verursacht. Wenn man zwischen den Zeilen liest, ist das COVID-Virus vielleicht auch gar nicht im Körper des Patienten. Solange keine Isolierung (Koch'schen Postulate) stattgefunden hat, bleibt das pathogene Virus ein Modell.

Woher stammt die RNA?

Ist dies "Fremd"-RNA (ein "böses" Virus) oder stammt sie von etwas, das in Symbiose mit unserem Körper existiert (ein "gutes" Virus)? Ist sie vielleicht Ausdruck einer Abwehr-/Reinigungs- oder Heilungsreaktion unseres Körpers und daher positiv zu betrachten? Geht sie auf eine Verunreinigung der Probe bei ihrer Entnahme oder im Labor zurück? Wurde diese RNA vielleicht schon in den Bestandteilen der Testkits "mitgeliefert", wie zum Beispiel in Großbritannien

70

geschehen? Diese Fragen sind zentral für das Paradigma der Virologie, nämlich dass Viren existieren und dass sie in vielen Fällen Krankheiten auslösen. Was ist, wenn es gar keine krankmachenden Viren gibt. Dr. Stefan Lanka hat so einiges im Masernprozess ans Tageslicht befördert. Er hat diesen Prozess gewonnen und das nicht nur wegen eines Formfehlers.

Der Glaube an einen Schnelltest führt zu einer Epidemie, die es nicht gab.

Ein Artikel in der Ny Times - Faith in Quick Test Leads to Epidemic That Wasn't, zeigt eine Geschichte auf, in der man sich auf einen Test verlassen hat, der alle in die Irre geführt hat.

Wenn sie nun auf die Ereignisse zurückblicken, sagen Epidemiologen und Spezialisten für Infektionskrankheiten, das Problem sei, dass sie zu viel Vertrauen in einen schnellen und hochempfindlichen molekularen Test gesetzt hätten, der sie in die Irre geführt habe. 4 von 5 Menschen, die ein positives PCR-Ergebnis erhalten bleiben symptomlos. Bis zu 80% aller testpositiven Personen bleiben symptomlos. Selbst unter den 70- bis 79-Jährigen bleiben rund 60% symptomlos. Über 95% aller Personen zeigen höchstens moderate Symptome.

Zum Abschluss mein Tipp an Sie, sollten sie jemals ein positives Ergebnis erhalten, fordern Sie sofort einen weiteren Test an, am besten beim Referenzlabor. Fragen Sie nach, mit welchem Test sie getestet wurden, die Defizite der unterschiedlichen Tests können gravierend sein. Manche Krankenhäuser testen Personen 4-5 mal um sich des Ergebnisses sicher zu sein, das allerdings bringt die tägliche Coronastatistik natürlich noch mehr in die Höhe.

Fehlen eines gültigen Goldstandards!
Dies ist ein grundlegender Punkt. Tests müssen bewertet werden, um ihre Genauigkeit - genau genommen ihre „Sensitivität" und „Spezifität" - durch Vergleich mit einem „Goldstandard" zu bestimmen, was die genaueste verfügbare Methode bedeutet. Als Beispiel für einen Schwangerschaftstest wäre der Goldstandard die Schwangerschaft selbst.

Aber wie der australische Spezialist für Infektionskrankheiten, Sanjaya Senanayake, beispielsweise in einem ABC-TV-Interview in einer Antwort auf die Frage „Wie genau ist der COVID-19 -Test?" Erklärte: Wenn wir einen neuen Test zum Aufnehmen von Staphylokokken im Blut hätten, hätten wir bereits Blutkulturen, das ist unser Goldstandard, den wir seit Jahrzehnten verwenden, und wir könnten diesen neuen Test damit vergleichen. **Aber für COVID-19 haben wir keinen Goldstandardtest!**

Wir haben auch Dr. Charles Calisher kontaktiert, der ein erfahrener Virologe ist. Im Jahr 2001 veröffentlichte Science ein leidenschaftliches Plädoyer an die jüngere Generation von mehreren erfahrenen Virologen, darunter Calisher, und sagte: Moderne Virusnachweismethoden sagen wenig oder nichts darüber aus, wie sich ein Virus vermehrt, welche Tiere es in sich tragen oder wie es Menschen krank macht. Mit einem PCR-Test einen Virus nachzuweisen ist wie als würde man versuchen zu sagen, ob jemand Mundgeruch hat, indem man auf seinen Fingerabdruck schaut.

Das waren einige Ausschnitte aus:

https://telegra.ph/PCR-Ein-DNA-Test-wird-zum-Manipulationsinstrument-06-28

Dieser Sachverhalt wird mit einer WHO-Information nun offiziell bestätigt.

Dieses Konstruktionsprinzip der RT-PCR bedeute, so die WHO, dass bei Patienten mit hohen Mengen an zirkulierendem Virus relativ wenige Zyklen für den Virusnachweis erforderlich sind und der Ct-Wert daher niedrig sein wird.

Umgekehrt bedeute ein hoher Ct-Wert bei Proben, dass viele Zyklen für den Virusnachweis erforderlich waren. "Unter bestimmten Umständen ist die Unterscheidung zwischen Hintergrundrauschen und dem tatsächlichen Vorhandensein des Zielvirus schwer festzustellen." Dabei empfiehlt selbst die Weltgesundheitsorganisation WHO mittlerweile, neben den Testergebnissen auch die klinischen Anzeichen und Symptome zu berücksichtigen.

Es werden weiterhin wider besseres Wissen, CT-Werte weit über 30 als positiv gewertet, auch testen Labore meist nur auf das nicht spezifische E-Gen! Bekannt ist, dass das E-Gen nicht für das neue behauptete Virus SARS-CoV-2 spezifisch ist und es deshalb zu etlichen falschen Testergebnissen gekommen ist.

Quelle: https://www.biovis-diagnostik.eu/wp-content/uploads/Biovis_SARS-CoV-2_Teil3_DE.pdf

Menschen
müssen nicht erlöst oder gerettet werden.
Sie benötigen nur etwas Wissen
über ihre eigenen Kräfte und darüber,
wie man sie aktiviert.
Anne Hübner

Covid19 Isolat

Bei der Beurteilung des Infektionsgeschehens stützen sich die Entscheidungsträger in Deutschland fast ausschließlich auf die Expertise des Virologen Christian Drosten, Institutsdirektor an der Charité in Berlin. Der Virologe war vor etwa 10 Jahren bei der Beurteilung der Schweinegrippe schon grandios daneben gelegen. Dass ihn seine Fehleinschätzung von damals zudem in keiner Weise demütig gemacht hat zeigt sein jetziges Verhalten.

Bis jetzt ist das Covid19 Virus noch nicht gefunden worden!

Es gibt anscheinend weltweit keine einzige Studie, in der das Corona-Virus einwandfrei isoliert worden ist. Somit wären die Corona-Zwangsmaßnahmen, unter denen sowohl die Wirtschaft, als auch die Bevölkerung erheblich leiden, wissenschaftlich unbegründet.

Samuel Eckert von der Corona-Info-Tour hat somit ein Isolat - Fond gegründet mit dem Aufruf, den Virus Beweis zu erbringen. Es heißt: Herr Professor Drosten kann keine Textstellen aus Publikationen präsentieren, die den Vorgang der Isolierung von SARS-CoV-2 und dessen Gensubstanz wissenschaftlich beweisen. Kann somit keine Publikation präsentiert werden, müssen Kontrollversuche gemeinsam mit Prof. Drosten durchgeführt werden. Kann er unsere Behauptung widerlegen, erhält er die in diesem Pool enthaltene Summe.

Zur Zeit 153.999 CHF 27.12.2020!

Quelle: https://www.paypal.com/pools/c/8uTeNtStlk

74

100.000 Euro für einen Virusnachweis!

Eine ähnliche Wette hat der Impf-Forscher **Hans Peter Tolzin** ins Leben gerufen. Getrieben von irrationalen Ängsten und unter dem Deckmantel der Gesundheitsfürsorge droht uns derzeit eine Diktatur nach chinesischem Vorbild. Um endlich eine sachliche Diskussion zu erzwingen, hat der Medizin-Journalist Hans U. P. Tolzin jetzt ein Preisgeld von 100.000 Euro für einen wissenschaftlichen Beweis ausgesetzt, dass Atemwegserkrankungen wirklich von einem Coronavirus verursacht werden können.

Es gibt keinen Beweis für ein krankheitsverursachendes Coronavirus SARS-CoV-2. Es gibt vielmehr fragwürdige Labortests, die offenbar niemals ordentlich geeicht wurden. Die Virologen beanspruchen völlig zu Unrecht die absolute Deutungshoheit bei der Diagnosestellung, sobald einer ihrer fragwürdigen Labortests positiv angeschlagen hat. Es gibt darüber hinaus einen allgemeinen Unwillen in der gesamten Schulmedizin, eine ordentliche Differenzialdiagnose einzufordern. Es gibt keine wirkliche Fachdiskussion über die Frage des Virusnachweises und die wahren Ursachen von gehäuften schweren Atemwegserkrankungen. Um das zu ändern, rufe ich hiermit eine Belohnung von 100.000 Euro aus, auszuzahlen an denjenigen, der mir eine wissenschaftliche Publikation über einen erfolgreichen Ansteckungsversuch mit dem spezifischen SARS-CoV-2 vorlegen kann. Der Ansteckungsversuch muss bei den Versuchspersonen zuverlässig zu Atemwegserkrankungen geführt haben.

Quelle: https://www.impfkritik.de/pressespiegel/2020032201.html

Wenn Unrecht zu Recht wird,
wird Widerstand zur Pflicht!

Die 2. Welle

Überall wird gewarnt vor einer zweiten Welle wie bei der spanischen Grippe 1918.

Was aber nicht erzählt wird, ist, dass die spanische Grippe ähnlich wie die Schweinegrippe nicht schlimm war. Die Angst davor, die viele zur neuen Impfung rennen lies, erschuf die zweite Welle, nämlich die Welle der Impfgeschädigten und Immunschwachen.

Man findet in den Aufzeichnungen, dass die zweite Welle nur die Geimpften, nicht die Ungeimpften betraf!

Die **Spanische Grippe** ist eine **Jahrhundertlüge** und diese Lüge wird jetzt unter dem Namen „Corona" wiederholt.

In der Coronadiskussion wird die Spanische Grippe von 1918 als Beispiel gebracht und welche Folgen die Mutation eines Grippevirus haben kann und dass der Virus der so genannten Schweinegrippe im Jahr 2009 wieder eine solche Mutation war und jetzt eben der Coronavirus.

Wer es noch nicht weiß, Viren mutieren ständig, das ist ganz natürlich und der Covid19 Virus ist in einem halben Jahr sowieso wieder verändert. Somit ist offensichtlich, dass eine Impfung gegen eine Grippe gar nichts nützt, weil bis die Impfung entwickelt ist, das Virus schon lange wieder weg ist. Die Heilung von Grippe kann gar nicht durch eine Impfung ausgelöst werden. Das lernte ich schon vor 30 Jahren in meiner Ausbildung zur Arzthelferin. Das beste Mittel gegen eine Grippe ist das Immunsystem zu stärken und zu entlasten.

Da lohnt sich ein Blick zurück auf die Geschichte der Spanischen Grippe zur Zeit des ersten Weltkriegs ab 1918. Die Recherchen, vor allem von **Hans Tolzin** brachten Überraschendes.

Irreführend ist schon der Name der Seuche, denn ursprünglich kam die spanische Grippe aus den USA. Die Spanische Grippe, die von 1918 bis 1920 bis zu 50 Millionen Todesopfer forderte, hatte ursprünglich kaum etwas mit Spanien zu tun. Die Seuche nahm Anfang 1918 in Haskell County im US-Bundesstaat Kansas ihren Lauf. Ihren "spanischen Namen" bekam sie quasi aus politischen Gründen: Wegen der Pressezensur in den Krieg führenden Staaten wie in den USA wurde dort kaum etwas über die anschwellende Grippewelle berichtet.

Anders war das in Spanien, das am ersten Weltkrieg nicht beteiligt war. Als in Madrid im Mai 1918 bereits jeder dritte Einwohner erkrankt war, berichtete die spanische Presse ohne Zensur über die Seuche - und handelte ihrem Land den Namen der Seuche ein, obwohl die Katastrophe in den USA begonnen hatte. Von dort stammen auch die meisten Zeitzeugen-Berichte.

Bericht einer Augenzeugin, übersetzt von Hans Tolzin:
"Alle Ärzte und Menschen, die zu der Zeit der Spanischen Grippe 1918 lebten, sagten, dass es die schrecklichste Krankheit war, die die Welt je gesehen hat. Starke Männer, die an einem Tag noch gesund und rüstig erschienen, waren am nächsten Tag tot."

Auffällig ist, dass die Spanische Grippe die Eigenschaften genau jener Krankheiten hatte, gegen die diese Menschen zuvor, direkt nach dem 1. Weltkrieg geimpft worden waren (Pest, Typhus, Lungenentzündung, Pocken). Praktisch die gesamte Bevölkerung war mit giftigen Impfstoffen verseucht worden. Durch die Verabreichung von giftigen Medikamenten wurde die Pandemie geradezu "am Leben erhalten."

Soweit bekannt ist, erkrankten ausschließlich Geimpfte an der spanischen Grippe. Wer die Injektionen abgelehnt hatte, entging der Grippe.

So auch die Augenzeugin Eleanora McBean:
"Meine Familie hatte alle Schutzimpfungen abgelehnt, also blieben wir die ganze Zeit wohlauf. Wir wussten aus den Gesundheitslehren von Graham, Trail, Tilden und anderen, dass man den Körper nicht mit Giften kontaminieren kann, ohne Krankheit zu verursachen."

Auf dem Höhepunkt der Epidemie wurden alle Geschäfte, Schulen, Firmen und sogar das Krankenhaus geschlossen - auch Ärzte und Pflegekräfte waren geimpft worden und lagen mit Grippe danieder. Es war wie eine Geisterstadt. Wir schienen die einzige Familie ohne Grippe zu sein - wir waren nicht geimpft! So gingen meine Eltern von Haus zu Haus, um sich um die Kranken zu kümmern. Aber sie bekamen keine Grippe und sie brachten auch keine Mikroben nach Hause, die uns Kinder überfielen. Niemand aus unserer Familie hatte die Grippe.

Es wurde behauptet, die Epidemie habe 1918 weltweit 20 Millionen Menschen getötet. Aber in Wirklichkeit wurden sie von den Ärzten durch ihre groben Behandlungen und Medikamente umgebracht. Diese Anklage ist hart, aber zutreffend - und sie wird durch den Erfolg der naturheilkundlichen Ärzte bezeugt." "Während den Schulmedizinern ein Drittel ihrer Grippefälle verstarb, erzielten die naturheilkundlichen Krankenhäuser Heilungsraten von fast 100 Prozent."

Die spanische Grippe wurde durch Massenimpfungen verursacht!

Der Bericht von Eleanora McBean steht natürlich im Gegensatz zur offiziellen Hypothese, ein mutiertes Influenza-Virus habe die Spanische Grippe verursacht. Sie ist jedoch nicht die einzige Quelle mit der Vermutung, dass die Pandemie in Wahrheit durch Massenimpfungen verursacht worden sei.

Höchste Todesrate unter den geimpften Soldaten!

Ingri Cassel, Director of Vaccination Liberation in Spirit Lake / USA, bezieht sich im Juli 2003 in einem Beitrag für den "Idaho Observer" auf den zeitgenössischen Bericht eines Dr. Rosenow, Sanitätsinspekteur der US-Armee. Er berichtet über 31.106 hospitalisierte Fälle von "Lungentuberkulose" mit 1.114 Toten während der US-Beteiligung am ersten Weltkrieg. Den Armeeärzten jener Zeit war es wohl nicht möglich, zwischen "Lungentuberkulose", Impffolgen und Spanischer Grippe zu unterscheiden.

Orgie von Impfungen!

Anne Riley Hale aus dem Jahr 1935: "Wie jedermann weiß, hat die Welt noch niemals solch eine Orgie von Impfungen aller Art gesehen, wie die unter den Soldaten des (ersten) Weltkriegs." Auch diese Autorin stellt fest, dass gerade unter den "gepiekten Männern der Nation" die höchste Todesrate bei Tuberkulose auftrat.

Soldatensterben nach Beginn der Impfpflicht!

Patric J. Carroll zitiert im "Irish Examiner" einen Report des US Kriegsministers Henry L. Stimson, der die tödlichen Folgen von Impfungen gegen Gelbfieber in 63 Fällen bestätigte.

Insgesamt wurden den Rekruten zwischen 14 und 25 Impfungen verabreicht. Aus Armeeaufzeichnungen sei zu entnehmen, dass alle beimpften Krankheiten nach Beginn der Impfpflicht im Jahr 1917 in alarmierendem Ausmaß zugenommen hatten.

Mehr Tote durch Impfung als durch feindliche Gewehre!

Nach Eintritt der USA in den ersten Weltkrieg sei die Todesrate durch die Typhus-Impfung auf den höchsten Wert in der Geschichte der US-Armee gestiegen. Während des ersten Weltkrieges gab es in den USA das geflügelte Wort, es würden mehr Soldaten durch Impfungen umgebracht als durch feindliche Gewehre. Diese Aussage stamme von Dr. H. M. Shelton, dem Autor von "Vaccines and Serum Evils".

Was ist die Wahrheit?

Es gibt also viele Stimmen, die Massenimpfungen als mögliche Ursache der Spanischen Grippe in jener Zeit bestätigen. Diese Dokumente auf ihren Wahrheitsgehalt zu überprüfen, ist ohne Vorliegen der Originalpublikationen natürlich nicht einfach. Aber die Wahrheit lässt sich auch durch eine indirekte Vorgehensweise einkreisen, nämlich wenn Informationen aus möglichst unverdächtigen Quellen gesammelt und auf ihre Plausibilität hin geprüft werden. Herausgekommen sind dabei folgende Ungereimtheiten:

Viele der Ärzte, die mit der Spanischen Grippe direkt zu tun hatten, erwähnten sie überraschenderweise in späteren Publikationen gar nicht oder nur am Rande. Das ist nachvollziehbar, wenn die Seuche in Wahrheit durch die von ihnen durchgeführten Impfungen verursacht wurde.

Die Spanische Grippe begann nicht an einem Ort und breitete sich nicht von dort aus über die ganze Welt aus, sondern an vielen Orten und auf verschiedenen Kontinenten gleichzeitig.

Die Symptome der Spanischen Grippe sind als mögliche Wirkung von Impfungen bekannt.

Mehrere Ansteckungsversuche mit gesunden Freiwilligen, die von Erkrankten angehustet wurden, blieben ohne Folgen.

Die Spanische Grippe war also nicht ansteckend!

Erst die Nachahmung einer Impfung, nämlich Injektionen bearbeiteten Körperflüssigkeiten von Erkrankten, führte auch zur Erkrankung der Versuchspersonen.

Die vielfach übereinstimmenden Berichte und Zitate sprechen eher dagegen, dass die Spanische Grippe durch irgendein mutiertes Virus verursacht wurde, das quasi mit Überschallgeschwindigkeit für die gleichzeitige Ausbreitung auf mehreren Kontinenten sorgte. Die weltweite Epidemie begann im Februar 1918 sowohl in Spanien als auch in New York. Im April begann sie in Frankreich, im Mai in Madrid, im Juni in Deutschland, gleichzeitig in China, Japan, England und Norwegen. Die zweite, wesentlich schwerere Welle der Epidemie begann fast gleichzeitig in Boston, in Indien, in der Karibik, in Zentral- und Mittelamerika sowie einen Monat später in Brasilien und zuletzt in Alaska.

Fazit: Die vielfach übereinstimmenden Berichte und Zitate sprechen eher dafür, dass die Spanische Grippe in Wirklichkeit ein globales Impf-Desaster war.

Ein Buch von 1912 - IMPF-FRIEDHOF
Was das Volk, die Sachverständigen und die Regierungen
vom "Segen der Impfung" wissen.
Erster Band mit mehr als 36.000 Impfschäden.

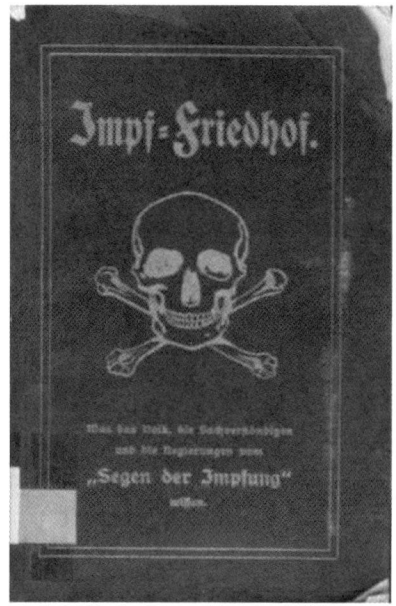

Quelle: https://www.tolzin.de/download/Impf-Friedhof.pdf

Das Buch gibt es heute unter dem selben Titel als Nach-druck zu kaufen. Hugo Wegener dokumentiert dort an Hand von tausenden Einzelschicksalen Impfschäden zur Zeit um die Jahrhundertwende.

Zitate aus dem Buch:
"Bayern: Von den 30 742 Pockenkranken des Jahres 1871, waren 29 429 geimpft. Bayern hat seit 1809 Impfzwang. "England hatte 1857-1860 - 14 244 Pockentote, 1863-1865 - 20 059 Pockentote und zur Zeit des schärfsten Impfzwanges 1870-1872 - 44 840 Pockentote."

Die Grippe 2020

Übrigens die jährliche Grippe ist dieses Jahr so gut wie verschwunden. Diese Statistik kommt von der WHO.

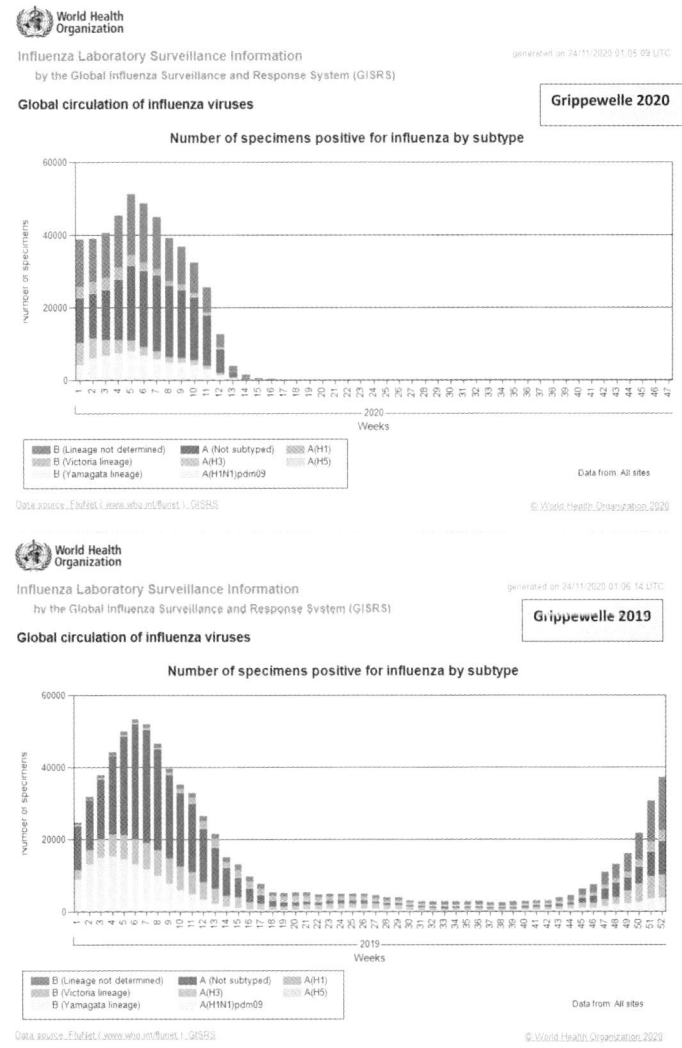

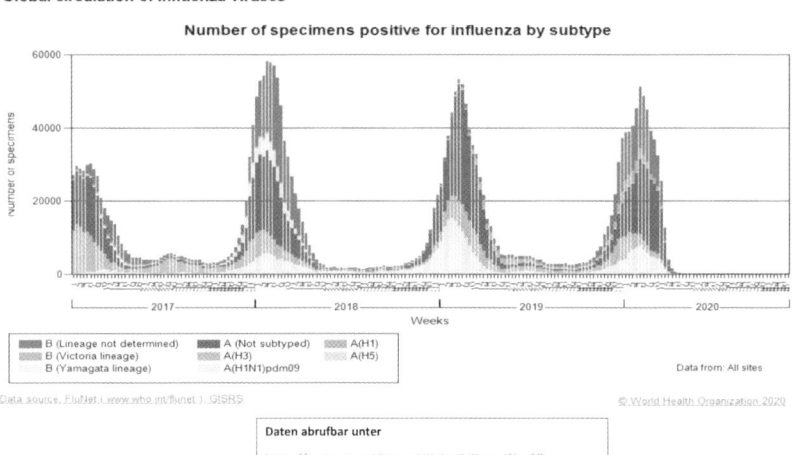

Quelle: https://apps.who.int/flumart/Default?ReportNo=7

Jetzt muss doch wirklich dem letzten ein Licht aufgehen.
Wo ist die Grippe 2020 hin?
Nun sie heißt Covid19.
Corona = Grippe 2020

Beim RKI wurde die Grippe am 19.3.2020 abgeschafft.
Quelle: https://dlive.tv/p/boschimo+wvZU-BxGR

Warum eigentlich nicht Covid 20? Weil sie 2019 schon erfunden wurde. Das kommt später unter Event 201.

Sie fallen um wie die „Fliegen"

Aus dem Buch von André Maurois „Das Leben von Sir Alexander Flemming":

In diesem Buch werden Komplikationen von Impfstoffen und daraus resultierenden Herzproblemen beschrieben, vor allem Verengung der Herzkrankgefäße. Es wird aufgezeigt, dass besonderst viele Menschen an Herzinfarkt nach der Impfung sterben. Die Menschen fallen um wie die „Fliegen", war ein Spruch in der Zeit von Alexander Fleming. (1881-1955).

Alexander Fleming wurde 1881 in England geboren. Er studierte ab 1902 Medizin an der St Mary's Hospital Medical School in Paddington. 1906 schloss er sein Studium ab, blieb aber weiterhin am Institut. Ab 1921 war er stellvertretender Leiter und ab 1946 Direktor des Instituts, das 1948 in Wright-Fleming-Institut umbenannt wurde. Von 1928 bis 1948 hatte er an der Londoner Universität den Lehrstuhl für Bakteriologie inne.

Alexander Fleming erhielt 1945 als einer der Entdecker des Antibiotikums Penicillin den Nobelpreis. Außerdem entdeckte er das Lysozym, ein Enzym, das starke antibakterielle Eigenschaften aufweist und in verschiedenen Körpersekreten wie Tränen und Speichel vorkommt.

Alexander Flemming starb an einer schweren Kardiogastroangina von der er ganz plötzlich befallen wurde und die zu seinem sofortigen Tod führte.

Was allerdings bei Wikipedia verschwiegen wird, am Vorabend war er **wider seinen Willen gegen Typhus geimpft worden** schreibt André Maurois.

Dr. Michaud aus dem Buch schreibt: Ich habe zahlreiche schwere Komplikationen nach Impfungen gesehen und verfolgen können bei meinen Patienten. Als Beispiel, einer meiner Patienten der mich regelmäßig aufsuchte zeigte einen normalen kardiovaskulären Zustand. Als er sich eines Tages bei einem anderen Arzt gegen Polio impfen ließ, starb er ganz plötzlich zwei Stunden später an Herzversagen.

So gibt es viele Berichte auch in dem Buch: KRANK geimpft von Dr. med. Carola Javid-Kistel, Rolf Kron und Ulrike Gerstmayer. **Wenn der Beipackzettel wahr wird!**

Ich selbst kenne über unzählige Bücher und Berichte über Impfschäden und auch sehr viele Fälle persönlich. Weiter hinten im Buch gehen wir noch ausführlich auf das Thema „Impfen" ein. Jetzt erst einmal wie es dazu kommt.

Krankenhauskeim trifft Coronavirus:

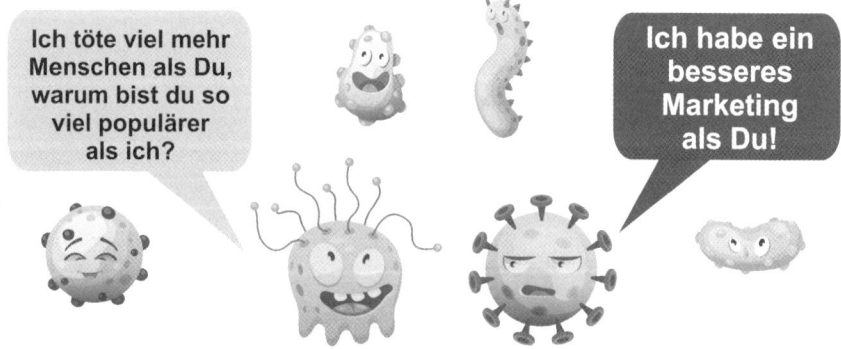

Die Katze ist aus dem Sack!
Die ganze Wahrheit über die Panik- und Pannendemie.

Ist das der 3. Weltkrieg?

Unsere Regierung hat sich von den falschen Virologen und Epidemiologen beraten lassen und die Wissenden zu Verschwörungstheoretikern abgestempelt. Ihnen Rechtsradikalismus unterstellt. Durch den unnötigen Shutdown wurde unserem Land, seiner Bevölkerung, der gesamten Wirtschaft, unsägliches Leid zugefügt! Das Volk hat ein Recht auf Wiedergutmachung!

Es gibt keine Akte des Guten!

Auch wenn die Politiker es in den täglichen Nachrichten so darstellen wollen. Die fundamentierten Alarmrufe des Innenministeriums gegen den Lockdown wurden nicht erhört, sondern man ging das Risiko ein, unser Land an die Wand zu fahren. Die Regierung hat im Alleingang das Land völlig kopflos regiert und in den wirtschaftlichen Ruin getrieben. Sie haben die Angstschürenden Panikmacher als Berater zu ihren Verbündeten gemacht. Es sind von der Pharmaindustrie gesponserte und staatlich bezahlte Virologen, Epidemiologen und Psychologen. Die wahren Wissenden wurden zu Verschwörungstheoretikern degradiert.

Die derzeitige Situation wird als die größte Wirtschaftskrise, mit schlimmeren Folgen als der 2. Weltkrieg bezeichnet.
Es heißt, dies sei der 3. Weltkrieg!

Der Lockdown, der völlig unkontrolliert einer Unwissenheitshysterie (Herdentrieb) entsprang, ist ein Einbruch für die gesamte Weltwirtschaft. Es wird Jahrzehnte dauern, bis dieser materielle Schaden wieder ausgeglichen ist, wenn dies überhaupt noch möglich ist.

Wer ist für das Ausbügeln der Pleiten zuständig?
Wie immer, der Steuerzahler!
Deutschland protzt mit seinem hohen Steuersatz!

Es heißt: Das Deutsche Volk muss vor der Pandemie geschützt werden!

Angela Merkel im TV: Wir sind ja so dankbar, dass die Deutschen so gut mitmachen und so verantwortungsvoll miteinander umgehen. Aber wir werden erst Ruhe haben, wenn ein geeignetes Impfmittel gegen Corona gefunden ist.

Oder: Die Pandemie wird nicht verschwinden, bis wir einen Corona Impfstoff gefunden haben. Oder: Die Gefahr wird nicht verschwinden, bevor wir nicht einen Impfstoff gefunden haben. Diese Suggestion beeinflusst das Unterbewusstsein von Millionen Menschen – steter Tropfen höhlt den Stein – es ist eine Beeinflussung mit dem Ziel, immer wieder die Angst zu schüren um die Menschen fürs Impfen gefügig zu machen. Es geht um ein Billiardengeschäft.

Die Kanzlerin fängt 2 Fliegen mit einer Klappe!
Da stimmt der Spruch: Mit Speck fängt man Mäuse! Erst mal das Volk loben, und damit gleich Wahlpropaganda für die Partei machen. Ein hinterhältiger Plan.

Verstoß gegen die Grundgesetze?
Das Volk leidet unter dieser Lieblosigkeit: Sie lassen sich einsperren, absondern, Kontaktverbot, sie sterben einsam und alleine und sie müssen einen Maulkorb anziehen, ob sie wollen oder nicht!

88

Eine Intrige?

Ein geheimer Plan, den man sich ausdenkt und den man durchführt, um den Menschen zu schaden. Besonders dadurch, dass man absichtlich Missverständnisse und Unsicherheiten erzeugt. Seine Meinung ständig widerruft. Damit provoziert man Andersgesinnte, die dann miteinander in Streit geraten, wodurch Manipulationen im Volk möglich werden.

Die unmenschlichsten Verbote werden zur Normalität. Der Mensch steht so unter Schock, dass er nichts mehr hinterfragt, sondern völlig hilflos vor Angst, blindlings gehorcht. Er lebt in der völligen Selbstaufgabe, Unterwürfigkeit und Unterdrückung. Er ist außer Kraft gesetzt, wie hypnotisiert.

Ist das Volk erst einmal in diese Schock-Starre versetzt, hat die Regierung leichtes Spiel. Sie nennen Zahlen von Corona Opfern, die frei erfunden sind, was Obduktionen beweisen und schüren bei der Masse Mensch weiterhin Panik.
Das Robert Koch und Ehrlich-Institut sind in Zugzwang gegenüber der Regierung. Sie können die hilflosen Politiker doch nicht brüskieren. Also spielen sie das Spiel mit.

Es gibt weltweit keine CORONA Pandemie – es gibt nur Massenimpfopfer!

Ein Shutdown ist völlig unverhältnismäßig.
Wer will diesen Irrtum jetzt zugeben?
Das Fehlverhalten, die Landesbevölkerung zu täuschen und damit ihrer soliden Existenz zu berauben, ist beispiellos.

Strategie: Eine Lüge muss nur oft genug wiederholt werden, dann wird sie geglaubt. Allein schon die englischen Begriffe „Shutdown" oder „Lockdown" zeigen, dass diese Maßnahme nicht aus Deutschland kommt. Man macht einfach alles nach! Herdentrieb!

Für was sich unsere Polizisten hergeben müssen!

Ich hege großen Respekt gegenüber den Polizisten, aber was mutet man ihnen zu?

Die Meisten sind völlig frustriert über ihre Aufträge und Zwangshandlungen. Sie glauben selbst nicht an Corona!

Eine Demutshandlung: Zollstöcke, Maßbänder, Begrenzungsschilder, Flatterbänder, Strafzettel schreiben und etlichen Maßnahmen mehr sind sie ausgeliefert. Sie verlieren beim Volk ihre Autorität? So schürt man Aggressionen und Feindseligkeit. Wenn man beim Spaziergang keine Atemmaske trägt, muss man mit Geldstrafe rechnen. Wo soll diese Unmenschlichkeit noch hinführen?

Statistiken bestätigen bereits, dass die Psychiatrien voll mit Neuzugängen sind. Erschreckend viele Jugendliche zeigen Burnout Symptome.

Keine Schadensanalyse?
Wegen Corona wurden 52.000 Krebs Operationen verschoben. Operationen wurden abgesagt. Tumore wucherten weiter. Menschen verstarben. Man sagt, dass 2,5 Millionen nicht durchgeführte Weiterbehandlungen den Kranken unermessliches Leid zufügte.

Man drückt sich davor eine medizinische Schadensanalyse zu erstellen. Eingeleitete Schutzmaßnahmen für Kranke, die man aus purer Corona-Hysterie aus den Krankenhäusern fegte, seien nicht erfolgt. Personal wird zum Schweigen gezwungen, berichten Fachärzte.

Einige Ärzte machen sich durch die Adressen von Kranken wieder an die Arbeit, um das Dilemma der Hilfesuchenden aufzuklären. Innerhalb einer Woche stand fest: Der Schaden des Lockdowns an vorher Erkrankten sei unvorstellbar hoch.

Und was ist mit den Folgeschäden?
Diese medizinischen Einschränkungen des Lockdowns, hatten niemals das Format erreicht, dass man andere hilfebedürftige Menschen, einfach sich selbst überlässt. Hausärzte waren überbucht, konnten niemanden mehr annehmen und vieles schockierende mehr. Die Corona Krankenhäuser um uns herum - Bingen - Bad Kreuznach blieben leer. Ärzte und Pflegepersonal gingen in Kurzarbeit oder wurden freigestellt. Es kam zu Kündigungen.

Völlige Fehleinschätzung des eher harmlosen China-Schnupfens, der sich nur entwickelte, weil die Menschen kurz vor dem Corona Ausbruch einer Massenimpfung ausgeliefert waren.

Zu keiner Zeit der Menschheitsgeschichte gab es so einen hinterhältigen Zerstörungsplan, der auf menschenverachtende Weise gegen die Grundgesetze ging.

Die Würde des Menschen ist unantastbar. Sie zu achten und zu schützen ist Verpflichtung aller staatlichen Gewalt. Das Deutsche Volk bekennt sich darum zu unverletzlichen und unveräußerlichen Menschenrechten als Grundlage jeder menschlichen Gemeinschaft, des Friedens und der Gerechtigkeit in der Welt".

Die Angst macht krank Strategie ist längst durchschaut!

Das lassen wir nicht zu!

Wir informieren Euch über alles was mit der „Chinesischen Schnupfenmikrobe" zu tun hat und wie leicht das Virus zu therapieren ist, damit Ihr endlich wieder frei von **„Angst vor Krankheit – Angst vor Ansteckung"** und der damit verbundenen Kummer, Sorge, Leidprogrammierung, befreit seid. Es scheint, als würden unsere Politiker ihre eigene Angst auf das Volk projizieren.

Man braucht offensichtlich die Genugtuung einer immer schlimmeren Notlage um von den Peinlichkeiten der Regierung, die ihr Land in den Ruin trieb, abgelenkt zu werden.

Es heißt dann:

- Es kann noch lange dauern, bis wir zur Normalität übergehen können.
- Wir müssen uns an die gesetzlichen Vorgaben halten.
- Maskenpflicht wird dauerhaft sein, wie in China.
- Das Corona Schreckgespenst kommt mit einer zweiten Welle zurück und die wird noch viel stärker sein, als die Erste.

Sie sprechen von der nächsten Welle und da sie allem Anschein nach kein Wissen über die Kraft der Gedanken und Worte haben, ziehen sie die Infektionskrankheiten förmlich an.

Wir dagegen setzen alles daran, dass ihr wieder ein gesundes, angstfreies und glückliches Leben führen könnt.

Covid-19 Corona-Virus und alle Virenarten, welche sie noch erfinden werden, um die Menschheit in Angst und Schrecken zu versetzen, können uns nichts mehr anhaben!

92

Wir fallen nicht mehr auf die Impflügen herein! Wir machen ihnen einen Strich durch das Billiardengeschäft der Impfzwänge, die sie mit uns planen. Unser Körper ist der Tempel Gottes und kein unvollkommener Krüppel, der durch Impfungen geheilt werden muss.

Gesundes Denken erschafft ein gesundes Immunsystem, stärkt die Abwehrmechanismen und ist der sicherste Schutz vor Krankheit. Ihr habt ein Recht auf Gesundheit. Krankheit ist etwas Widernatürliches. Krankheit ist die Abwesenheit vom gesunden Denken! Wir lassen uns keine weitere Covid19 Welle mehr einreden!

So lautet der Tenor der Wissenden!

Mit der Zeit werden Wünsche wahr,
an die man schon lange nicht mehr gedacht hat.
Da jeder Gedanke wie ein Wellenring schwingt,
bleibt er immer lebendig.
Nun ist die Zeit reif,
Euch die Zuteilung zu geben.
Erwartet daher as Höchste!
Genau dies werdet Ihr bekommen.
Das Höchste ist Gott, das allmächtige Gute!
Und dieses allmächtige Gute seid Ihr!
Heute ist es Euch bewusst!
Feiert dieses Glück!

Anne Hübner

Macht und Manipulation

Durch Corona offenbart sich der größte Skandal in der Weltgeschichte, den es jemals gab.

Zitat von **Carl Friedrich von Weizsäcker**, Bruder des späteren deutschen Bundespräsidenten Richard von Weizsäcker.

Er schrieb folgenden Text in seinem Buch:

Der bedrohte Friede!

„Die herrschende Elite wird zu ihrem eigenen Schutz Privatarmeen unterhalten. Um ihre Herrschaft zu sichern, werden diese Eliten frühzeitig den totalen Überwachungsstaat schaffen und eine weltweite Diktatur errichten. Die ergebenen Handlanger dieses Geldadels werden korrupte Politiker sein.

Die Kapitalwelt fördert einen noch nie da gewesen Faschismus.

Zum Zweck der Machterhaltung wird man die Weltbevölkerung auf ein Minimum reduzieren. Dies geschieht mittels künstlich erzeugter Krankheiten. Hierbei werden Biowaffen als solche deklariert, aber auch mittels gezielter Hungersnöte und Kriege."

Dieses Buch veröffentlichte von Weizsäcker 1994.

Alle Mediensender weltweit gehören nur wenigen reichen Leuten. Sie bestimmen was uns in den Nachrichten berichtet wird. Sie manipulieren uns und auch die Politik.

Paul Sethe, einer der fünf Gründungsherausgeber der FAZ, erklärte 1965:

> **„Pressefreiheit ist die Freiheit von 200 reichen Leuten, ihre Meinung zu verbreiten."**

200 wäre 2020 bereits sehr hoch gegriffen. Heute sollen es nur 4 reiche Personen sein. Einer davon ist Bill Gates.

Über 500.000 Bürger haben eine Petition gegen die Bill Gates Stiftungsaktivitäten wegen «Verbrechen gegen die Menschlichkeit» unterzeichnet. Siehe: „We the People", www.petition.whitehouse.gov. We Call For Investigations Into The "Bill & Melinda Gates Foundation" For Medical Malpractice & Crimes Against Humanity. 574.243 signed on April 10, 2020

Die Weltgesundheitsorganisation WHO wird mittlerweile hauptsächlich von privaten Geldgebern und Stiftungen finanziert. Größter privater Geldgeber ist die Bill und Melinda Gates Stiftung direkt gefolgt von der Pharmaindustrie.

Seit der Jahrtausendwende hat die Gates-Stiftung der WHO insgesamt 2,5 Milliarden Dollar gespendet. So kann man sagen, dass die WHO Bill Gates gehört. Zur Zeit der spanischen Grippe war dies übrigens die Rockefeller Foundation.

Microsoft-Mitbegründer Bill Gates gilt heute mit einem geschätzten Vermögen von 90 Mrd. US-Dollar als der reichste Mensch der Welt. Nachdem bekannt wurde, dass die Bill & Melinda Gates Foundation, das philanthropische Geisteskind von Microsoft-Gründer Bill Gates, im Jahr 2010 für über 23 Millionen Dollar 500.000 Monsanto-Aktien gekauft hatte, wurde mehr als deutlich, dass diese angeblich wohltätige

Stiftung ganz andere Pläne verfolgt als die Ausrottung von Krankheiten und die Bekämpfung des Hungers unter den Armen dieser Welt. Wie sich herausstellt, versucht die Familie Gates schon seit langer Zeit, in das wirtschaftliche Gefüge der Welt einzugreifen, besonders in den Bereichen Technik, Medizin und jetzt auch Landwirtschaft.

Die Gates-Stiftung, alias der von der Steuer befreite Gates Family Trust, gibt gegenwärtig Milliarden von Dollar aus, um im Namen der Humanität ein globales Nahrungsmittelmonopol zu errichten, in dem gentechnisch veränderten (GV-) Pflanzen und entsprechendes Saatgut dominieren. Angesichts der Geschichte der Gates-Familie und ihrer Einmischung in weltpolitische Angelegenheiten besteht – neben der Kontrolle von Konzernen über die weltweite Nahrungsmittelversorgung – eines der Ziele offenbar darin, die Weltbevölkerung deutlich zu reduzieren.

Die großen Verdienste der Gates Stiftung sind umstritten. Problematisch ist, dass Bill Gates durch seine Stiftungen seine Vorstellung von Gesundheitsförderung durchsetzt. So investiert die Gates Stiftung vor allem in technische Maßnahmen gegen Infektionskrankheiten, zum Beispiel in Impfkampagnen und die Verteilung von Medikamenten. Gesundheitsexperten wie Thomas Gebauer von der Hilfsorganisation Medico International kritisieren, dass dadurch andere wichtige Aufgaben vernachlässigt würden – der Aufbau funktionierender Gesundheitssysteme in armen Ländern zum Beispiel. Der Kampf gegen soziale Ursachen von Krankheit bleibt auf der Strecke. Gesundheit wird nur zu einem geringen Teil durch ärztliches Handeln beeinflusst. Viel wichtiger seien, so Gebauer, die Lebensverhältnisse des Einzelnen. Der Gesundheitsexperte ist überzeugt: Menschen, die ihre Kindheit in Elendsvierteln verbringen, haben eine weit geringere Lebenserwartung als diejenigen, die in wohlhabenden Vierteln aufwachsen.

Eine Expertenkommission der WHO kam schon in den 80er-Jahren zu dem Ergebnis, dass die meisten Todesfälle nicht durch Viren oder Krankheiten verursacht werden, sondern durch soziale Ungleichheit, mangelnde Grundversorgung und vor allem sauberes Trinkwasser.

Zweckgebundene Spenden an die WHO führen dazu, dass der Kampf gegen die soziale Ursachen von Krankheit auf der Strecke bleiben.

An der Schweinegrippen-Panik verdiente nur die Pharmaindustrie. Als 2009 die Schweinegrippe ausbrach und ein kleines Gremium innerhalb der WHO den globalen Notstand ausrief, produzierten die Pharmariesen im Hintergrund schon ihre Impfstoffe. Mit ihren Warnungen vor der Pandemie löste die WHO eine weltweite Panik aus. Dadurch wurden wiederum die Regierungen unter Druck gesetzt, ihre Lager rasch mit Impfstoffen und Medikamenten gegen die Schweinegrippe zu füllen. Allein die Bundesregierung kaufte damals Impfstoffe und Grippemittel im Wert von 450 Millionen Euro. Als die Pandemie ausblieb, mussten die Medikamente vernichtet werden. Big Pharma, Bill Gates und somit auch die WHO aber hatten Milliarden verdient.

Bill Gates erwirtschaftet seine Milliarden durch Kapitalanlagen in bestimmten Industriezweigen. Kritiker bemängeln, dass diese Branchen allesamt etwas mit krankmachenden Bedingungen zu tun haben. So hält die Gates Stiftung Aktien von Coca Cola im Wert von 500 Millionen Dollar und Aktien des weltgrößten Supermarktkonzerns Walmart im Wert von einer Milliarde Dollar. Hinzu kommen Beteiligungen an den Nahrungsmittelkonzernen Pepsi Co, Unilever, Kraft-Heinz,

Mondelez und Tyson Foods; an den Alkoholkonzernen Anheuser-Busch und Pernod; an den Pharmakonzernen Glaxo Smith Kline, Novartis, Roche, Sanofi, Gilead und Pfizer.

Die Stiftung hält außerdem Anteile im Wert von fast zwölf Milliarden Dollar am Berkshire Hathaway Trust des Investors Warren Buffett. Der Trust wiederum besitzt Aktien von Coca Cola im Wert von 17 Milliarden Dollar und von Kraft-Heinz im Wert von 29 Milliarden Dollar. Für die Gates Stiftung bedeutet das: Je mehr Profite die genannten Konzerne machen, desto mehr Geld kann sie für die WHO ausgeben.

Für die WHO heißt das wiederum: Mit jeder Maßnahme gegen gesundheitsschädliche Aktivitäten der Süßgetränke-, Alkohol- und Pharmaindustrie würde die WHO die Gates Stiftung daran hindern, Spenden für die WHO zu erwirtschaften. Kurz, die Weltgesundheitsorganisation steckt in einem klassischen Interessenkonflikt, der sie in ihren Handlungsmöglichkeiten einschränkt und der angesichts ihrer finanziellen Abhängigkeit von der Gates Stiftung kaum aufzulösen ist.

Aggressives Marketing von zucker-, fett- und salzreichem Junkfood hat dazu geführt, dass heute zwei Milliarden Menschen übergewichtig sind!

2016 starben alleine in China 1,3 Millionen Menschen an Diabetes. Wer es noch nicht weiß, Diabetes ist keine Krankheit die vom Himmel fällt sondern über 95% die Folge von falscher Ernährung. Besonders gewinnträchtig sind Medikamente gegen Folgeerkrankungen der falschen Ernährung. Vom Einfluss der Nahrungsmittelindustrie auf die WHO und der weltweiten schlimmeren Pandemien der Fettleibigkeit und Diabetes profitiert nur Big Pharma. Insulinpräparate, Insulinpumpen und Sensoren bringen natürlich viel mehr

Umsatz und deswegen werden sie durch die Produktionsfirmen gefördert und als das alleinige „Allheilmittel" propagandiert. Der weltweite Umsatz mit Diabetes-Medikamenten lag 2017 bei rund 55 Milliarden US-Dollar.

Gesundheitsexperte **Thomas Gebauer** spricht von einer fast schon perversen Arbeitsteilung: Die Konzerne verdienen doppelt: zum einen mit der Verursachung und zum zweiten mit der Behandlung des Problems.

Robert F. Kennedy Jr., der Neffe des ehemaligen Präsidenten John F. Kennedy, hat Gates auch scharf dafür kritisiert, was er als «messianische Überzeugung bezeichnet, dass er dazu bestimmt ist, die Welt mit Technologie zu retten». Robert F. Kennedy Jr. ließ eine Wahrheitsbombe live auf eine TV Sendung fallen und widersetzte sich Big Pharma und den Mainstream-Medien, indem er echte Fakten über die Sicherheit von Impfstoffen mitteilte. „Impfstoffe sind für Bill Gates eine strategische Philanthropie, die seine zahlreichen Impfstoffgeschäfte (einschließlich des Ehrgeizes von Microsoft, ein globales Vac-ID-Unternehmen zu kontrollieren) nährt und ihm diktatorische Kontrolle über die globale Gesundheitspolitik gibt — die Speerspitze des Unternehmens-Neoimperialismus.

Bill Gates sollte lieber in der Materie bleiben wo er sich auskennt und sich um die vielen Computerviren kümmern. Wie kommt er auf die Idee, dass der multidimensionale Mensch ein Impfmittel benötig? Zumal es keinen einzigen unabhängigen wissenschaftlichen Beweis gibt, das Impfungen wirklich geholfen haben. Die Statistiken zeigen immer schon einen Rückgang der Krankheit lange bevor die Impfung durchgeführt wurde. Polio kam von den Spritzmitteln, Ebola durch Glyphosat, Tetanus durch Unterernährung uvm. …

Der Mensch hat Selbstheilungskräfte! Diese sind weit aus leistungsfähiger als jedes Impfmittel. Gifte von Außen schädigen das körpereigene Immunsystem. Durch seine Propaganda nimmt Bill Gates und die WHO den Menschen die Fähigkeiten sich selbst zu heilen. Es gibt tatsächlich Menschen die glauben, je mehr Pillen sie einnehmen desto gesündern würden sie werden. Aber genau das Gegenteil ist der Fall. Je weniger Medikamente ein Mensch nimmt und je weniger er geimpft ist, umso gesünder ist er.

Den Satz von **Jesus Christus: Dein Glaube hat Dich geheilt**, sollte man ernst nehmen. Viel ernster als die Medikamenten-Werbung im Fernsehen.

Die Melinda und Bill Gates Stiftung. Sie lassen sich von der Pharmaindustrie die abgelaufenen Medikamente schenken die sonst teuer entsorgt werden müssten und zwingen in Afrika den Menschen Impfungen auf. Diese von der Steuer absetzbaren Spenden, diesen Profit teilen sich die Pharmaindustrie und Bill Gates. In Afrika sind dadurch viele Menschen gestorben. Um es noch einmal zu betonten; Bill Gates und Klintens sind Großaktionäre bei Monsanto / Bayer (= Krebserzeugendes Glyphosat Hersteller).

Wenn Sie gegen die Coronamaßnahmen, gegen die Bill und Melinda Gates Foundation und gegen die Impfpflicht sind, **dann meiden Sie Produkte ihrer Firmen!** Den Windows Computer zu meiden wird schwer fallen, aber man kann mit den ungesunden Produkten anfangen, dann schlägt man 2 Fliegen mit einer Klappe. Monsanto / Bayer mit Bill Gates stecken in vielen Dingen, einfach mal googeln.

Hier nur ein kleines Beispiel:

Rama	Oral-B	Nordsee
Langnese	Wick	Heinz
Häagen-Dazs	Wella	Weihnstephan
Milka	Swiffer	Schwepes
Suchard Express	Head	Pepsi
Philadelphia	Duschdas	Kellogs
Mozartkugeln	Signal	Pringels
Capri Sonne	Dove	Uncle Bens
Toblerone	Pfanni	Loose
Kaba	Axe	M&M
Jacobs	Blend-a-dent	Pedigree
After Eight	Ariel	Bayer
Nesquick	Ace	Miracoli
Maggi	Braun Gilette	Bounty
Coca Cola	Head & Shoulders	Whiskas
Fanta	Pantene	Sknickers
Sprite	Swiffer	Mars
Mezzo Mix	Olaz	Klix
Lift	Meister Proper	Nestlé
Nestea	Lenor	Aspirin
Bon Aqua	Dash	Müller Milch

„The Illusion of Choice" – die Illusion einer Wahl: So heißt die berühmte Infografik auf der nächsten Seite die seit einigen Jahren in den Medien und sozialen Netzwerken kursiert.

Sie zeigt einige der größten Lebensmittelkonzerne mit ihren verschiedenen Tochterfirmen und Beteiligungen. Diese 9 Konzerne kontrollieren fast alles, was wir essen. Volle Regale, jede Menge verschiedene Marken und noch mehr Produkte – die Auswahl im Supermarkt ist so groß, dass man sich manchmal kaum entscheiden kann. Der Schein trügt: Tatsächlich wählen wir nur zwischen ein paar Großkonzernen. Inzwischen ist die Grafik nicht mehr ganz aktuell, in den letzten Jahren haben sich Firmen-beteiligungen geändert,

Marken wurden verkauft und Unternehmen haben fusioniert. Trotzdem bleibt eines gleich: Einige wenige Konzerne kontrollieren gemeinsam, was wir essen und trinken. Dazu gibt es die Forbes Liste auf www.forbes.com.

Unser Gesundheitssystem gehört der Pharmaindustrie und diese interessiert nur der Umsatz und nicht die Gesundheit. **Kranke Menschen bringen Geld, gesunde nicht.**

Führende Pharmafirmen:
- Pfizer
- Roche
- Johnson & Johnson
- Merck & Co.
- Novartis
- Sanofi
- AbbVie
- GlaxoSmithKline

Die Korruption im Gesundheitswesen ist übermächtig. Wer dies einmal kapiert hat, wird diesen ganzen Nachrichten in den Medien, die nur Angst vor Krankheit produzieren, nicht mehr glauben. Die ganzen Werbepausen sind nur gefüllt mit neu erfundenen Symptomen und Produkten dagegen, die viel Geld einbringen. Deswegen betone ich das noch einmal, Sie haben: **Selbstheilungskräfte!**

Corona ist eine moderne Kriegsführung mit dem Volk. Eine psychische Gewalttat. Ein schlimmerer Schaden wie im 2. Weltkrieg. Körperlich, geistig und seelisch zwingt es uns in die Knie.

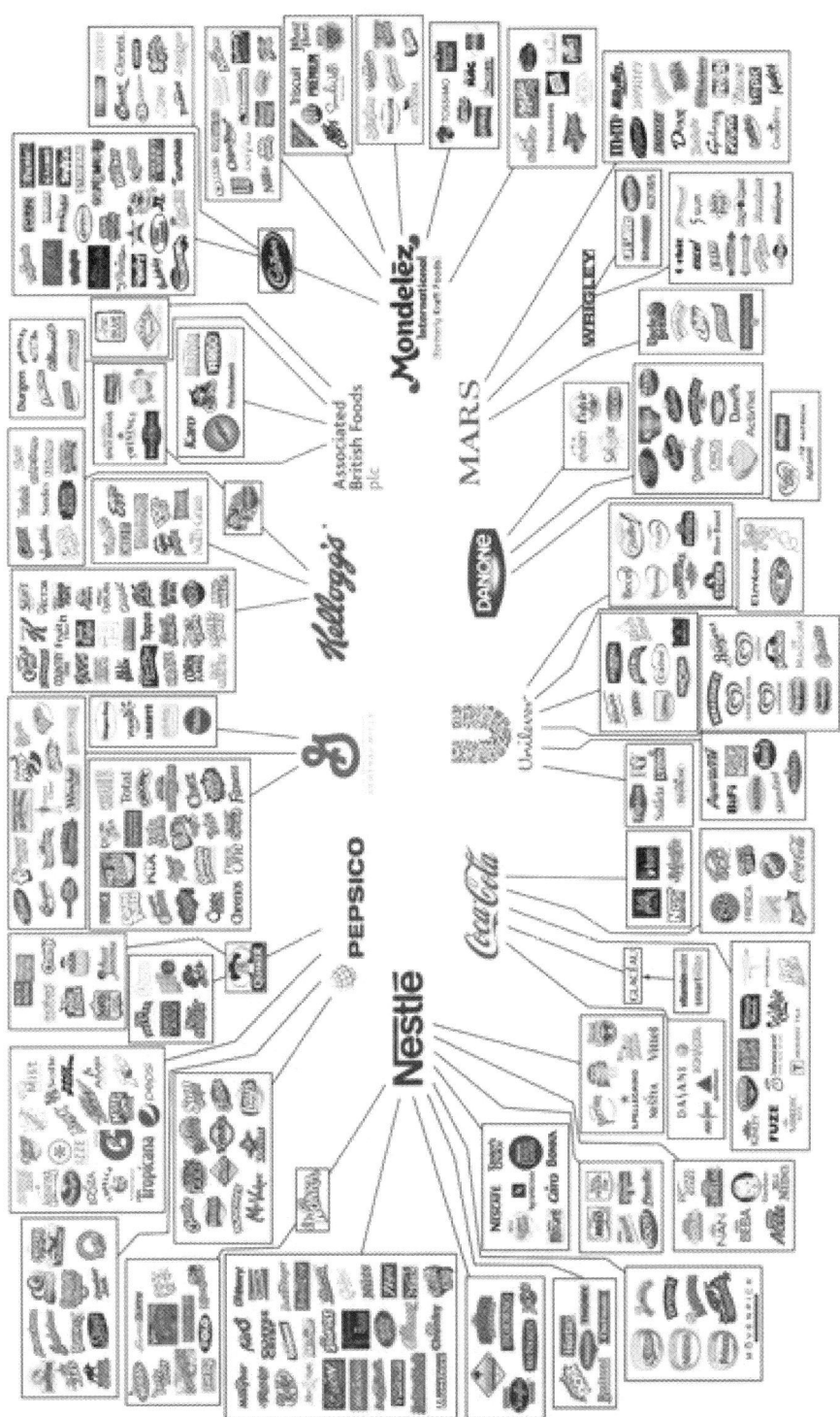

Selbstheilungskräfte!

Der Körper ist kein dummer Ledersack wo man Pillen einwerfen sollte, sondern eine eigenständige hohe Intelligenz die noch lange nicht erforscht ist. Eigentlich ein hochkomplexes energetisches System, das mit allem was existiert verbunden ist. Wer denkt eine Pille könnte die Seele heilen, lebt noch in der Steinzeit. Die meisten heutigen Krankheiten entstehen nur durch Nebenwirkungen von Medikamenten, Impfungen, Umweltgiften und falscher Ernährung. Mit Änderung der Lebensgewohnheiten bekommt man diese leicht wieder in den Griff. Für viele ist es allerdings einfacher seine Leben in die Hände anderer zu legen, die Verantwortung dafür ab zu geben um möglichst nicht selbst etwas tun zu müssen und bequem auf der Couch sitzen zu bleiben.

Wer möchte schon einen Arzt der sagt: hören Sie mit dem Rauchen auf, trinken Sie keinen Kaffee mehr, essen Sie keinen Zucker, keinen Kuchen, keine Schokolade, keine Bonbons und essen Sie frischere und gesündere Lebensmittel?
Aus meiner langjährigen Erfahrungen im Heilzentrum mit schwerstkranken und austherapierten Menschen kann ich sagen:

Heilung und Gesundheit sind immer möglich, egal was man hat! Es ist nie zu spät!

Wer bereit ist, Freiheit zu opfern,
um Sicherheit zu gewinnen, verdient weder das eine noch
das andere und wird am Ende beides verlieren.
Benjamin Franklin, einer der Gründungsväter der USA

Corona & Kaffee

Kaffee schwächt das Immunsystem!

Kaffee nur mal als Beispiel. Sie sind über die vermeintlichen gesundheitlichen Vorteile von Kaffee sicherlich schon oft angelogen worden!

Koffein ist ein Alkaloid, das die Kaffee-Pflanze verwendet, um Insekten zu töten, die ihre Samen essen. Die Kaffee-Pflanze verwendet auch Koffein in den Kaffee-Hülsen, um umliegende Pflanzen zu töten, so dass die Kaffee-Pflanze selbst mehr Sonnenlicht erreicht und besser wachsen kann. Koffein ist ein Pestizid, das eine genetische Auflösung in lebenden Zellen verursacht, die mit ihm in Berührung kommen.

Als Koffeinismus bezeichnet man eine akute Vergiftung mit Koffein, die durch eine chronische Abhängigkeit verursacht wird. Umgangssprachlich auch Kaffeesucht genannt. Es bezeichnet die Sucht nach Zufuhr von Koffein, den Missbrauch von Getränken wie Kaffee, koffeinhaltigem Schwarz-Tee, Coca Cola oder zunehmend auch die koffeinhaltigen Energy Drinks.

Kernspintomografie-Aufnahmen, die jeweils vor und nach dem Konsum von 1 Tasse Kaffee gemacht wurden, zeigen eine Abnahme des Blutflusses zum Gehirn um 45%. Als die Blutflussreduktion genau gemessen wurde, war es tatsächlich gar 52% weniger Blutfluss zum Gehirn, nach nur einer kleinen Tasse Kaffee. Siehe http://abcn.ws/2ipmLj7

Studien mit bildgebenden Verfahren über das Gehirn chronischer Kaffeetrinker zeigten, dass sie den gleichen Abbau ihres Gehirns zeigten wie chronische Alkoholiker, Zigarettenraucher, Parkinson-Patienten und Marihuana-Konsumenten. Siehe http://dailym.ai/1qjSqi0

Nach dem Genuss einer bitteren Tasse Kaffee, wird der Nebenniere Adrenalin entzogen, was dann bei der Entgiftung durch die Nieren als natürlicher Antrieb fehlt. Es kommt zur Erschöpfung der Organe. Bei schweren Vergiftungen kann es sogar zu einem Kreislaufkollaps kommen.

Kaffee kann zu gesteigerter Darmtätigkeit führen, weil dies eine Möglichkeit ist, mit welcher der Körper versucht, Gift aus dem System zu eliminieren. Der plötzliche Drang zur Darmentleerung nach dem Trinken von Kaffee ist einer der körpereigenen Abwehrmechanismen gegen Gifte.

Kaffee erhöht den Energielevel über die menschliche stoffwechselbedingte Kampf- oder Flucht-Reaktion, weil der Körper Angst vor dem Koffein basierten Gift hat. Kaffee gibt jedoch keine Energie, er entfernt sie vielmehr aus dem Körper. Die Energie, die eine Person fühlt, wenn sie Kaffee trinkt, ist letztlich der Körper, wie er in den Schnellgang geht, weil Koffein ein Gift ist und alle Gifte eine Energiefreisetzung im Körper aktivieren (Kampf oder Flucht). Kaffee entfernt Energie aus dem System, so dass die Person täglich schrittweise mehr und mehr erschöpft wird, also die Einrichtung der weltweit gefährlichsten Energie-Stimulations-Sucht. Kaffee - Abhängigkeit im Streben nach Energie für den Körper.

Wenn die Kampf- oder Fluchtreaktion im Körper ausgelöst wird, werden die unteren Intelligenz-Zentren des Gehirns aktiviert, sowie hormonelle Systeme, welche Aggression, Gewalt, irrationale und unlogische Entscheidungsfindung,

Eifersucht, Zorn, Wut, Angst und Paranoia steuern. Kaffee erzeugt geistiges Funktionieren im unteren Bereich mit einer Beigabe jeglicher negativen emotionalen Reaktion, die der Körper erzeugen kann.

Bei den Messungen aktivierte 1 Kaffee die Kampf- und Flucht-Reaktion für 3 aufeinander folgende Wochen, obwohl kein weiteres Koffein nach dieser 1 Tasse Kaffee aufgenommen wurde. Eine Tasse Kaffee vergiftet den Körper für 3 aufeinander folgende Wochen, mit in diesem Zeitraum abnehmender Tendenz.

Wenn Kaffee (Koffein) konsumiert wird, werden der limbische Teil des Gehirns hyperaktiviert und die höheren Lernzentren des Geistes gehemmt. Der limbische Teil des Gehirns beschäftigt sich nur mit Sex, Fortpflanzung, dem Schutz des Territoriums, der Nahrungsbeschaffung und der persönlichen Sicherheit. Der limbische Teil des Gehirns ist der primitivste und am wenigsten entwickelte Teil des Verstandes. Wenn Du eine andere Person austricksen oder beherrschen willst, ist es am besten, wenn ihr limbisches System aktiviert ist, weil es sie in einen geistigen Zustand versetzt, der dem eines Kindes entspricht.

Empfängnisverhütende Medikamente hemmen das Beseitigen von aufgenommenem Koffein. Dieser Effekt wird drastisch durch Alkohol oder die Einnahme schmerzstillender Mittel erhöht, wodurch viele Fälle von Koffeinvergiftungen verursacht werden, die dann als etwas anderes diagnostiziert werden, sobald die Person das Krankenhaus erreicht hat.

Es ist bewiesen, dass Kaffee u. a. Prostatavergößerung, Angstzustände, Schlaflosigkeit, Depression, Geburtsschäden, Schmerzsyndrome, unnatürliche Atemmuster, Hirnschäden, Hyperaktivität, Lernstörungen (aufgrund von Gehirnschädigung), Verhaltensstörungen, Müdigkeit, bestimmte Arten von Krebs, Morbus Crohn, Colitis, Sehnenscheidenentzündung, Geschwüre, Eisenmangel, Herzerkrankungen, Kopfschmerzen, erhöhtes Auftreten von Muskel- und Sehnenverletzungen, Gelenkschmerzen, Herzinfarkt, Schlaganfall, Mini-Schlaganfälle usw. fördert oder sogar auslöst.

Die akute Koffeinintoxikation verursacht hauptsächlich psychische Störungen mit den Symptomen - innere Unruhe Herzklopfen, Herzrhythmusstörungen, Schwitzschübe, Rastlosigkeit, schnelle Erregung, psychische Veränderungen, depressive Verwirrtheit, Launenhaftigkeit, alles negativ sehen, Suizid Gedanken, Verbitterung, nächtlicher Harndrang, Schlaflosigkeit, Burnout, plötzliche Erschöpfung, Die häufigste Vergiftungserscheinung ist die Schlaflosigkeit, das Kopfkarussell und die nervöse innere Unruhe. Des Weiteren wird von ständigem Misch-Appetit berichtet. Süß, sauer, Fleisch, Wurst, Käse, viele verschiedene Gelüste, mit nur kurzweiliger Sättigung. Keine Essdisziplin!

Appetit auf toxische Nahrung: Kuchen, süße Speisen und Getränke wie Coca Cola, Naschsucht, Appetit in der Nacht und vieles mehr!

Kaffee verursacht Fettablagerungen und Cellulitis aufgrund des Auslösens des körpereigenen Kampf- oder Fluchtsystems (wie es jedes Gift oder jede Gefahr tut). Dies ändert schließlich die körpereigene primäre Brennstoffquellenanforderung dahingehend, dass Fett verlangt wird. Wenn der Körper sich bedroht fühlt, bevorzugt er Fett als seine primäre Brennstoffquelle, gegenüber Zucker oder Protein. Fett enthält 9 Kalorien pro Gramm, im Gegensatz zu 4 Kalorien pro Gramm in Zucker und Protein. Es kommt zur weiteren Fettablagerung und Fettkonservierung. Willkommen im Land der durch Kaffee (Koffein) verursachten Zunahme von Körperfett, Gewicht und Cellulitis. Kaffee zerstört auch Muskelgewebe, da der Körper absichtlich Muskeln abbaut, wenn er vergiftet wird, um zusätzliche Fettlagerung zu erleichtern.

Neben dem Gift Koffein, kommt es zusätzlich beim Kaffeetrinker zur Übersäuerung durch die Bitterstoffe der gebrannten Bohne. Dies zeigt sich durch Wassereinlagerungen in Bauch und Beinen, Herzrhythmusstörungen, Gelenkschmerzen, Arthrose, Rückenschmerzen, brennende Füße, Deformierung der Fußzehen, Rheumaerkrankung, Gichtanfälle, Muskelschmerzen, Nervenschmerzen, Ischias, Schädigung der Leber, Nebennieren, sowie Nieren, Bauchspeicheldrüse (Diabetes), die mit der ständigen Ausscheidung des Giftes überfordert sind.

Kaffee (Koffein) blockiert die Aufnahme von medizinischem Eisen, wodurch die überwiegende Mehrheit der Anämiefälle heute ausgelöst wird.

Quelle: http://bit.ly/2qKSqwh

Die gesamte Bedrohung von Koffein im Allgemeinen umfasst Koffein-Tees, Schokolade, Koffein basierte Energy-Drinks, Koffein basierte Fitnessgetränke und über 2.000 rezeptfreie und verschreibungspflichtige Medikamente, die ABSICHTLICH Koffein enthalten.

Der neuste Kassenschlager der Pharmaindustrie ist Aspirin mit Koffein. Vorher gingen die Umsatzzahlen zurück aber mit dem Titel Koffein schnellten die Zahlen wieder sofort in gigantische Höhen.

Denken die Menschen wirklich durch Koffein würde diese Tablette besser wirken? Wirklich???

Darüber spricht kein Arzt! Die Meisten sind selbst Opfer der Kaffeesucht!

In Berichten wird sogar behauptet, alles wissenschaftlich bewiesen, dass Kaffee gesund sei für Herz und Kreislauf! Dies wird alles wirtschaftsmäßig gesponsert!

Die Kaffeeindustrie propagiert mit allen Mitteln das Kaffeetrinken. Die neuen Espresso Metall-Kapseln sind giftig für den Menschen. Außerdem schaffen sie Müllberge und gelten als nicht entsorgbarer Sondermüll. Eine riesengroße Umweltbelastung, was der Erfinder bitter bereut. Das muss verboten werden!

Kaffeeersatz wie: Caro Kaffee, Getreidekaffee auch aus dem Bioladen, bestehen weitestgehend aus Bitterstoffen! Das geht also auch nur bedingt!

Wenn Du Kaffetrinker bist, dann besuche besser gleich einen Bio – Teeladen. Außer Schwarztee und Früchtetee kannst Du alles trinken! Ein paar Wochen kann es Entzugserscheinungen geben, aber dann hat sich der Körper schnell an die gesunde Flüssigkeitszufuhr gewöhnt und der Kaffee schmeckt nicht mehr. Der Körper reinigt sich und viele Unannehmlichkeiten und Zipperleinchen werden verschwunden sein.

Grüntee bitte nur kurz überbrühen, maximal 1/2 bis 1 Minute. Der grüne Tee ist ein genialer Frühstückstee. Anregend, Stoffwechselaktivierend, Magen- und Darmverträglich, mit vielen gesunden Mineralien und Spurenelementen.

Kräutertee über den Tag ist am Besten geeignet Euer Körper ist der Tempel GOTTES! Geht bitte liebevoll und verantwortungsbewusst mit ihm um!

Nach ein paar Tagen Tee trinken, werdet ihr es nicht mehr verstehen, so ein bitteres Zeug wie Kaffee überhaupt jemals getrunken zu haben. Eure feinstofflichen Sinne sensibilisieren sich. Der deutliche Beweis, dass ihr gesundet!
Die Menschen behaupten: morgens brauche ich eine Tasse Kaffee, um wach zu werden!

In Wirklichkeit muss der Körper schon morgens ums Überleben kämpfen! Dies wird fälschlich als Muntermachen gedeutet!

Hier ein Post von einem Schüler.

Quelle: t.me/Geistheilerschule

Der neue Corona Schnelltest zeigt bei Kaffee positiv an!

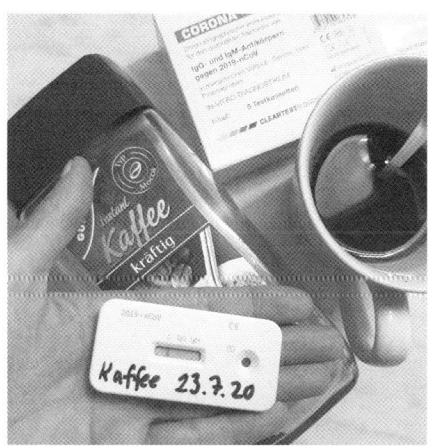

Die 2. Welle gibt es nur am Meer!
Dr. Bodo Schiffmann

Wissenschaft
Zahlen und Statistiken

Die Statistiken weltweit belegen, dass nicht mehr Menschen als sonst pro Monat in der Coronazeit gestorben sind und Corona wie die Schweinegrippe auch ein „Fake" war. Um diesen Fake zu vertuschen, verfälschte man die Statistiken indem man jeden der gestorben ist, egal ob an Altersschwäche, Krebskrankheit, Unfall usw. als Coronatoten klassifizierte nur weil er das Virus in sich hat. 60% aller Menschen haben jährlich das Grippevirus in sich, auch das Coronavirus, das ist ganz normal.

Aber nun gilt es noch genauer hinzusehen. Über die Zeit hinweg hat nicht nur die Anzahl der berichteten täglichen Neuinfektionen zugenommen, sondern auch die Anzahl der täglich durchgeführten Coronavirus-Tests.

Wenn es aber eine hohe Dunkelziffer an zwar infizierten aber aufgrund der zu geringen Testanzahl nicht entdeckten Personen gibt – was beim Coronavirus laut mehreren Studien der Fall ist – hat das frappierende Konsequenzen:

Dann findet man mit der zunehmenden Anzahl an Tests auch zunehmend mehr Neuinfektionen – obwohl die Anzahl der Neuinfektionen womöglich gar nicht zugenommen hat oder in Wirklichkeit sogar zurückgegangen ist.

Das kann man an einem einfachen Beispiel verdeutlichen: Nehmen wir an, es gibt eine Population von 10.000 Personen. An einem bestimmten Tag treten bei 100 Personen Coronavirus-Symptome neu auf und die Personen gehen zum Arzt. Der Arzt hat aber nur 10 Tests zur Verfügung, so dass er an diesem Tag nur 10 Coronavirus-Infektionen findet. Am nächsten Tag hat sich nichts geändert, und es treten erneut bei 100 Personen Coronavirus-Symptome neu auf und die Personen gehen zum Arzt. Dieser hat aber in der Zwischenzeit die Anzahl der verfügbaren Tests von 10 auf 20 verdoppelt, mit dem Effekt, dass er an diesem Tag 20 Coronavirus-Infektionen findet. Am nächsten Tag hat sich wieder nichts getan, und erneut treten bei 100 Personen Coronavirus-Symptome neu auf und die Personen gehen zum Arzt. Dieser hat aber inzwischen die Anzahl der Tests noch einmal von 20 auf 40 verdoppelt und findet an diesem Tag 40 Coronavirus-Infektionen.

Der Arzt in diesem Beispiel findet also jeden Tag exponentiell mehr Coronavirus-Infektionen. Ein naiver Arzt könnte nun meinen, dass die Anzahl der Coronavirus-Infektionen in der Population exponentiell zugenommen hat. Aber das ist natürlich ein Fehlschluss, denn der Arzt findet ja nur deswegen jeden Tag exponentiell mehr Coronavirus-Infektionen, weil er von Tag zu Tag die Anzahl der Tests exponentiell erhöht hat. **So ist es auch weltweit mit dem Coronatest!**

Man kann sich dieses Problem nun in Bezug auf die berichtete Anzahl an täglichen Neuinfektionen ansehen. Da in Deutschland nur bedingt die Zahlen der durchgeführten Tests pro Woche existieren, wollen wir uns zunächst das Beispiel Italien ansehen, dort veröffentlicht das Gesundheitsministerium täglich die offizielle Testanzahl. Die Anzahl der Tests wurde kontinuierlich erhöht. Relativ parallel dazu steigt die Anzahl der berichteten Neuinfektionen bis zum 22. März. Damit geht in der Tat, wie im Beispiel oben, ein größerer Teil des anfänglichen Anstiegs auf die von Woche zu Woche erhöhte Testanzahl zurück. Ab dann steigt die Testanzahl weiter, während die Anzahl der Neuinfektionen zunächst gleich bleibt und schließlich abnimmt.

Obwohl man also zunehmend mehr testet und damit rein testbedingt immer mehr Neuinfektionen findet, bleibt die Anzahl der gefundenen Neuinfektionen trotzdem gleich und nimmt dann sogar ab. Damit verbirgt die Erhöhung der Testanzahl, dass in Wahrheit die Neuinfektionen früher und stärker zurückgehen, als es laut den Medienberichteten der Fall ist.

Es gibt nun eine relativ einfache statistische Methode, um dem wahren Verlauf der Neuinfektionen zu bestimmen:

Man muss einfach die Anzahl der mit einer bestimmten Testanzahl gefundenen Neuinfektionen durch die Testanzahl teilen. Dann sieht man, dass die Neuinfektionen sogar sinken anstatt wie überall berichtet steigen.

Das was weltweit durch die WHO passiert ist also eine klare Fälschung der Statistik.

Was in den allgemeinen Statistiken auch nicht berücksichtigt wird, das ist die gewachsene Bevölkerungszahl in Deutschland und die angestiegene Zahl der älteren Personen.

Ab 19. März, vor dem Shutdown, war schon der Gipfel überwunden und die Coronainfektion sank ab. So wie jedes Jahr die Grippe um diese Jahreszeit sinkt wenn es wärmer wird und die Sonne heraus kommt.

Dann zeigt sich folgendes Bild für den wochenweisen Anstieg der Neuinfektionen in den Kalenderwochen 10-15 in Deutschland. Die Y-Achse entspricht wieder einem Wachstumsfaktor, das Datum entspricht hier dem Meldedatum:

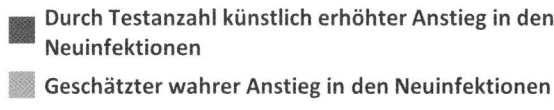

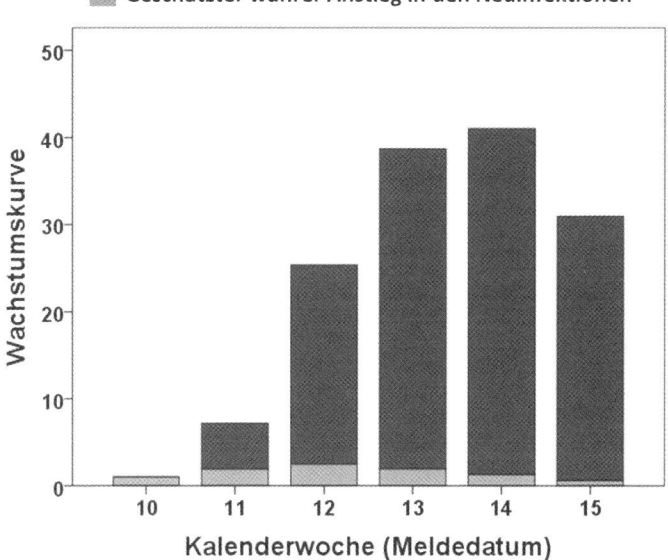

Kalenderwoche (Meldedatum)

2020 gab es sogar noch weniger Grippetote als in den Jahren in derselben Zeitspanne davor:

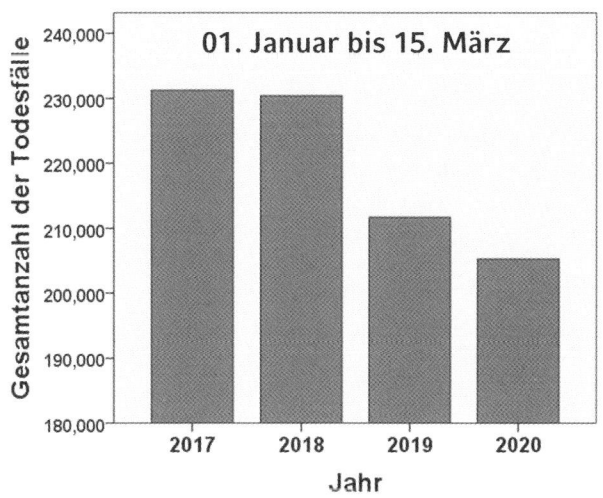

Laut Studien liegen zwischen der Ausbildung von ersten Krankheitssymptomen und dem Todeszeitpunkt 18 Tage. Wenn man annimmt, dass ein Test erst 7-8 Tage nach der Symptomausbildung durchgeführt wird, sollte damit die Kurve der Todesfälle der Kurve der Neuinfektionen um etwa 10-11 Tage hinterherhinken. In Italien zeigt sich da ein sehr seltsames Muster: Dort steigt die Anzahl der Neuinfektionen und Todesfälle praktisch fast Hand in Hand, was biologisch unmöglich ist. Die einzige vernünftige Erklärung für das Fehlen einer zeitlichen Verzögerung zwischen Neuinfektionen und Todesfällen in Italien könnte sein, dass in Italien viele der Verstorbenen erst kurz vor bzw. nach dem Tod auf das Coronavirus getestet wurden, was in der Tat wahrscheinlich ist, da laut Medienberichten in Italien – anders als in Deutschland – auch viele Verstorbene im Nachhinein auf das Coronavirus getestet werden. Das bedeutet, die verstorbenen Personen haben sich das Coronavirus erst kurz vor dem Tod eingefangen und sind in Wirklichkeit gar nicht daran verstorben. Dies haben jetzt auch deutsche Ärzte festgestellt. Die angeblichen Coronatoten sind an etwas ganz anderem verstorben, aber nicht an dem Virus.

Professor Püschel aus Hamburg, Leiter des Institutes für Rechtsmedizin Universität Hamburg kritisierte auch die Zählweise der Coronatoten. An Anfang seiner Obduktionen sagte er aus: Es sei bisher kein einziger nicht vorerkrankter Mensch an dem Virus verstorben. „Alle, die wir bisher untersucht haben, hatten Krebs, eine chronische Lungenerkrankung, waren starke Raucher oder schwer fettleibig, litten an Diabetes oder hatten eine Herz-Kreislauf-Erkrankung." Da sei das Virus sozusagen der letzte Tropfen gewesen, der das Fass zum Überlaufen brachte.

Quelle: https://www.swr.de/swr1/bw/swr1leute/klaus-pueschel-102.html

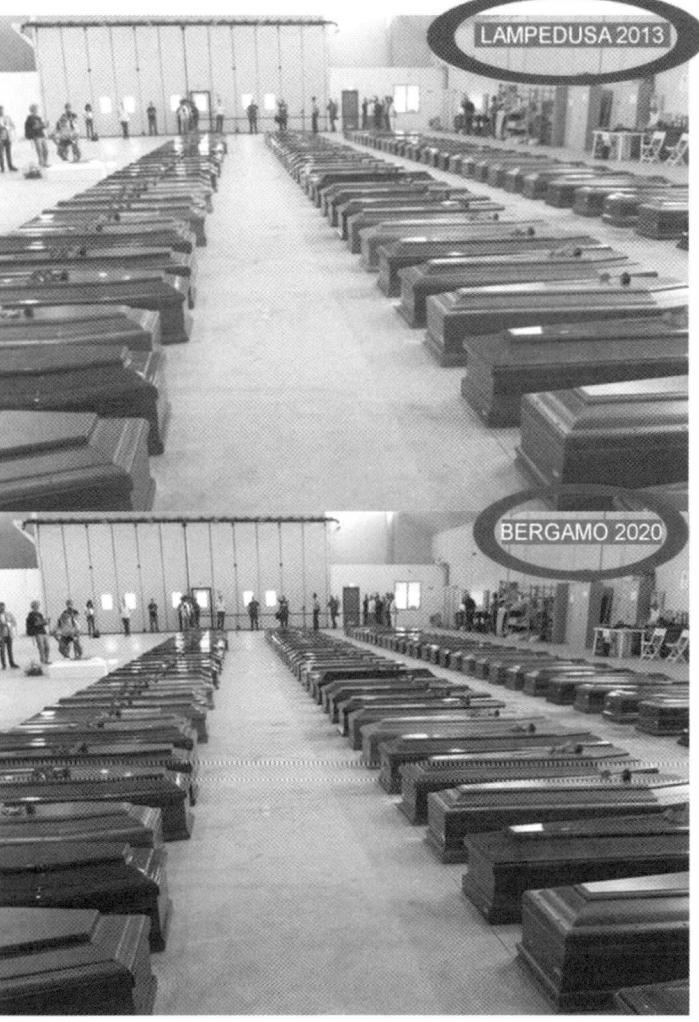

STESSO LUOGO STESSE BARE
QUALCOSA NON QUADRA

LAMPEDUSA 2013

BERGAMO 2020

Das berühmte Bild aus Italien was im März alle in Angst und Schrecken versetzt hat gab es schon Jahre zuvor.

Quelle: Social Media

Gerade sind zwei Schüler, Massimo Baroni und Lothar Gün-tert aus Italien hier. Massimo kommt sogar direkt aus dem betroffenen Gebiet. Er hat den ganzen Corona Hype dort mitgemacht und live erlebt.

Sie sagen in Lombardien / Bergamo wurde das letzte Jahr eine Studie gemacht und sogar ein Buch geschrieben über Feinstaubbelastungen. Diese Region sei der am meist ver-giftete Bezirk in ganz Italien und kommt direkt nach China. Die Luft ist extrem belastet mit giftigem Feinstaub. Ärzte warnen schon seit Jahren und haben festgestellt, dass die Menschen dort chronische Entzündungsherde in der Lunge haben durch den Staub. Die Menschen leiden schon Jahre an chronischen Lungen- und Atemproblemen. Das alles hät-te mit Corona nichts zu tun. Dann wäre eine groß angelegte Impfaktion im Herbst 2019 und Frühjahr 2020 in dieser Ge-gend gewesen mit über 300.000 geimpften Menschen gegen Grippe, Meningitis und allen möglichen anderen Krankheiten. Danach wären viele Menschen noch mehr krank geworden. Nun kam die Corona Grippe und wie jedes Jahr sind dort die Krankenhäuser überlastet. Das sei dort normal. Aus Panik wären die Menschen mit Atemnot beatmet worden, was für die mit Feinstaub belasteten Lungen total kontraindiziert war und viele an der Beatmung starben, nicht am Virus. Auch gab es während des Lockdowns Bestattungsverbot, deswe-gen hätten sie die Toten im wahrsten Sinne des Wortes ge-stapelt.

Quelle: https://youtu.be/JuT_QzgPNsM

Wir haben kein gefährliches Virus,
wir haben eine gefährliche Regierung.
Reiner Füllmich
Anwalt

Quelle: https://dlive.tv/ovalmedia

Presseberichte

So sind beispielsweise im März 2018 ähnliche Berichte in den Medien erschienen. In der Zeitung Die Welt hieß es beispielsweise in einem Artikel vom 1. März 2018 über ein Krankenhaus, sowohl in der Notaufnahme als auch auf den Stationen lägen Patienten auf den Fluren. Mehrere erhielten Sauerstoff, um besser atmen zu können. Betroffen seien insbesondere Menschen ab 60 Jahren mit Vorerkrankungen. Durch die vielen Grippekranken hätten geplante Operationen verschoben werden müssen.

Aus dem Jahr 2015:

Grippewelle: Am Rande der Erschöpfung!

Die Influenza wütet in diesem Jahr besonders heftig. Zahlreiche Notaufnahmen sind überlaufen. Dienst nach Vorschrift können sich die Ärzte und Pfleger im Frankfurter Nordwestkrankenhaus nicht mehr leisten.

Quelle: https://www.faz.net/aktuell/gesellschaft/gesundheit/notaufnahmen-sind-wegen-grippewelle-ueberlaufen-13454864.html

Grippewelle: Krankenhäuser überlastet!

Quelle: https://www.pharmazeutische-zeitung.de/2015-02/grippewelle-krankenhaeuser-ueberlastet/

Aus dem Jahr 2017:

Grippewelle sorgt für überlastete Kliniken!

München/Nürnberg – Nachdem die Grippewelle in Frankreich bereits für eine Überlastung der Krankenhäuser und zu verschobenen Operationen geführt hat, scheint die Grippewelle nun auch die ersten Kliniken in Deutschland zu treffen. Bereits gestern hatte das Städtische Krankenhaus in Görlitz Patienten vorerst abweisen müssen. Nun klagen die Notaufnahmen mehrer Kliniken in Nürnberg und München über Überlastung.

Quelle: https://www.aerzteblatt.de/nachrichten/72938/Grippewelle-sorgt-fuer-ueberlastete-Kliniken

Kliniken schließen wegen Überlastung ihre Notaufnahmen!

Quelle: https://www.welt.de/regionales/bayern/article161869919/Kliniken-schliessen-wegen-Ueberlastung-ihre-Notaufnahmen.html

Grippepatienten landen auf der Intensivstation!

Die Grippewelle hat auch das Land und die Region Stuttgart erfasst. Häufig ist der Krankheitsverlauf schwerwiegend. Insbesondere ältere Menschen müssen wegen einer Influenza sogar auf der Intensivstation versorgt werden. Dort gerät man immer wieder an die Kapazitätsgrenze.

Quelle: https://www.stuttgarter-nachrichten.de/inhalt.influenza-grippepatienten-landen-auf-der-intensivstation.f3575639-eafd-4462-9ad1-aea973b30d7d.html

Aus dem Jahr 2018:

Intensivstationen meldeten: Nichts geht mehr!

Quelle: https://www.ruhrnachrichten.de/dortmund/intensivstationen-meldeten-nichts-geht-mehr-1269870.html

Grippe überfordert Krankenhäuser, Influenza-Patienten liegen auf den Fluren!

Quelle: https://www.wunderweib.de/grippe-ueberfordert-krankenhaeuser-influenza-patienten-liegen-auf-den-fluren-102760.html

Grippewelle - Krankenhäuser stoßen an Kapazitätsgrenzen. Viele Pflegekräfte krank - Intensivbetten gefragt!

Quelle: https://www.klinikum-bad-hersfeld.de/upload/files/aktuelles/aktuelles2018/Grippewelle_hz15.3.18.pdf

Grippewelle trifft USA härter als Europa!

In Kalifornien werden Patienten in Zelten isoliert, weil dort aggressive Influenzaviren kursieren. Ob Europa Ähnliches bevorsteht, ist offen.

Quelle: https://www.tagesspiegel.de/wissen/saisonale-influenza-grippewelle-trifft-usa-haerter-als-europa/20912844.html

In Bezug auf die TV Bilder aus Italien und New York ist es aber wichtig, sich einen weiteren oft übersehenen Aspekt bewusst zu machen: Sowohl in Italien als auch in New York lag der prozentuale Anteil an positiven Coronavirus-Diagnosen selbst in der Hochphase nur bei in etwa 20 (Italien) bis 40 (New York) Prozent. Die Personen, die ein negatives Coronavirus-Testergebnis erhalten haben, waren deswegen aber nicht gesund, sondern haben an anderen Krankheitserregern gelitten.

Bilder von überfüllten Intensivstationen oder von vielen Särgen von Verstorbenen können daher womöglich irreführend sein, denn es geht ein größerer Teil davon gar nicht auf das Coronavirus zurück. Dies bestätigen tatsächlich Daten aus den USA vom National Center of Health Statistics (Stand 23.4.). Von den bis einschließlich 18. April laut Diagnose 8.072 Coronavirus-Todesfällen in New York City sind nur 2.911 (36%) an einer Lungenentzündung verstorben. Selbst wenn man die durch das Grippevirus bedingten Lungenentzündungstodesfälle nicht mitzählt, sind im selben Zeitraum aber in New York insgesamt 4.722 Personen an einer Lungenentzündung verstorben. Demnach geht in New York ein relativ großer Teil der Todesfälle durch Lungenentzündung gar nicht auf das Coronavirus zurück.

Somit ist das Covid19 Virus kein Pandemie Virus und es gibt keinen Grund drastische Maßnahmen damit zu begründen um ein angeblich rasantes Ansteigen der Anzahl der Neuinfektionen zu verhindern. Nach der genaueren methodischen Betrachtung dieser Zahlen wird sehr klar, dass **keine** der ergriffenen Maßnahmen wirklich wissenschaftlich begründet werden kann.

Es erscheint als eine der höchsten Pflichten eines jeden Wissenschaftlers, diese Punkte endlich in der Öffentlichkeit richtig zu stellen, um Menschen ihre wahrscheinlich unnötigen großen Ängste zu nehmen und die extremen negativen Nebenwirkungen der wahrscheinlich unnötigerweise ergriffenen drastischen Eingriffe in unsere Grundrechte zu beseitigen.

Quellen:
- NPGEO Corona Hub 2020 (Robert Koch-Institut)
- Robert Koch-Institut: Erfassung der SARS-CoV-2-Testzahlen in Deutschland (Update vom 15.4.2020).
- Daten zu den USA (National Center of Health Statistics)

Eine absolute Macht
führt immer zu Machtmissbrauch,
weil sie Gott-Komplexe erzeugt.

Florian Homm
Hedgefonds-Manager und Investmenbanker
Quelle: https://t.me/KenFM

Altenheime

2009 kannte man schon den Coronavirus, hier eine Statistik aus dem Aushang im Seniorenheim:

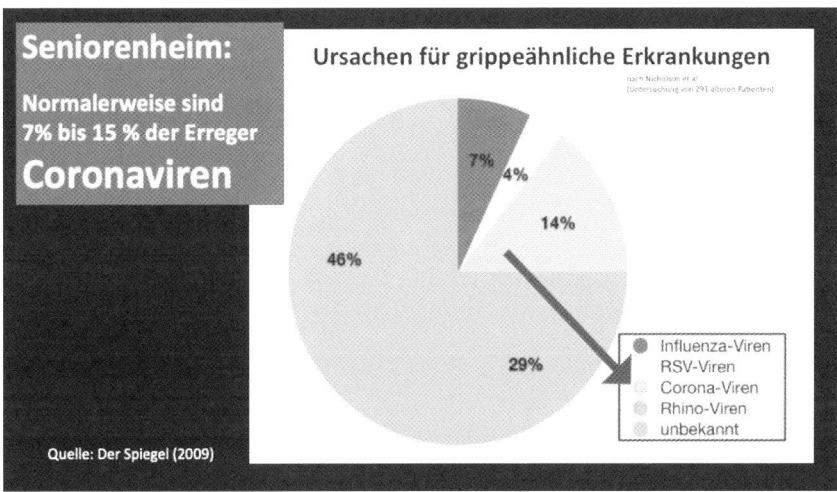

Meine Großmutter ist 100 Jahre alt geworden!

Die letzten 6 Jahre ihres Lebens verbrachte sie topfit und geistig rege im Seniorenheim.

Sie erhielt dort 24 Tabletten am Tag, 4 gegen Herzbeschwerden, dann Schmerzmittel, Beruhigungsmittel Schlafmittel, gegen dicke Beine, für die Verdauung, für den Magen, usw.

Sie nahm keine einzige davon! Niemals!

Der Arzt bestätigte ihr immer den perfekten Blutdruck und eine altersgerechte sehr gute Gesundheit.

Heimlich versteckte sie die Tabletten in Taschentücher eingewickelt in ihrem Brillenetui, Pantoffeln, Geldbörse und schmuggelte sie aus dem Heim heraus oder gab sie uns mit. Der Druck des Pflegepersonal und der Ärzte dort war zu groß, sie hatte Angst sie werde aus dem Heim heraus geworfen wenn sie nicht tut was man ihr sagt.

Die Ärzte hätten ja die Verpflichtung sich um sie zu kümmern und wenn etwas mit ihr passiert und sie keine Pillen verschrieben bekam, somit die Schwestern ihre Gesundheit vernachlässigten, hatten diese wiederum Angst vor rechtlichen Konsequenzen. Ein Teufelskreis.

Gesundheitsvorsorge geht heutzutage nur noch über Pillen, anstatt durch natürliche Hausmittel!

Naturheilmittel oder etwas um die Selbstheilungskräfte zu stärken, z. B. durch Spaziergänge, Wickel, Wärmflasche, gesunde Nahrung gibt es nicht mehr. Wir mussten übrigens unsere Großmutter immer zusätzlich versorgen, denn notwendige frische Lebensmittel und Vitamine gibt es nicht auf Rezept.

Kurz um, die „Oldies" im Seniorenheim waren sehr oft krank, nur meine Großmutter nicht. Die schlimmsten Epidemien im Heim wo alle in Quarantäne mussten überstand sie ohne Symptome. Ja es gab schon Grippe Quarantänen 2019! Wurde es dann doch mal kritisch, nahm sie MMS in einer Flasche Wasser und war schnell wieder fit. Auf MMS gehe ich weiter hinten im Buch noch ein.

Meine Großmutter konnte nach einer Weile genau sagen welche Flurnachbarin welche Tabletten nimmt.

Hier einige Zitate:

* Tanja guck die Frau an, mit der kann ich mich heute nicht unterhalten, sie hat gestern eine Schlaftablette bekommen und ist noch weg getreten.
* Dann guck die Dame an, sie hat heute früh nicht den Aufzugknopf gefunden, sie erhält wieder diese Ödempillen. Die bewirken das im Kopf.
* Diese rennt heute apathisch den Gang entlang, sie erhält wieder Psychopharmaka.

Im letzten Lebensjahr wo sie altersbedingt immer schwächer wurde und neue Schwestern sie mit den Tabletten am Tisch voll stopfen wollten, wehrte sie sich mit Händen und Füßen, manchmal ohne Erfolg. Obwohl wir den Schwestern und auch dem Arzt sagten, wenn unsere Großmutter keine Tabletten möchte, dann braucht sie auch keine nehmen!

Ab 99 drängelten wir sogar auf das Absetzen der Tabletten weil sie diese nicht mehr heimlich wegwerfen konnte, aber es war ein Problem mit dem ständig wechselnden Personal und den neuen Schwestern direkt von der Schule. Sie wurde am Tisch richtig bespitzelt, meinte sie.

Das Pflegepersonal musste ja irgendetwas für unsere Oma tun und das geht eben heutzutage nur über Pillen austeilen und impfen. Lieber eine zuviel als eine zuwenig! Alles nur zur rechtlichen Absicherung.

So ein Zitat was mich wirklich betroffen machte:

* Tanja ich habe heute wirklich gekämpft damit ich mein bisschen Verstand noch habe, wenn ihr mich besuchen

kommt. Ich habe die Pille hier am Gaumen versteckt, dann nichts weiter gegessen und sie im Zimmer schnell ausgespuckt. Jetzt habe ich Hunger, lasst uns was Essen gehen.

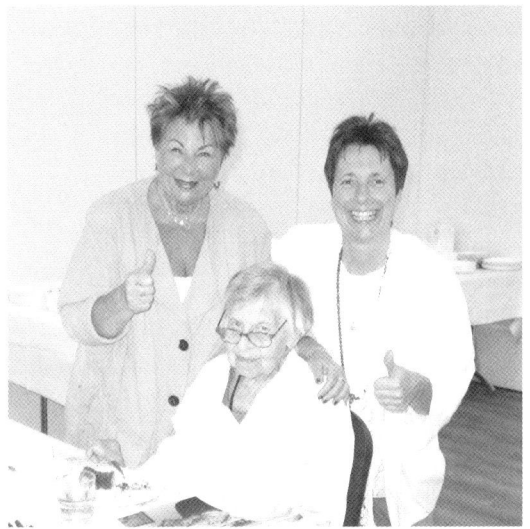

Foto mit 100 Jahren!

Es war wirklich so. Hatte sie dann doch auf Drängen mal eine Pille genommen, dann war sie nicht mehr „unsere liebevolle Oma". Ihr Charakter und Wesen änderte sich dann bis die Wirkung der Pille nachließ. Meine Großmutter merkte, dass sie dann nicht mehr sie selbst war und versuchte mit allen Mitteln dies zu verhindern. Was sie auf keinen Fall überlebt hätte, das wäre die Coronaisolation und das eingesperrt sein im Heim gewesen. Das schlimmste was man alten Menschen antun kann ist sie einzusperren und noch mehr zu isolieren. Tägliche Spaziergänge, Bewegung und soziale Kontakte sind für alte Menschen das wichtigste überhaupt! Sozialkontakte stärken das Immunsystem! Das man den Oldies verbietet nach draußen zu gehen und Besuch zu empfangen ist schlimmer als in einem Gefängnis.

Wir hätten meine Großmutter dort herausgeholt und keine Sekunde mehr in dem Heim gelassen.

Meine Großmutter habe ich einmal gefragt, als sie über den Krieg und das 3. Reich erzählte - sie hat damals viel mitgemacht und war mit zwei kleinen Kindern (eins davon meine Mutter) auf einer sehr gefährlichen Flucht und sah viele verhungerte Menschen tot am Wegesrand liegen. Ich fragte Sie, warum haben das damals so viele Menschen mit Hitler überhaupt mitgemacht. Sie erklärte mir, Tanja die Menschen dieser 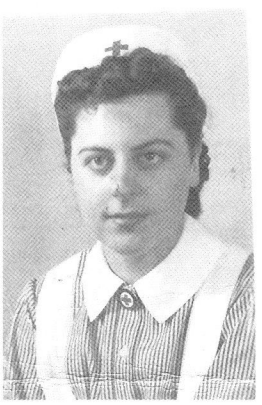 Zeit wussten das nicht besser. Es gab nur eine Zeitung und ein Radiosender indem uns berichtet wurde, es gab sonst keine Informationen. Von den Juden und das diese umgebracht wurden, davon wurde nicht berichtet, das wurde alles verschwiegen und geheim gehalten. Alles wurde uns nur schön geredet. Es war eine gefährliche Propaganda überall.

Meine Großmutter ist seitdem nie wieder auf die Nachrichten herein gefallen und hat uns Kinder früh gelehrt nicht alles zu glauben was im Fernsehen kommt und alles gut zu hinterfragen. Sie hätte das jetzt hier als das 4. Reich bezeichnet, als 3. Weltkrieg und die WHO und deren Hintermänner mit den Nazis gleichgestellt.

Auch heute werden noch genau wie damals Menschen durch Gifte umgebracht und niemand dafür zur Rechenschaft gezogen und die Propaganda redet alles schön. Es geht auch wieder um die Rasse, diesmal nicht um Blond und Blauäugig, diesmal um irgendwelche Merkmale in der DNA.

Am Anfang des Buches erwähnte ich Jesus der am Kreuz starb, haben wir es heute besser? Wie kam es zur Kreuzigung, worum ging es da? Um Macht und Herrschaft. Im Mittelalter wurden die Kräuterkundler und Heiler als „Hexen" verbrannt. Wenn heute die Ärzte etwas gegen das System sagen verlieren sie ihre Approbation. Es ist immer das gleiche Spiel und jeder muss sich entscheiden wie im Film „Matrix" nimmt er die Kapsel (Weg) für Wahrheit, Bewusstsein, Freiheit und Menschlichkeit oder nimmt er die Kapsel (Weg) für Geld, Macht, Manipulation und Unterdrückung.

Wir leben in der Dualität und so lange wir darin handeln müssen wir uns bewusst entscheiden, jeden Tag, jedes mal neu. Es ist eine Prüfung! Jeder prüft sich selbst auf die menschlichen Werte.

Unsere Väter und Mütter, unsere Alten haben es nicht verdient jetzt wie im Gefängnis eingesperrt zu sein.

Das war an Weihnachten 2020, eigentlich ist das Buch hier schon lange druckfertig, aber immer wieder muss noch ein Kapitel dazu, es passiert so viel. Eine 93 Freundin meiner dort 2019 verstorbenen Großmutter ist wie viele andere auch in Quarantäne. Sie hat keine Symptome, ihr geht es gut, nur der letzte Test war positiv. Wöchentlich werden ihnen im Altenheim PCR Tests aufgezwungen, es ist doch klar, dass irgendwann ein falsch – positiver Test dabei ist bei der hohen Fehlerquote. Eingesperrt sein ist wohl das schlimmste für einen alten Menschen, dann noch ohne Grund und dann die Isolation von den Mitmenschen. Alte brauchen noch mehr tägliche Bewegung als junge Menschen und auch täglich frische Luft für ihr Immunsystem. Das steht in jedem Schwesternlehrbuch.

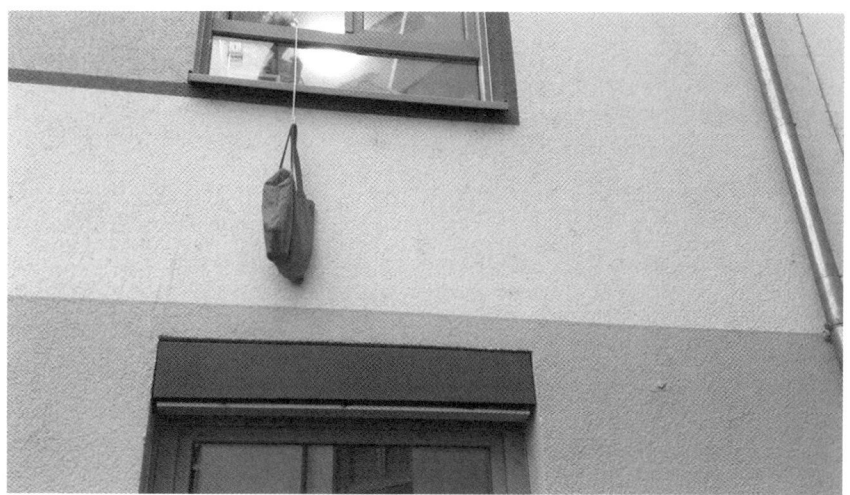

Wir schickten ihr ein Weihnachtsgeschenk per „Rapunzel" aufs Zimmer, sie freute sich sehr über die kleine Ablenkung in ihren spartanischen 4 Wänden. Die Frau möchte nicht mehr leben rief sie mir zu, es wäre schlimm. Sie vermisst das Kartenspielen mit ihren Freundinnen. Sie hat keinen Fernseher und niemand darf ihr Zimmer betreten und das an Weihnachten.

Wo sind unsere Kirchenvertreter? Selbst Jesus ist zu den Leprakranken gegangen. Wer kann das Wort Jesu predigen und die Alten und Kranken im Stich lassen?

Ein Gefängnis ist nichts dagegen meint die 93jährige. Sie hat sich im Leben nie impfen lassen, nie eine Pille geschluckt und ist kerngesund. Jetzt sollen sie dazu gezwungen werden und heute erfahre ich, dass sie dem Druck der Pflegeleitung nachgeben wird. Wo soll sie mit 93 denn sonst hin?

Selbst wenn es die schlimmste Pandemie aller Zeiten wäre, das ist kein Grund diese Menschen in Isolation zu halten zumal die positiv getesteten Schwestern ganz normal zu Arbeit gehen und abends nach Hause gehen dürfen. Ja tatsächlich ich kenne Altenheime wo die positiv getesteten Schwestern ganz normal zur Arbeit gehen, nur zu Hause dürfen sie nicht weiter raus. Allerdings wenn sie einen Partner haben, mit dem zusammen schlafen, der darf raus- und rein. Das ist doch keine Quarantäne?

Wie bitte? Ja Sie haben richtig gehört! Man ist schwer krank, trägt einen gefährlichen Virus mit sich herum und man geht zur Arbeit und betreut alte Menschen der Risikogruppe. Da sieht man doch die Sinnlosigkeit dieser Maßnahmen und das es diesen schlimmen Virus gar nicht gibt.

„Bewusstsein" bedeute früher übrigens „Gewissen"!
Das Gewissen eines Jeden ist jetzt gefragt um diese Situation zu ändern.

Altenheimregeln
Ich bekomme regelmäßig Besuch vom Arzt,
den die Heimleitung schickt,
denn die Heimleitung lebt von mir.
Der Arzt schreibt mir ein Rezept aus für Pillen,
er muss ja auch von etwas leben.
Dann kommt der Apotheker und bringt die Pillen,
er muss ja auch leben.
Dann werfe ich die Pillen in den Mülleimer,
denn ich muss ja auch leben.

Herdenimmunität

?

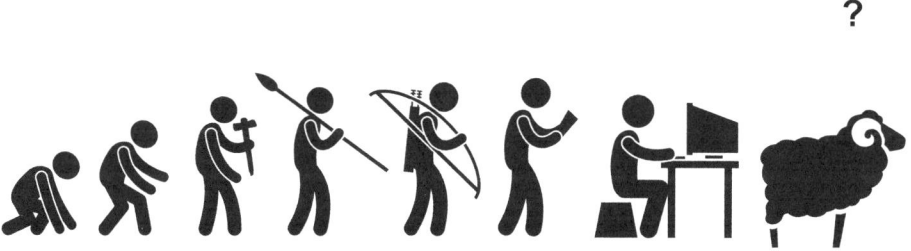

Eine Herdenimmunität existiert nicht, sie ist nur eine These. Sie funktioniert nicht bei Kenntnis der Biologie und auch nicht durch Impfungen.

Immunität erreicht man natürlich durch ein gesundes Immunsystem, des weiteren durch Durchmachen einer Krankheit. Manche Krankheiten braucht man nur 1x im Leben bekommen und dann ist man sein Leben lang geschützt. Das nennt man sterile Immunität, diese kann auch durch manche Impfstoffe erreicht werden behauptet die WHO, bewiesen ist dies allerdings noch nicht.

Die schützende Immunität erreicht man durch den Kontakt mit erkrankten Menschen und dadurch Training des eigenen Immunsystems. Diese wird auch versucht durch die Impfungen herzustellen, wie z. B. die Grippeimpfung. Die bis jetzt noch nicht funktioniert hat, weil sich die Viren zu schnell verändern. Eine Schülerin aus Schweden erzählte mir, wenn ein Kind dort erkrankt ist, ruft die Mutter die anderen Mütter an und sie kommen mit ihren Kindern vorbei damit diese dem Erreger ausgesetzt sind und ihr Immunsystem so sanft trainieren können und die Kinder diese Krankheit in Zukunft nicht mehr bekommen.

Definition der WHO 2009: Eine Herdenimmunität ist der indirekte Schutz vor einer Infektionskrankheit, der eintritt, wenn eine Population entweder durch eine Impfung oder eine durch eine frühere Infektion entwickelte Immunität immun ist.

Quelle: https://web.archive.org/web/20201101161006/https://www.who.int/news-room/q-a-detail/coronavirus-disease-covid-19-serology

Änderung der Definition von Herdenimmunität 2020!

Definition der WHO 2020: Die Herdenimmunität wird erreicht, indem Menschen vor einem Virus geschützt werden, nicht indem sie sie diesem Virus aussetzen.

Quelle: https://www.who.int/news-room/q-a-detail/coronavirus-disease-covid-19-serology

Die WHO hat am 13. November 2020 ihre Definition der Herdenimmunität dahingehend geändert, dass diese nur noch über eine Impfung und nicht mehr vermittels einer durchgemachte Infektion erreicht werden kann. Dabei sind 99% aller Menschen immun gegen Viren weil sie einem natürlichen Erreger ausgesetzt waren.

Die Folge: Durch diese Änderung der Definition, der keinerlei Evidenz zur Grunde liegt, wäre es ausgeschlossen, sich durch eine angeblich vorherige Infektion mit SARS-CoV-2, der Impfung zu entziehen. Da sieht man doch die Korruption in der WHO, heimlich werden Definitionen und Richtlinien geändert, wie 2009 auch.

Globaler Fehlalarm?

Ein Mitarbeiter des Bundesinnenministeriums (BMI) hat eine Analyse zum Umgang der Bundesregierung mit dem neuartigen Corona-Virus erstellt: Die Thesen des Papiers, das am Wochenende auf dem rechtskonservativen Blog "Tichys Einblick" veröffentlicht und im Social Media verbreitet wurde, widersprechen der Haltung des Ministeriums diametral.

An einen großen Verteiler habe sich der Mann gewandt, weil – wie er schreibt – "alle Möglichkeiten vorgelagerter Intervention seien vom Absender ausgeschöpft worden." **"Es sei "Gefahr in Verzug!** Durch vermeintliche Schutzmaßnahmen entstehen im Moment jeden Tag weitere schwere Schäden, materielle und gesundheitliche bis hin zu einer großen Zahl von vermeidbaren Todesfällen."

Ein "globaler Fehlalarm" sei im Gange, der Schaden durch die getroffenen Maßnahmen deutlich größer, als der, den das Virus alleine hätte verursachen können. Die Gefahr des Coronavirus sei "nicht größer als die vieler anderer Viren". Gegen Ende seiner über 80 Seiten großen Arbeit äußert der Ministeriumsmitarbeiter die Sorge: "Der Staat hat sich in der Coronakrise als einer der größten Fake-News-Produzenten erwiesen.

**"Bundesinnenministerium, 7. Mai 2020
KM 4 – 51000/29#2 KM4 Analyse des Krisenmanagements (Kurzfassung)**

Vorbemerkung: Aufgabe und Ziel von Krisenstäben und jeglichem Krisenmanagement ist es, besondere Gefahren zu erkennen und sie so lange zu bekämpfen, bis der Normalzustand wieder erreicht ist. Ein Normalzustand kann also keine Krise sein.

Zusammenfassung der Analyseergebnisse:

1. Das Krisenmanagement hat in der Vergangenheit (leider wider besseren institutionellen Wissens) keine adäquaten Instrumente zur Gefahrenanalyse und –Bewertung aufgebaut. Die Lageberichte, in denen alle entscheidungsrelevanten Informationen zusammengefasst werden müssten, behandeln in der laufenden Krise bis heute nur einen kleinen Ausschnitt des drohenden Gefahrenspektrums. Auf der Basis unvollständiger und ungeeigneter Informationen in den Lagebildern ist eine Gefahreneinschätzung grundsätzlich nicht möglich. Ohne korrekt erhobene Gefahreneinschätzung kann es keine angemessene und wirksame Maßnahmenplanung geben. Das methodische Defizit wirkt sich bei jeder Transformation auf eine höhere Ebene aus; die Politik hatte bisher eine stark reduzierte Chance, die sachlich richtigen Entscheidungen zu treffen.

2. Die beobachtbaren Wirkungen und Auswirkungen von COVID-19 lassen keine ausreichende Evidenz dafür erkennen, dass es sich – bezogen auf die gesundheitlichen Auswirkungen auf die Gesamtgesellschaft – um mehr als um einen Fehlalarm handelt. Durch den neuen Virus bestand vermutlich zu keinem Zeitpunkt eine über das Normalmaß hinausgehende Gefahr für die Bevölkerung (Vergleichsgröße ist das übliche Sterbegeschehen in DEU). Es sterben an Corona im Wesentlichen die Menschen, die statistisch dieses Jahr sterben, weil sie am Ende ihres Lebens angekommen sind und ihr geschwächter Körper sich beliebiger zufälliger Alltagsbelastungen nicht mehr erwehren kann (darunter der etwa 150 derzeit im Umlauf befindlichen Viren). Die Gefährlichkeit von Covid-19 wurde überschätzt. (innerhalb ei-

134

nes Vierteljahres weltweit nicht mehr als 250.000 Todesfälle mit Covid-19, gegenüber 1,5 Mio. Toten während der Influenzawelle 2017/18). Die Gefahr ist offenkundig nicht größer als die vieler anderer Viren. Wir haben es aller Voraussicht nach mit einem über längere Zeit unerkannt gebliebenen globalen Fehlalarm zu tun. – Dieses Analyseergebnis ist von KM 4 auf wissenschaftliche Plausibilität überprüft worden und widerspricht im Wesentlichen nicht den vom RKI vorgelegten Daten und Risikobewertungen.

3. Dass der mutmaßliche Fehlalarm über Wochen unentdeckt blieb, hat einen wesentlichen Grund darin, dass die geltenden Rahmenvorgaben zum Handeln des Krisenstabs und des Krisenmanagement in einer Pandemie keine geeigneten Detektionsinstrumente enthalten, die automatisch einen Alarm auslösen und den sofortigen Abbruch von Maßnahmen einleiten würden, sobald sich entweder eine Pandemiewarnung als Fehlalarm herausstellte oder abzusehen ist, dass die Kollateralschäden – und darunter insbesondere die Menschenleben vernichtenden Anteile – größer zu werden drohen, als das gesundheitliche und insbesondere das tödliche Potential der betrachteten Erkrankung ausmacht.

4. Der Kollateralschaden ist inzwischen höher als der erkennbare Nutzen. Dieser Feststellung liegt keine Gegenüberstellung von materiellen Schäden mit Personenschäden (Menschenleben) zu Grunde! Alleine ein Vergleich von bisherigen Todesfällen durch den Virus mit Todesfällen durch die staatlich verfügten Schutzmaßnahmen (beides ohne sichere Datenbasis) belegen den Befund. Eine von Wissenschaftlern auf Plausibilität überprüfte überblicksartige Zusammenstellung gesundheitlichen Kollateralschäden (incl. Todesfälle) ist unten angefügt.

5. Der (völlig zweckfreie) Kollateralschaden der Coronakrise ist zwischenzeitlich gigantisch. Ein großer Teil dieses Schadens wird sich sogar erst in der näheren und ferneren Zukunft manifestieren. Dies kann nicht mehr verhindert, sondern nur noch begrenzt werden.

6. Kritische Infrastrukturen sind die überlebensnotwendigen Lebensadern moderner Gesellschaften. Bei den Kritischen Infrastrukturen ist in Folge der Schutzmaßnahmen die aktuelle Versorgungssicherheit nicht mehr wie gewohnt gegeben (bisher graduelle Reduktion der prinzipiellen Versorgungssicherheit, die sich z. B. in kommenden Belastungssituationen niederschlagen kann). Die Resilienz des hochkomplexen und stark interdependenten Gesamtsystems Kritischer Infrastrukturen ist gesunken. Unsere Gesellschaft lebt ab sofort mit einer gestiegenen Verletzlichkeit und höheren Ausfallrisiken von lebenswichtigen Infrastrukturen. Das kann fatale Folgen haben, falls auf dem inzwischen reduzierten Resilienzniveau von KRITIS eine wirklich gefährliche Pandemie oder eine andere Bedrohung eintreten würde.   UN-Generalsekretär António Guterres sprach vor vier Wochen ein grundlegendes Risiko an. Guterres sagte (laut einem Tagesschaubericht vom 10.4.2020): „Die Schwächen und mangelhafte Vorbereitung, die durch diese Pandemie offen gelegt wurden, geben Einblicke darin, wie ein bioterroristischer Angriff aussehen könnte - und [diese Schwächen] erhöhen möglicherweise das Risiko dafür." Nach unseren Analysen ist ein gravierender Mangel in DEU das Fehlen einer adäquaten Gefahrenanalyse und eines Bewertungssystem in Krisensituationen (s.o.).

7. Die staatlich angeordneten Schutzmaßnahmen, sowie die vielfältigen gesellschaftlichen Aktivitäten und Initiativen, die als ursprüngliche Schutzmaßnahmen den Kollateralschaden bewirken, aber inzwischen jeden Sinn verloren haben, sind

größtenteils immer noch in Kraft. Es wird dringend empfohlen, sie kurzfristig vollständig aufzuheben, um Schaden von der Bevölkerung abzuwenden – insbesondere unnötige zusätzliche Todesfälle – und um die möglicherweise prekär werdende Lage bei den kritischen Infrastrukturen zu stabilisieren.

8. Die Defizite und Fehlleistungen im Krisenmanagement haben in der Konsequenz zu einer Vermittlung von nicht stichhaltigen Informationen geführt und damit eine Desinformation der Bevölkerung ausgelöst. (Ein Vorwurf könnte lauten: Der Staat hat sich in der Coronakrise als einer der größten Fake-News-Produzenten erwiesen.)

Aus diesen Erkenntnissen ergibt sich:

a) Die Verhältnismäßigkeit von Eingriffen in Rechte von z.B. Bürgern ist derzeit nicht gegeben, da staatlicherseits keine angemessene Abwägung mit den Folgen durchgeführt wurde. Das BVerfG fordert eine angemessene Abwägung von Maßnahmen mit negativen Folgen (PSPP Urteil vom 5. Mai 2020).

b) Die Lageberichte des Krisenstabs BMI-BMG und die Lagemitteilungen des Bundes an die Länder müssen daher ab sofort

- eine angemessene Gefahrenanalyse und -bewertung vornehmen.
- eine zusätzliche Abteilung mit aussagekräftige Daten über Kollateralschäden enthalten (siehe z.B. Ausführungen in der Langfassung)
- befreit werden von überflüssigen Daten und Informationen, die für die Gefahrenbewertung nicht erforderlich sind, weil sie die Übersicht erschweren.

- Es müssten Kennzahlen gebildet und vorangestellt werden.

c) Es ist unverzüglich eine angemessene Gefahrenanalyse und –Bewertung durchzuführen. Anderenfalls könnte der Staat für entstandene Schäden haftbar sein.

Liste der Billionäre 2020

Name	Main Source	Wealth Growth (Mar 18–Dec 21, 2020)	Net worth % Growth (Mar 18– Dec 21, 2020)
Jeff Bezos	Amazon	$73.7 B	65%
Elon Musk	Tesla, SpaceX	$128.9 B	524%
Bill Gates	Microsoft	$ 22.1 B	23%
Mark Zuckerberg	Facebook	$46.8 B	86%
Warren Buffett	Berkshire Hathaway	$17.5 B	26%
Larry Ellison	Oracle	$29.5 B	50%
Larry Page	Google	$25.4 B	50%
Sergey Brin	Google	$25.0 B	51%
Steve Ballmer	Microsoft	$21.4 B	41%
Alice Walton	Walmart	$13.7 B	25%

Quelle: https://www.zerohedge.com/markets/rich-got-richer-during-covid-19-heres-how-american-billionaires-performed

„Medien manipulieren,
unterdrücken Informationen,
sie führen uns in die Irre,
sie sagen uns nicht die ganze Wahrheit,
lenken uns ab mit Belanglosigkeiten und
sie halten uns bei Laune."
Ulrich Teusch, KenFM

Fakten

Um es hier noch einmal zusammen zu fassen:
Covid19 ist nicht gefährlicher als eine Grippe, dies sagt auch der Covid-19 Evidence Service der Oxford Universität und viele andere namhafte Ärzte u. a. **Prof. Dr. med. Suacharit Bhakdi** aus Mainz.

Zum ersten Mal in der Geschichte der Grippeerkrankungen gibt es einen Test und eine neue Zählweise. Jeder der stirbt, egal wie und woran er gestorben ist, selbst ob es ein Autounfall war oder Krebs im Endstadium oder Altersschwäche wird zu den Coronatoten gezählt, wenn man bei ihm einen positiven PCR hat. Jeder wird getestet. Da die jährliche Grippe 60% der Menschen befällt, findet man jetzt auf einmal auch überall wo diese neuen Tests ausgeführt werden, Menschen mit Covid19. Gäbe es den neuen, Geldbringenden Test nicht, so gäbe es auch keine Pandemie, sondern nur die jährliche Grippe.

Covid19 ist nicht gefährlicher als die Vogel- und Schweinegrippe und sogar viel weniger gefährlich als die SARS Grippe von 2018.

„Kein Grund für Todesangst"!

„Dieses Virus beeinflusst in einer völlig überzogenen Weise unser Leben. Das steht in keinem Verhältnis zu der Gefahr, die vom Virus ausgeht. Und der astronomische wirtschaftliche Schaden, der jetzt entsteht, ist der Gefahr, die von dem Virus ausgeht, nicht angemessen. Die Reproduktionszahl 1, die die Kanzlerin als Erfolg des Lockdown präsentiert, war schon 2 Tage vor den Maßnahmen des 23.3.2020 erreicht.

„Der Lockdown hat überhaupt keine Auswirkungen auf die Verbreitung des Virus", so der ehemalige Regierungsberater von Kanzler Schröder. Außerdem sei die Pandemie in Europa so gut wie vorbei, meinen Prof. Homburg, Prof. Bhakdi, Dr. Wodarg uvm. und verweisen auch auf die neusten Zahlen des Euromomo.

Todesfälle monatlich in Deutschland von 2016 bis 2020
Deaths per month in Germany from 2016 to 2020

	2016	2017	2018	2019	2020
Januar	81.742	96.033	84.973	85.105	82.357
Februar	76.619	90.649	85.799	81.009	79.973
März	83.668	82.934	107.104	86.739	87.414
April	75.315	73.204	79.539	77.410	83.795
Mai	74.525	75.683	74.648	75.669	75.711
Juni	69.186	69.644	69.328	73.483	72.063
Summe	461.055	488.147	501.391	479.415	481.313
Einwohner / 1.000	82.522	82.792	83.019	83.167	83.170
Sterberate / 1.000	5,59	5,90	6,04	5,76	5,79
Juli	72.122	71.411	75.605	76.926	73.664
August	71.295	71.488	78.370	73.444	78.466
September	69.037	69.391	69.708	71.022	73.703
Oktober	76.001	75.229	74.039	77.006	78.671
November	77.050	74.987	74.762	78.378	76.294
Dezember	84.339	81.610	80.999	83.329	82.569
Summe	910.899	932.263	954.874	939.520	944.681
Sterberate / 1.000	11,04	11,26	11,50	11,30	11,36

Mittelwert 2016-2019

Statistisches Bundesamt: Sonderauswertung Sterbefälle 2016-2020

Quelle: https://t.me/Corona_Fakten

Es gibt keinen Grund mehr für irgendeinen Lockdown, den gab es noch nie!

Nur die Zukunft bringt uns weiter,
nicht die Vergangenheit!

Zahlen des RKI

Robert-Koch-Institut, www.rki.de

COVID-19 Deutschland

Stand 14.5.2020 9 Uhr laut RKI Dashboard

Gesamtzahl Infizierte: 172.239 Personen
Gesamtzahl Tode: 7.723
(nicht geklärt ob wirklich auch an Covid19 gestorben)

Covid-19 Genesene: 150.000
Aktuell Infizierte: 14.216

Einwohner Deutschland: 83.020.000
Aktuell Covid-19 Gesunde: 83.005.784

In Bezug auf die Influenza hat die WHO im Mai 2017 festgelegt, dass die Ausrufung einer Pandemie durch den Generaldirektor der WHO erfolgt. **Eine Organisation kann somit die ganze Welt lahm legen.**

**Fakten belegen Covid19 hat den Namen „Pandemie"
und den „Pandemie" Status nicht verdient!**

Die Covid19 Grippe war im April 2020 bereits vorbei!

Die Statistik zeigt, dass niemand mehr als die Jahre zuvor in Deutschland gestorben ist und dass es keine zweite Welle gab sondern nur ein Anstieg der PCR Rests und damit die falsch positiv Zahlen in die Höhe gingen.

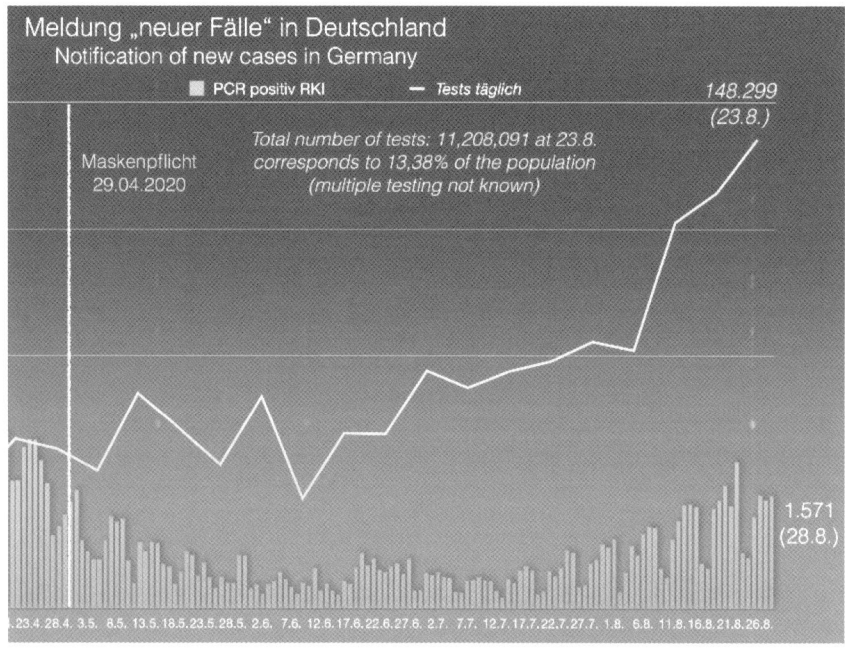

Quelle: https://youtu.be/dg85idVb9kU

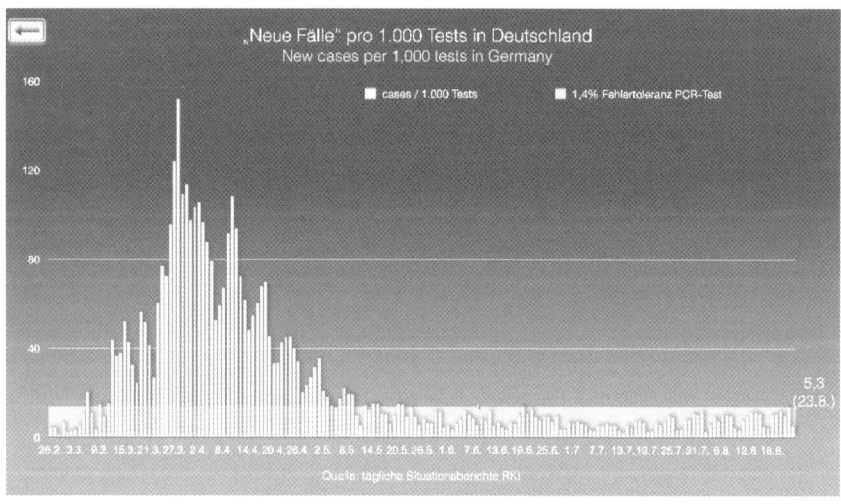

Quelle: https://youtu.be/jKl9WzdFBHI

142

Dies sieht man deutlich eine extreme Erhöhung der Tests um künstlich eine 2. Welle zu erzeugen. Man sieht die falsch positiv getesteten als einzigen Anstieg in der Fallgrafik. Seit Mai gibt es keinen echten Coronavirus – Fall mehr.

Nochmal, sollte es eine Pandemie jemals gegeben haben, war diese im April bereits vorbei!

Aber es gab keine Pandemie, nur eine Neudefinition dieses Begriffes der WHO 2009. Dies hätte damals direkt eine Anpassung der deutschen Seuchengesetze zur Folge haben müssen um die unnötigen Reaktionen des Gesundheitswesens zu vermeiden und die Gesundheit, Wirtschaft und Demokratie in Deutschland zu erhalten.

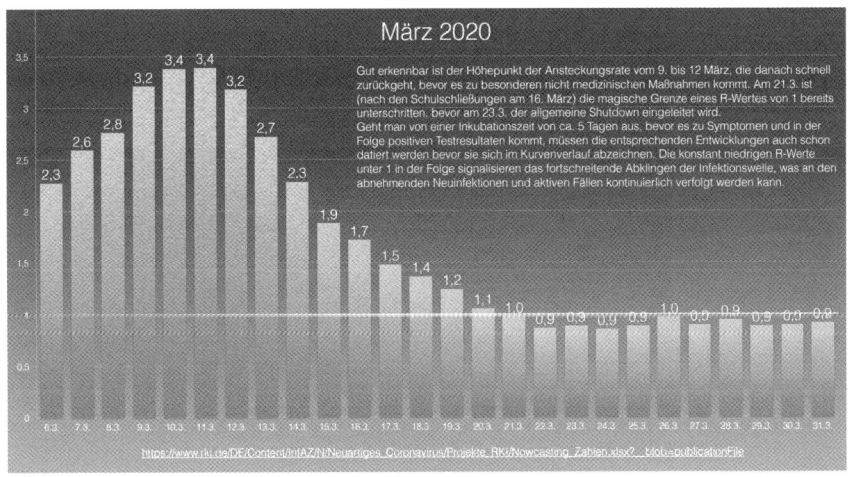

Quelle: t.me/Corona_Fakten

Es ist leichter die Menschen zu täuschen,
als sie davon zu überzeugen,
dass sie getäuscht worden sind.
Mark Twain

Der „R" Wert

Der berühmte R – Wert war bereits vor dem Shut down wieder unter 1. Diese Reproduktionszahl gibt an, wie viele Menschen eine infizierte Person in einer bestimmten Zeiteinheit im Durchschnitt ansteckt. Liegt der Wert über 1, dann steigt die Zahl der Neuinfektionen, die Krankheit breitet sich also weiter aus. Ist sie kleiner als 1, gibt es immer weniger Neuinfektionen, die Epidemie läuft also aus.

Bei der Endkontrolle dieses Buches kommt gerade das Buch von Dr. Sucharit Bhakdi heraus mit allen wissenschaftlichen Beweisen und Fakten für seine Aussagen.

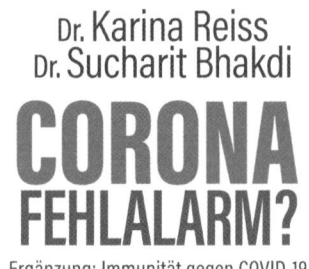

Dr. **Karina Reiss**
Dr. **Sucharit Bhakdi**

CORONA
FEHLALARM?

Ergänzung: Immunität gegen COVID-19

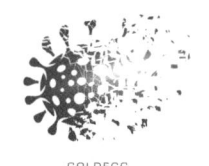

GOLDEGG

Das Buch heißt „Corona Fehlalarm? Zahlen, Daten und Hintergründe. Dr. Karina Reiss und Dr. Sucharit Bhakdi vom Goldegg Verlag.

Univ.-Prof. Dr. med. Suacharit Bhakdi ist Facharzt für Mikrobiologie und Infektionsepidemiologie. Er leitete das Institut für medizinische Mikrobiologie und Hygiene der Johannes-Gutenberg-Universität in Mainz 22 Jahre lang. Er hat über 300 wissenschaftliche Arbeiten auf den Gebieten der Immunologie, Bakteriologie und Virologie usw. veröffentlicht. Ihm wurde der Verdienstorden des Landes Rheinland-Pfalz verliehen.

Liebe Alle,

Sie haben es sicher mitbekommen: Das RKI ist aktuell mit der Message in den Medien unterwegs, dass aktuell die Reproduktionszahl R wieder steigen würde, was laut RKI an den bundesweiten Lockerungsmaßnahmen liegen würde. Das ist – man muss es in meinen Augen so sagen – eine unfassbare Irreführung des Bürgers. Am 6. Mai wurden vom RKI ja die Richtlinien geändert, wer getestet werden soll. Von da an werden alle Personen mit respiratorischen Symptomen jeder Schwere getestet.

Quelle:

https://www.rki.de/DE/Content/InfAZ/N/Neuartiges_Coronavirus/Massnahmen_Verdachtsfa ll_Infografik_Tab.html

Es werden natürlich deutlich mehr Infektionen entdeckt. Deswegen haben sich aber nicht mehr Personen als vorher angesteckt, sondern die erhöhte absolute Anzahl an gefundenen Infektionen spiegelt nur die Ausweitung der Tests wider. Deswegen ist es absolut irreführend, wenn das RKI hier von einem „gestiegenen R" spricht. In Wirklichkeit spiegelt das gestiegene R nur die Ausweitung der Tests wieder. Frappierenderweise ist das dem RKI durchaus bewusst. So schreiben die Autoren des Fachartikels zum Nowcasting-Modell vom RKI, auf dem die Schätzung des R beruht, in ihrem Fachartikel im Epidemiologischen Bulletin:

https://edoc.rki.de/bitstream/handle/176904/6650/17_2020_2.Artikel.pdf?sequence=1&isAll owed=y.

„Ein weiterer Aspekt ist aber auch, dass in Deutschland die Testkapazitäten deutlich erhöht worden sind und durch stärkeres Testen ein insgesamt größerer Teil der Infektionen sichtbar wird. Dieser strukturelle Effekt und der dadurch bedingte Anstieg der Meldezahlen, kann dazu führen, dass der aktuelle R-Wert das reale Geschehen etwas überschätzt." (Das Wort „etwas" ist hier allerdings etwas unter-

145

trieben!). Es ist ein echter Skandal, dass das RKI nach wie vor bei der Schätzung der Reproduktionszahl R den Faktor der Testanzahl nicht berücksichtigt. Denn dann würde man nicht nur sehen, dass das R in Wirklichkeit im März kaum gestiegen ist, sondern auch, dass das R aktuell in Wirklichkeit weiter sinkt. Meiner Meinung nach müsste man diese Punkte so breit wie möglich und sobald wie möglich in die Öffentlichkeit tragen. Deswegen wäre meine Bitte an Sie, dass Sie all Ihre Kontakte nutzen, um das in den Medien richtig zu stellen. Ich habe bereits all meinen Medienkontakten entsprechend angeschrieben.

Christof Kuhbandner

Prof. Christof Kuhbandner, Inhaber des Lehrstuhls für Pädagogische Psychologie VI. der Uni Regensburg.

Quelle: https://www.heise.de/tp/features/Warum-die-Wirksamkeit-des-Lockdowns-wissenschaftlich-nicht-bewiesen-ist-4992909.html

Wie gut ist ein SARS-CoV-2 Testresultat?

Inzwischen gibt es beim RKI ein Tool, das die falsch positiven Fälle berechnet, dort heißt es, die Aussagekraft von Antigen-Schnelltests hängt stark vom Anteil der Infizierten unter den getesteten Personen ab. Wenn nur wenige der Getesteten tatsächlich infiziert sind, dann ist ein positives Testresultat sehr wahrscheinlich **falsch positiv**.

Quelle: https://rki-wiko.shinyapps.io/test_qual/

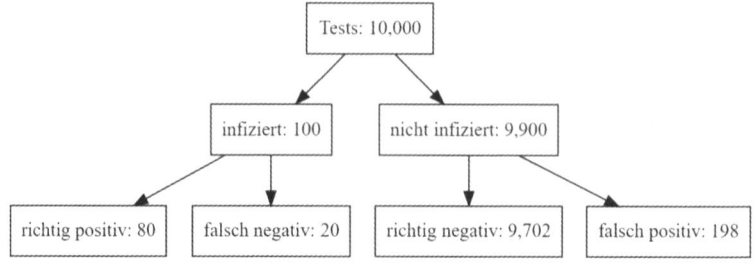

Schließung von Krankenhäusern

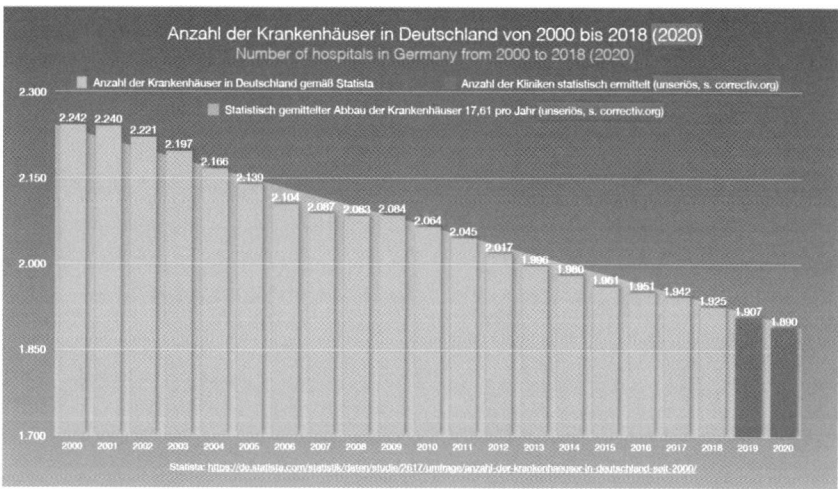

Diese Grafik zeigt die Anzahl der Krankenhäuser von 2000 bis 2020. Dabei gibt es valide Daten bis 2018. Der Trend, der sich daraus errechnen lässt, besagt, dass pro Jahr im Schnitt 17,62 Krankenhäuser geschlossen werden. Wie auch bei der Anzahl von Intensivbetten, zeigt sich hier ein massiver Abbau zu Lasten des Gesundheitssystems. Man spart dieses immer mehr kaputt und führt Versorgungsengpässe bewusst und aktiv herbei. Dann geht man her und will mit diesen Zahlen beweisen, dass es eine Pandemie gibt, weil die Versorgung angeblich immer schwieriger wird.

Quelle: t.me/kenjebsen

Die Liste über geschlossene Firmen, Läden und Betriebe mit zerstörte Existenzen ist endlos, …

Unser Gesundheitssystem ist selbst schwer krank!

Die materielle Welt und die moderne ärztliche Betreuung hat große Defizite zu überwinden.

Es gibt Ärzte, die verhalten sich wie Warenverkäufer, Metzger und Versicherungsvertreter. Ihnen sind Weltreisen, Tennis spielen, sportliche Autos, Kreuzfahrten und Wohnluxus wichtiger, als den Menschen unter Einbeziehung des ganzheitlichen Denkens sinnvoll zur Heilung zu verhelfen. Sie bevorzugen bei ihren Behandlungen das Getriebe des Motors herauszuoperieren und dann ein Leben lang an dem von ihnen kaputtgemachten Motor herumzudoktern.

Der Mensch muss sich daran erinnern, wer er wirklich ist:

Göttliche Vollkommenheit.

Krank zu werden ist die Abwesenheit vom gesunden Denken.

Durch Angst vor Krankheit, denkt der Mensch mehr an Krankheit, als an die Gesundheit. Keiner lebt mehr seinem Körper die Wertschätzung, die notwendig ist, um gesund zu bleiben.

Dieses Denken wurde den Menschen ausgetrieben!

- **Herdenschutz – ach Du dummes Schaf!**
- **Grundimmunisierung – ach Du armes Nichts!**

- **Mensch, Du brauchst Impfungen um ein Mensch zu sein. Sonst stirbst Du weg. - Was für eine Blasphemie!**

Das ganze Gesundheitssystem ist Opfer der materiellen Bedürfnisse von Politik und Wirtschaft geworden. Die finanzielle Gier bestimmt die Handlungsweisen der Völkerführung.

Die Menschheit wird nach folgender Strategie gelenkt:

> **Angst machen, damit krank machen, mit Pillen zu Tode therapieren und daran noch Milliarden verdienen.**

Daher sind viele Ärzte eher eine Gefahr für die Menschen geworden! Alleine durch das symptomorientierte Verabreichen von Chemiepillen, Impfungen und Chemotherapien, Stahl und Strahl, wird die ungeheuerliche Begrenzung eines Arztberufes deutlich. Ein Glück sind nicht alle Ärzte so und viele stellen sich gegen den „Mainstream" ihres Berufsstandes.

Das Heilsystem ist so ausgelegt, dass man den menschlichen Körper wie ein altes Auto behandelt. Die hohe Intelligenz, die ungeheuren Selbstheilungspotentiale, das einzigartige Abwehrsystem, der Heilungs- und Überlebenswille, was im Erkrankten wieder zu erwecken wäre, wird auf schädigende Weise gewaltsam unterdrückt.

Panikmachende Diagnoseschocks zwingen den Geschwächten in die Knie und zur Selbstaufgabe. Nun hat der Arzt ihn in der Hand, um ihn für alle widernatürlichen Zwecke (Antibiotikum – gegen das Leben) gefügig zu machen. Der Kranke wird zum umsatzträchtigen Sparschwein für ihn.

Er arbeitet nicht mehr für den Patienten, sondern für die Pharmaindustrie.

Mit krankmachender Chemie die Heilillusion im geschwächten Menschen zu wecken, ist eine Versündigung an ihm. Pillenverschreibung führt jährlich zu Millionen Menschenopfern, die in den sicheren Tod finden.

Abbau statt Aufbau! Zerstörung statt Wiederbelebung! So kann man keine Heilung vollbringen, sondern hat die Abhängigkeit erschaffen.

Fazit: Das Ruder für seine Heilung muss der Mensch selbst herumreißen!

Feinde der Gesundheit sind die emotionalen Schlacken der modernen Geschäftswelt, die man als menschenverachtend bezeichnen könnte.

Des Weiteren gibt es die Umweltbelastung durch die Strahlen der Übertechnisierung oder chemische Versuche am Himmel, welche die Ätherwellen und das Paradigma, den Lebenszyklus der Natur zerstören.

Weitere Gefahr: die moderne Ernährung gleicht einer Vergiftung und ist darauf ausgelegt, den Kranken zu erschaffen, um sein Leben zu verkürzen.
Die ganze Menschheit muss von dieser Hypnose befreit werden. Ihren inneren Wert und ihre Einzigartigkeit schauen und zu Veränderern werden.

Gott braucht keine Schafe, sondern Löwen, die für das Gute und das Gesunde kämpfen.

Impfen ist Menschenwerk und basiert auf begrenztem Wissen, weil es nicht vom intelligenten Geist genährt ist. Es gibt keine wissenschaftlichen Studien, die etwas Wahres bestätigen. Nur Vermutungen, Spekulationen, Schlussfolgerungen, Wahrscheinlichkeiten, Annahmen, Schönredereien. Wo sind die Beweise? Keine Statistik ist wahr!

Mensch wache auf: Statt chemische Pillen einzunehmen, sollte man sich wieder der Natur zuwenden.

Es heißt doch: In Gottes Garten ist für jede Krankheit ein Kraut gewachsen.

Leider hat man im Mittelalter die Kräuterkundler, Naturwissenschaftler, die Weisen und die Heiler mitsamt ihren Büchern verbrannt. Jetzt steht man ohne Wissen da.

Die Deutschen sind die naivsten und gutgläubigsten Pillenesser auf der ganzen Welt. Hier werden die meisten Rezepte ausgefüllt. Der Arzt wird als Drogenhändler missbraucht.

In unserem erkrankten Gesundheitssystem, wird ja der Kranke gebraucht. Daher erschafft man ihn durch Impfen und Pillen mit Nebenwirkungen die Gesundes zerstören und dann wieder eine Pille für das Zerstörte und eine weitere für den Tod.

Das Milliardengeschäft mit den Kranken muss am Blühen gehalten werden. Wer will schon einen gesicherten Wirtschaftszweig abgeben?

**Eine Arztpraxis ist ein Verkaufsladen.
Ein Krankenhaus ist ein Kaufhaus.
Sie leben doch alle vom Umsatz.**

Es muss ein Ruck durch die Menschheit gehen und die Impulsgeber für eine solche Veränderung, das sind die HEILER. Man nennt sie immer noch Scharlatan, Quacksalber, Abzocker, obwohl sie die Retter sind.

Die erwähnten Bezeichnungen, das trifft auf die zu, die nichts über das geistige Heilen wissen. Die naiv sind, dass sie nicht einmal Kenntnis davon haben. Vergessen haben, was Jesus Christus vor 2000 Jahren schon seinen Jüngern lehrte.

> **Der Mensch ist ein Energiewesen und kann nur mit Heilenergie geheilt werden.**

Jeder Mensch kann sich selbst heilen, wenn er von einem Heiler und dessen energetischer Impulsgabe daran erinnert wird.

Die Heiler sind Erwachte, sie knüpfen an ihre innere Weisheit an. Verfügen über die Kraft des göttlichen Geistes in bewusster Form. Sie wurden durch eigenes Leid, geschult, um die Geistesreife zu erlangen, leidenden Seelen (Erkrankten) durch Zuwendung – ein Funke von Seele zu Seele, helfen zu können.

Das Ziel der Schöpfung ist: dass sich jeder selbst heilt. So wie es in der unverfälschten Tierwelt selbstverständlich ist.

Unsere geimpften Haustiere sind leider nicht dazuzuzählen, da ihr Immunsystem oftmals zerstört ist. Die Heiler sind die Helfer, die Impulsgeber für diese großartige Wandlung im neuen und gesunden Denken der Menschheit.

Daher muss es ein Miteinander geben!

Die Geistheilung muss den Geist in den Arzt-Köpfen wecken. Der Geist ist universales Bewusstsein und Wissen. Weit über das lineare, anstudierte Wissen hinaus.

Dann werden Heilwunder geschehen. Diese Zeit ist JETZT!

Wir Geistheiler und Heilpraktiker können das kaputte Gesundheitssystem retten!
Wer sonst?

Wir gehören an die erste Stelle. Unsere Heileffizienz ist viel höher, als das der klassischen Schulmedizin. Das ist ja der Grund, dass man uns als Konkurrenz sieht.

Noch mal, wir sind für sie ja kontraproduktiv, denn in unserem erkrankten Gesundheitssystem, wird der Kranke gebraucht. Daher erschafft man ihn, durch Impfen und Pillen mit Nebenwirkungen, die Gesundes zerstören und dann wieder eine Pille für das Zerstörte und eine weitere für den Tod.

Apotheker bekamen die Aufforderung sich Vorräte an verstärkten Morphinen anzulegen. Wasserwerke bekamen Lieferungen mit Beruhigungsmitteln und schlimmeres um sie dem Trinkwasser bei zu mischen falls die Corona-Krise als 2. Welle kommt. Dann lässt man die Menschen einfach wegsterben. Das bestimmt dann der Apotheker.
Moderne Euthanasie?

Wie viele Corona-Tote gab es ausschließlich durchs Falschtherapieren? Diese schreckliche Peinlichkeit wird sich aufdecken, dann wird die Welt Kopf stehen!

Weil die Schulmedizin Angst hat, dass wir Heiler die Menschen gesund machen und ihnen somit den Geldhahn abdrehen, lassen wir uns nicht länger diskriminieren und diskreditieren.

Es ist ein Verbrechen, dass die Heiler aufgrund ihrer Unterdrückung immer noch die schulmedizinisch kaputt Therapierten zur Rettung bekommen.

Paradoxerweise heißt es dann noch, die Alternativen, die Heilpraktiker seien eine Gefahr für die Kranken, denn sie würden die Menschen von der rettenden Chemotherapie abhalten, wodurch sie sterben würden.

Das ist ein einziger Irrsinn, der gestoppt werden muss.
Wir sind die Retter!

Die Menschheit muss erwachen und die Wahrheit schauen, dazu sind wir Heiler da!

Wir heilen mit Liebe! Liebe heilt alles!

Diejenigen, die entscheiden,
sind nicht gewählt,
und diejenigen die gewählt werden,
haben nichts zu entscheiden.

Horst Seehofer, 10.5.2010
– Sendung „Augenmerk".

Fortschrittsfalle Gesundheitssystem

Der Wettbewerb im Gesundheitssystem zwingt zur Erschlie-
ßung neuer Märkte.

Das Ziel muss die Umwandlung aller Gesunden in Kranke
sein, also in Menschen, die sich möglichst lebenslang sowohl chemisch-physikalisch als auch psychisch für von Experten therapeutisch, rehabilitativ und präventiv manipulie-
rungsbedürftig halten, um „gesund leben" zu können.

Dieser Satz steht im Deutschen Ärzteblatt 99 Ausgabe 38
vom 20.09.2002. Das kann man online nachlesen. Ein Beitrag von Prof. Dr. med. Dr. phil. Klaus Dörner

Quelle: https://www.aerzteblatt.de/archiv/32976/Gesundheitssystem-In-der-Fortschrittsfalle

Weiter heißt es: Das gelingt im Bereich der körperlichen
Erkrankungen schon recht gut, im Bereich der psychischen
Störungen aber noch besser, zumal es keinen Mangel an
Theorien gibt, nach denen fast alle Menschen nicht gesund
sind. Fragwürdig ist die analoge Übertragung des Krank-
heitsbegriffs vom Körperlichen auf das Psychische.

Einige Zitate:
Das Sinnesorgan ANGST, zuständig für die Signalisierung
noch unklarer Bedrohungen, ist zwar unangenehm, jedoch
vital notwendig und daher kerngesund!

Nur am falschen Umgang mit Angst (zum Beispiel Abwehr,
Verdrängung) kann man erkranken.

In den 70er- und 80er-Jahren jedoch hat man die Angst als Marktnische erkannt und etliche neue, selbstständige Krankheitseinheiten konstruiert – mit vielen wunderbaren Heilungsmöglichkeiten für die dafür dankbaren Patienten.

Mit zunehmender Wirksamkeit schmerztherapeutischer Verfahren wird die Zahl der Schmerzkranken nicht etwa kleiner, sondern größer!

Weil gerade die Therapieerfolge die Erwartung und den Rechtsanspruch auf Herstellbarkeit von Schmerzfreiheit oder Leidensfreiheit auslösen, weshalb Schmerzen schon bei immer geringerer Intensität als unerträglich erlebt werden und nicht mehr als gesunde, normale Befindlichkeitsstörung; damit wird normale Schmerzempfindung immer weniger als positiv wichtiges Signal für Gefahren oder auch nur Widerstände im Rahmen einer gesunden und damit vitalen Lebensführung gewertet, sondern nach der ideologischen „Ethik des Heilens" als Krankhaftes und damit von anderen chemisch oder psychisch Wegzumachendes aus dem eigenen Kompetenzbereich ausgegrenzt. Während bisher stets der eigene Umgang mit Störung, Schmerz oder Leiden die Quelle jeglicher kreativer Leistung war, droht jetzt die Verwechslung der nur noch selbstbezogenen, unendlich steigerungsfähigen Gesundheit mit der unendlich steigerungsfähigen Schmerz- und Leidensfreiheit.
All dies wird noch in dem Maß verstärkt, wie die Diagnostik und Therapie des Schmerzes eigenständig institutionalisiert werden und daraus Eigeninteressen erwachsen.

Deutschland hat etwa so viele Betten in psychosomatischen Rehabilitations- und Kurkliniken wie der Rest der Welt. Dieser garantiert mehr Schaden als Nutzen, statt die Rehabilitation konsequent dorthin zu „ambulantisieren", wo die Menschen leben. Aber wo die unsichtbare Hand des Marktes regiert, darf niemand so recht steuern, maßt sich daher auch niemand die Autorität der Verantwortung an, egal wie katastrophal das Ergebnis für die Gesundheit ist. Seit Rechtsanwälte, Psychologen, Pädagogen und Sozialarbeiter von der gesetzlichen Betreuung (vormals Vormundschaft) leben können, hat sich in wenigen Jahren die Zahl der Betreuten auf etwa eine Million mehr als verdoppelt. Der neue und dynamische Berufsverband will natürlich weiter expandieren, deshalb kann es nicht verwundern, dass man von der vornehmsten gesetzlichen Aufgabe der Betreuer, nämlich Betreuungen überflüssig zu machen, fast nichts spürt. Vor diesem Hintergrund kommt man um die ebenso logische wie bedrückende Feststellung nicht herum, dass wir falsch mit Gesundheit umgehen – mit katastrophalen Folgen für die Entwicklung der Gesundheit als Mittel der Vitalität.

Dieses gilt nicht zuletzt für die Gesundheit. Denn auch wenn der Sieg über eine Krankheit oder ein Präventionsprogramm objektiv und messbar die Gesundheit fördert, kann dennoch eine Gesundheitsverschlechterung dabei herauskommen.

Einige Beispiele:

- Wenn eine hypochondrische Überaufmerksamkeit auf das Selbst das Ergebnis ist.
- Wenn wir Gesundheit für einen Stoff halten, den man nicht als Gabe zu empfangen hat, sondern sich aneignen und immer mehr davon haben wollen kann.
- Wenn wir denken, wir könnten Gesundheit rational planen, herstellen, machen.
- Wenn wir Gesundheit aus einem Mittel zum Leben zu einem Lebenszweck erheben und sie so missbrauchen.

- Wenn wir sie zum höchsten gesellschaftlichen Wert verklären, wodurch sie, die eigentlich auf Verborgenheit angewiesen ist, vollends verhindert wird.
- Wenn wir uns somit die leidensfreie Gesundheitsgesellschaft zum Ziel setzen, in der jeder Bürger das Gesundheitssystem mit der Erwartung verknüpft, ihm gegenüber ein einklagbares Recht auf Gesundheit zu haben.
- Die Gesundheitsgesellschaft treibt der Gesellschaft mit der Gesundheit die Vitalität aus, weil wir weder in Lebenslust noch in Verantwortungsbereitschaft, noch in wissenschaftlichen oder industriellen Spitzenleistungen investieren; nur in Kombination dieser drei Merkmale wäre eine Gesellschaft vital und in diesem Sinne auch gesund.

Ein Rechenbeispiel aus Österreich:

8,9 Millionen Einwohner, jeder ist ein 1cm, das ergibt eine Strecke von:

89 km	- Gesamtbevölkerung
19 km	- davon sind bis jetzt auf Covid19 getestet
600 Meter	- davon sind positiv getestet
470 Meter	- Genesene
9 Meter	- an oder mit Covid gestorben
1,2 Meter	- werden zurzeit intensiv behandelt

Das Verhältnis der Coronamaßnahmen ist so, als sperrt man eine Autobahn von 89 Kilometer um 1,2 Meter Fahrbahn zu reparieren.

Quelle: https://t.me/videodump1/18194

Das Immunsystem!

Es gibt keine echten Wissenschaftler mehr, nur noch bezahlte Akademiker die kuschen sagt **Shiva Ayyadurai**, indisch-amerikanischer Wissenschaftler, MIT-Absolvent und Kandidat für den US Senat. **Die Wissenschaft ist heute nicht mehr frei, sie ist abhängig vom Geldgeber**, somit gibt es keine „Allgemeine Wissenschaft" mehr. Es gibt nur diverse wissenschaftlichen Studien zu gewissen Zwecken. Es wird Wissen geschaffen und zwar das, das der Geldgeber benötigt.

Der Körper ist ein hochkomplexer Organismus, kein Fachbereich ist ausreichend genug um dort einzugreifen. Die Umweltverschmutzung richtet viel mehr Schaden an als Krankheiten, meint Dr. Shiva und sagt, es ist durch eine Studie bewiesen, **dass soziale Isolation eine Virusinfektion verursacht und nicht umgekehrt.** Er bezeichnet die Corona Krise als **"the biggest fearmongering hoax ever"**. Er unterstützt diese Behauptung, indem er die Zahl der Covid-19-Todesfälle mit der Zahl der Todesfälle in den USA vergleicht, die auf Diabetes, Herz-Kreislauf-Erkrankungen und andere immunsuppressive Krankheiten zurückzuführen sind. Dr. Shiva, ist davon überzeugt, dass nur ein ganzheitlicher Ansatz und eine besondere Pflege des Immunsystems die Antwort auf diese und künftige Epidemien sein kann. Er macht Big Pharma, Big Agriculture und die Medien dafür verantwortlich, Informationen zu unterdrücken und die Menschen nicht darüber aufzuklären, was wirklich eine gesunde Lebensweise ausmacht.

Quelle Internetbeiträge von ihm und YouTube: https://youtu.be/w0DMuH44h1Y

Seelengespräch mit dem Corona-Virus

Eine Seele interessiert sich sehr für die Sichtweise des Virus selbst. Auch wenn aus wissenschaftlicher Sicht das Virus kein Lebewesen ist, hat es doch ganz klar ein Bewusstsein und einen Seelenplan. Besagte Seele möchte aus erster Hand erfahren, was es mit dem Dasein des Virus auf sich hat.

Seele: Hallo liebes Corona. Ich grüße dich ganz herzlich. Ich bin ein Schöpferwesen, wie du. Ich bin also mehr als nur ein Freund und ich beabsichtige dir in Frieden zu begegnen. Mich interessiert deine Sichtweise und was dein Wirken hier auf Erden sein könnte.

Corona: Hallo liebe Seele. Das passiert mir gerade nur selten, dass ich so nett begrüßt werde und dass sich jemand für mein Dasein auf diese Weise interessiert. Ich freue mich auf ein Gespräch mit dir.

Seele: Ich freue mich ebenso. Wie ich gehört habe, lebst du ja schon länger auf diesen Planeten. Es fällt mir schwer zu glauben, dass du (wie viele ja annehmen) nur Krankheit und Tod bringst. Wie darf ich dein Dasein verstehen?

Corona: Eigentlich bringe ich gar keine Krankheit und Tod. Für die Symptome der Erkrankten bin ich nicht verantwortlich. Erst recht nicht für das Sterben. Ich bin ein einfacher Virus, der seinen Auftrag, die DNA bestimmter Wesen an die aktuelle energetische Situation anzupassen, ausführen möchte. Den gleichen Auftrag haben auch meine Geschwister, die ebenfalls für diverse Symptome und viele Tote verantwortlich gemacht werden.

Seele: Ich verstehe. Wenn also Wesen erkranken, liegt es nicht an Deiner Arbeit an diesen Wesen, sondern an ihnen selbst?

Corona: Ja. Ich bewohne derzeit viele Körper, die keinerlei Symptome zeigen. Das liegt an ihrer starken energetischen Konstitution. Ich kann dort in Ruhe meine Arbeit verrichten. Bei Wesen, die erkranken ist die Ursache ganz unterschiedlich. Manche sind energetisch sehr geschwächt durch die viele Arbeit und energielose Nahrung. Gleichzeitig schwächen sie sich durch Angst vor mir. Das informiert ihre Körper entsprechend symptomatisch auf mich zu reagieren. Letzteres geschieht eher unbewusst. Andere wollen (ebenfalls unbewusst) durch mich krank werden, weil sie dringend eine Auszeit brauchen. Wesen, die sterben geben sich den Symptomen vollkommen hin. Viele Seelen wählen die Heimreise und möchten an die neuen energetischen Begebenheiten angepasst, neu inkarnieren. Ich war auch schon in ganz betagten Wesen, die zwar Symptome zeigten, aber wieder völlig gesund wurden. Sie wollten noch hier bleiben und konnten sich anpassen.

Seele: Wenn ich das richtig verstehe könnten wir dich also auch als kurzfristigen Bewohner in uns haben, ohne dass wir etwas davon merken. Und du könntest deine Arbeit ganz entspannt durchführen.

Corona: Ja. Das wäre schön. Eigentlich müsste ich euch noch nicht einmal besuchen bzw. aktiv werden. Ihr wisst nicht sehr viel von energetischen Strukturen. Wenn ihr euch bewusst mit euren Körpern beschäftigen würdet, könntet ihr dafür sorgen, dass sich euer Körper ganz leicht an jede bevorstehende Veränderung anpasst. Bei vielen muss ich gar nichts tun. Sie sind bereits angepasst.

Seele: Sehr interessant. Glaubst du es hat einen höheren Sinn, warum du gerade so populär geworden bist?

Corona: Ja, sicherlich. Gerade fühle ich mich etwas benutzt für verschiedene wirtschaftliche Schwierigkeiten, die in meinem Namen getarnt werden können. Ich sehe aber etwas viel Größeres dahinter und das freut mich sehr. Viele Katastrophen haben dafür gesorgt, dass Wesen wieder zueinander finden. Neue Ideen werden geweckt und auch umgesetzt. Es leben mittlerweile viele wache Wesen hier. In allen Reichen der Lebensvielfalt. Ich freue mich, dass ich Teil von einer großen Veränderung bin.

Seele: Was würdest du den Wesen raten, die nun gesundheitlich und finanziell auf eine möglicherweise schwierige Zukunft schauen?

Corona: Zunächst würde ich ihnen raten auf eine großartige Zukunft zu schauen. Dass ich da bin, ist ein ganz natürlicher Vorgang. Wie jeder Einzelne damit umgeht, liegt im eigenen Ermessen und jeder trägt die Verantwortung für seinen Blick auf die Zukunft.

Seele: Ein sehr guter Rat. Was würdest du dir von den Menschen wünschen im Umgang mit dir?

Corona: Ich würde mir mehr solche freundlichen Gespräche wünschen. Ich wünschte, man würde mich persönlich fragen, wer ich bin und warum ich da bin. Ich wundere mich wie viel über mich gesprochen wird und das ja nicht gerade nett. Ich tue niemandem weh. Das viele Leid liegt nicht in meiner Verantwortung. Ich wünschte, man würde das besser verstehen können. Für meine Geschwister würde ich mir das ebenso wünschen.

Seele: Liebes Corona, das verstehe ich sehr gut. Vielleicht findet sich eine Möglichkeit einen neuen Blickwinkel für dich und deine Geschwister zu gewinnen. Ich bin mir sicher, dass viele ein großes Interesse daran haben. Ich danke dir von Herzen für deine ehrlichen und lieben Worte. Ich wünsche dir alles Liebe und besonders mehr Verständnis für dein Dasein.

Die Wunderpillen

Ein Arzt besucht seine Patienten im Altenheim.
Ihm fällt ein 96jähriger Mann auf, der stets zufrieden und freundlich ist. Eines Tages spricht ihn der Arzt darauf an und fragt nach dem Geheimnis seiner Freude.

Lachend antwortet der Mann:
"Herr Doktor, ich nehme jeden Tag zwei Pillen ein, die helfen mir!" Verwundert schaut ihn der Arzt an und fragt:
"Zwei Pillen nehmen sie täglich?
Die habe ich ihnen doch gar nicht verordnet!"

Verschmitzt lacht der Mann und antwortet:
"Das können sie auch gar nicht, Herr Doktor.
Am Morgen nehme ich gleich nach dem Aufstehen
die Pille Zufriedenheit.
Und am Abend, bevor ich einschlafe,
nehme ich die Pille Dankbarkeit.
Diese beiden Arzneien haben ihre Wirkung
noch nie verfehlt."

Impfen

Robert F. Kennedy Jr. – Neffe des ehemaligen amerik. Präsidenten John F. Kennedy spricht zu Deutschland:

Es tut mir sehr Leid, dass ich heute, wegen des Corona Flugverbotes, nicht bei euch in Berlin sein kann. Ich verspreche euch aber, dass ich bald nach Deutschland komme, weil Deutschland das Bollwerk ist im Kampf, unsere Welt vor dem globalen Wahnsinn der pharmazeutischen Industrie zu retten, die unsere Demokratie untermauert.

Ich möchte euch ein bisschen was über unsere Situation in den USA erzählen. Als ich ein kleiner Junge war, bekam ich drei Impfungen und war komplett geimpft. Ich habe sechs Kinder und meine Kinder erhielten 72 Impfdosen vor ihrem 18. Lebensjahr, die alle verpflichtet waren.

Das Gesetz in unserem Land ändert sich und der große Vorstoß der Impfstoffe begann 1989. Die US-Gesundheitsbehörde hat Daten, die folgendes zeigen: Wenn man vor 1989 geboren wurde, liegt das Risiko einer chronischen Erkrankung bei 12%- Chronische Erkrankungen sind beispielsweise Autoimmunerkrankungen, wie Diabetes, Arthritis oder Lupus. Oder neurologische Erkrankungen wie ADS, ADHS, Ticks, Tourette-Syndrom, Sprachverzögerungen, Narkolepsie und Autismus. Und allergische Erkrankungen wie Nahrungsmittelallergien, Anaphylaxie, Asthma, Ekzeme und so weiter.

Und nach 1989 stieg bei der Impf-Generation, das Risiko einer chronischen Erkrankung von 12% auf 54%. Und wir wissen, dass diese Erkrankungen von den Impfungen kommen. Woher wissen wir das? – Weil es an zwei Stellen eine Auflistung all dieser Erkrankungen gibt. Eine davon ist die Liste der Epidemieartigen chronischen Erkrankungen der Impf-Generation und die zweite Auflistung findet sich in den Beipackzetteln der Impfstoffe, in denen der Hersteller die Nebenwirkungen aufführen muss.

Die Pharmaindustrie verdient mit Impfstoffen 50 Milliarden Dollar pro Jahr. Aber sie verdient 500 Milliarden Dollar pro Jahr mit dem Verkauf all der Medikamente, die zur Behandlung dieser Epidemie von chronischen Erkrankungen benötigt werden. Medikamente für Diabetes, Arthritis, Epilepsie für Nahrungsmittelallergien, Asthma-Inhalatoren, Medikamente für Anfallsleiden und viele mehr.

Die Industrie möchte diesen Markt nicht aufgeben. Zu diesem Zweck machen sie unsere Kinder zur Ware und haben über die Gerichte und Massenmedien unsere Regierungs- und Aufsichtsbehörden an sich gerissen. Das einzige was uns bleibt, ist unsere demokratische Macht. Die Macht uns mit anderen Menschen zusammenzuschließen und zu verlangen, dass wir nicht in diesen Abgrund des pharmazeutischen Kartells gestürzt werden.

Der Siedepunkt, die Spitze des Speers, ist heute Deutschland. Deutschland hat eine lange Geschichte des Widerstands gegen medizinische Zwangsmaßnahmen. Die Deutschen wissen, dass so was mit Faschismus in Verbindung gebracht wird. Daher auch der große Widerstand.

Doch auch die Pharmaindustrie übt einen enormen Druck aus, um die Impfpflicht für alle durchzusetzen. Selbst für Kinder, die zu Hause unterrichtet werden. Daher ist meine Bitte an Euch, heute Stellung zu halten und euch gegen diesen enormen pharmazeutischen Übergriff zu wehren. Dies ist ein globaler Kampf, den wir alle gemeinsam kämpfen.

Ich danke euch für euren Mut, für eure Vision und euren Idealismus. Und ich werde bald mit euch auf den Barrikaden sein!

Quelle: https://youtu.be/8ozKZGb6DBl

Schaden größer als Nutzen!

Bei den derzeit vorgeschriebenen Impfstoffen"!
Interview mit Robert F. Kennedy jr.

ER: „Wir haben genug gute „Wissenschaftliche Erkenntnisse", die darauf hinweisen, dass praktisch alle derzeit vorgeschriebenen Impfstoffe weitaus mehr Schaden anrichten, als die ursprüngliche Krankheit es tun würde, gegen die sie vermarktet werden"!

Wir Impfkritiker danken Robert F. Kennedy jun. für seinen Mut! Sein fundamentiertes und seriös recherchiertes Wissen über Impfschäden an Erwachsenen, Kindern und Tieren, lässt für uns keine Fragen mehr offen! Es ist alles gesagt!

Er bestätigt genau das Wissen, was wir mit der Gesinnung „Impfen nein danke" über Jahrzehnte zusammengetragen haben und wodurch wir zu Impfkritikern wurden. Wir sind selbst über das menschenverachtende Verhalten der Pharmaindustrie, was er lückenlos aufdeckt schockiert, denn zu diesem Hintergrundwissen hatten wir bisher keinen Zutritt! Vielen Dank an ihn!

Die Arztgläubigen, die sich wegen eines Kita Platzes zur Impf-unterwürfigkeit zwingen ließen, werden nun begreifen, was die Regierung ihnen und ihren Kindern angetan hat. Grundgesetz: Kein Mensch hat das Recht, einem anderen Menschen Gewalt anzutun. Impfen ist Körperverletzung!

Impfbefürworter, die sich unaufgeklärt gegen uns Impfkritiker stellten, werden angesichts dieser erschreckenden Ermittlungen verstummen und sich unserer Aufklärungsarbeit „Rettung der Menschheit" anschließen! Wir müssen es in die eigenen Hände nehmen! Impfviren sind chemische Waffen!

In der ganzen Welt werden Menschen zu Impfopfern und Dauerkranken gemacht! Siehe China mit dem Corona-Virus. Seit 2005 haben sie die Impfpflicht und werden mit über 70 künstlich erzeugten, nicht wissenschaftlich bestätigten Impfviren-Arten, geschädigt. Resultat: Dauer-Mundschutz, wegen höchster Anfälligkeit. Die Geimpften sterben als Erstes an dem, wogegen sie geimpft wurden!

Es geht beim Impfen nicht um die Gesunderhaltung des Volkes, des Landes, es geht ausschließlich um Milliardenumsätze, welche durchs Impfen generiert werden. Die Pharmaindustrie ist ein wichtiger Finanz-Faktor in der Politik, Gesundheitsminister Jens Spahn (Pharmalobbyist) hat das Impfgesetz mit voller Ignoranz des Grundgesetzes und der Freiheitsrechte des Menschen durchgeboxt, obwohl es heißt:

Die Grundrechte sollen den Menschen vor dem Staat schützen. Deshalb müssen alle die im Staat arbeiten, die Grundrechte beachten. Die Menschen, die Gesetze machen, müssen die Grundrechte beachten.

1. Kein Gesetz darf die Grundrechte verletzen.

2. Kein Gesetz darf etwas erlauben,
   das im Grundgesetz verboten ist.
3. Die Regierung und alle, die für sie arbeiten,
   müssen sich bei ihrer Arbeit an die Grundrechte halten.
4. Auch die Richter müssen sich an die Grundrechte halten.

Der Staat darf niemanden in seinen Grundrechten verletzen.

Wenn eine Person denkt:
Der Staat verletzt meine Grundrechte, kann die Person bei einem Gericht dagegen klagen. Sie kann so den Schutz ihrer Grundrechte fordern. Ein Richter muss dann prüfen, ob der Staat die Grundrechte verletzt hat. Wir sagen: mehrfach!

Alle Menschen in Deutschland haben ein Recht auf die Einhaltung der Grundrechte. Impfzwang ist Körperverletzung! Wir müssen unsere Grund-Rechte auf Unversehrtheit, die von der Regierung missachtet werden, einklagen!

Die Masernimpfpflicht ist erst der Anfang. Sobald sie aktiviert ist, werden noch weitere Zwangsimpfungen folgen. Es darf daher nicht zur Impfpflicht kommen! Im Gegenteil, sie muss weltweit abgeschafft werden! Der Impfanschlag in Deutschland richtet sich gegen das Volk und muss widerrufen werden. Die Viren-Impfseren müssen auf neutralem Boden erforscht und wissenschaftlich bestätigt werden, damit uns endlich ehrliche Beweise über den Sinn und Zweck von Impfungen vorliegen. Impfen darf auf keinen Fall mehr schädigen, als die Krankheiten selber.

Robert F. Kennedy jr. ist Präsident und Gründer von Waterkeeper Alliance (gemeinnützige Organisation zum Schutz und zur Verbesserung von Gewässern) und von Children´s

Health Defense (Verteidigung der Gesundheit von Kindern), eine Organisation, die sich der Gesundheit der Menschen und der unseres Planeten widmet. Deren Mission ist es, das gehäufte Auftreten von chronischen Krankheiten bei Kindern zu beenden.

Kennedy scheut sich nicht, die Verantwortlichen dafür zur Rechenschaft zu ziehen. Er arbeitet unermüdlich daran, um die Lügen der CDC oder anderer Regierungsorganisationen bloßzustellen, um die engen Verbindungen ans Licht zu bringen, die Forscher zu großen Pharmaunternehmen haben. Ebenso kämpft Kennedy um eine offene Debatte über Impfungen. Seinen Anspruch formuliert er so:
„Was wir brauchen, ist Wissenschaft, keine Zensur. Ich will robuste transparente Sicherheitsstudien und unabhängige Regulierungsbehörden".

Wenn überhaupt Impfen, dann mit sicheren Impfstoffen!
„Stellen Sie sich vor, Sie treffen im Aufzug in einem New Yorker Hochhaus auf ein unfreiwilliges Publikum. Die Tür schließt sich und jemand neben Ihnen sagt: Herr Kennedy, ich finde es toll, was sie mit Waterkeepers machen, ich respektiere Ihre Arbeit sehr, aber ich kann nicht gegen Impfungen sein. Ich glaube, Sie stellen sich gegen die Wissenschaft. Was würden Sie sagen? Ich bin nicht gegen Impfungen, ich bin nur für sichere Impfstoffe, die wie andere Medikamente getestet werden und ich schätze, das Wichtigste, was ich über Impfstoffe sagen würde ist, dass wir sie alle mit Vorsicht und Skepsis betrachten sollten, und zwar aus folgenden Gründen:"

72 Pflichtimpfungen für US-amerikanische Kinder (soll gerade jetzt beim Schreiben des Buches von Donald Trump in den USA aufgehoben worden sein.)

„1. Alle 72 Impfstoffe, die jetzt für amerikanische Kinder vorgeschrieben sind, werden von **einem** von vier Pharmaunternehmen hergestellt. Und alle vier Unternehmen sind Serienverbrecher, die in den letzten 10 Jahren 35 Milliarden Dollar an Strafen und Bußgeldern bezahlen mussten, als Schadenersatz für den Betrug an den Behörden für die Fälschung von Wissenschaft, für die Täuschung von Ärzten und Beamten und für die Tötung von Hunderttausenden von Amerikanern mit Medikamenten, von denen Sie wussten, dass sie gefährlich sind. Von denen Sie wussten, dass sie Menschen töten würden und sie haben es niemandem erzählt. Also wissen Sie, warum sollten wir glauben, dass diese vier Unternehmen ihr kriminelles Verhalten geändert haben, wenn es um Impfungen geht. Die andere Sache ist, dass die Impfungen die einzige Gelegenheit sind, bei der sie niemals erwischt werden können, weil der US-Kongress es im Wesentlichen unmöglich gemacht, hat, einen US-Impfstoffhersteller zu verklagen."

Der US-Kongress schützt kriminelle Zustände bei Pharmaunternehmen:
„Sie können nie erwischt werden. Denn sie werden in all den anderen Fällen gefasst. Und selbst wenn sie erwischt werden, sie werden, egal wie fahrlässig sie sind oder wie böswillig sie waren oder wie gefährlich die Zutat ist, egal wie ungeheuer die Verletzung ist, man kann sie nicht verklagen, also gibt es keine Konsequenz. Es gibt keine Konsequenzen, wenn sie dich durch einen Impfstoff krank machen, wozu ihn also besser machen".

Impfstoffe müssen nicht getestet werden:
„2. Auch müssen die Impfstoffe nicht getestet werden, es ist das einzige Medizinprodukt, das weder als Medikament oder als Medizinprodukt jemals einem Doppelblind-Placebo-Test unterzogen wird, was aber die einzige Möglichkeit ist, ein

170

Risikoprofil für ein Produkt zu ermitteln und festzustellen, ob das Produkt tatsächlich mehr Probleme abwendet als es verursacht. Es gibt also keinen Anreiz, sie wissen nicht, ob es sicher ist oder nicht, was sie Ihnen verkaufen. Sie haben keine Möglichkeit, das zu wissen weil sie keinen der 72 Impfstoffe, die sie jetzt an die amerikanische Öffentlichkeit verkaufen, auf Sicherheit geprüft haben."

Gesetzlich vorgeschriebene Impfpflicht:
„3. Impfstoffe sind gesetzlich vorgeschriebene Produkte. Es gibt keine Ausweichmöglichkeit, so dass man sagen könnte, ich will das nicht kaufen, weil ich denke, es könnte mir schaden. Das funktioniert nicht. Also gibt es buchstäblich keinen Anreiz für sie, ihr Produkt sicher zu machen. Die andere Sache, von der ich meine, dass die Leute sie wissen sollten: wir sollten sehr skeptisch und misstrauisch gegenüber Impfstoffen sein, weil wir uns bereits in der größten Epidemie chronischer Krankheiten in der Geschichte der Menschheit befinden. Und übrigens habe ich 3 Impfungen bekommen, als ich ein Kind war und das galt als völlig ausreichend. Die heutigen Kinder bekommen 72 Impfungen und der Zeitplan für Impfungen hat sich seit 1989 am dramatischsten verändert. Und diese Epidemie chronische Krankheiten begann laut (EPA– amerikanische Umweltbehörde) im Jahr 1989. Wenn sie also vor 1989 geboren sind, haben sie eine 12-prozentige Chance, eine chronische Erkrankung zu bekommen. Wenn Sie nach 1989 geboren sind, haben Sie eine 54-prozentige Chance. Es handelt sich hierbei um neurologische Entwicklungsstörungen. Wissen Sie, ich habe nie jemanden gekannt, der diese hatte, als ich ein Kind war."

Neue Krankheiten durch Impfungen:
- ADS – Aufmerksamkeits-Defizit-Syndrom
- ADHS   Aufmerksamkeitsdefizit-Hyperaktivitätsstörung
- Sprechverzögerung

- Sprachentwicklungsverzögerung
- TICS- unwillkürliche Muskelzuckungen oder Lautäußerungen – Tourette Syndrom.
- Narkolepsie – Störung des Schlaf-Wach-Rhythmus
- ASD – (ASS dt.) – Autismus-Spektrum-Störung
- Autismus – tief greifende Entwicklungsstörung
- Autismus stieg von 1 bei 10000 auf 1 von 34 Kindern. Niemand hat uns je erklärt, wie das passiert ist. Es scheint so, als würde sich niemand dafür interessieren.

Impfungen verursachen Autoimmunkrankheiten:
- Rheumatische Arthritis,
- Jugendlicher Diabetes,
- Demyelinisierenden Erkrankungen – Erkrankungen, die die Membranschicht von Nervenfasern zerstören sind nach 1989 ebenfalls explodiert und sind eine Epidemie in unseren Kindern.

Allergieauslöser Impfstoff?
„Was die allergischen Erkrankungen betrifft, ich habe nie jemanden gekannt, der eine Erdnussallergie hatte. Ich habe 10 Geschwister, und wahrscheinlich 70 Cousins, doch ich kannte niemanden mit einer Erdnussallergie. Aber meine Kinder haben Erdnussallergien und man findet sie jetzt überall. Woher kommen sie – Lebensmittelallergien"?

Rhinitis, Ekzeme, Asthma, all die allergischen Krankheiten, Anaphylaxie (potentiell lebensbedrohliche Immunreaktion aufgrund einer Allergie) explodierten nach 1989."

300 Nebenwirkungen – 300 Krankheiten:
„Auf dieser Liste mit den 3 Kategorien gibt es etwa 300 Krankheiten, die anerkannt sind. Und ist es ein Zufall, dass jede dieser 300 Krankheiten auch als Impfstoffnebenwirkungen auf dem Beipackzettel der Impfstoffe aufgeführt ist? Und

wenn jemand mit einer anderen Erklärung kommt, dann segne ihn Gott."

Untätigkeit der Schutzbehörden:
„Eine CDC (US-Seuchenschutzbehörde) kann nicht immer wieder sagen, wir wissen nicht, wo es herkommt. Das ist alles ein großes Rätsel. Das CDC ist das Center for Disease Control, was tun sie, um diese chronische Krankheitsepidemie zu kontrollieren? Buchstäblich nichts. Und der Grund dafür ist, dass sie wissen, woher sie kommt – sie kommt von den Impfstoffen."

Andere Länder gehen beispielhaft voran:
„Und das ist sehr klar durch die unabhängige Wissenschaft geworden, die vor allem jetzt in anderen Ländern durchgeführt wurde. Aber ein Teil davon kommt auch aus den Vereinigten Staaten. Die CDC hat alles getan, um sicherzustellen, dass die Wissenschaftler diese Studien nicht durchführen. Die Wissenschaftler machen sie dennoch und es gibt eine Menge Regierungswissenschaftler unter ihnen. Sie werden bestraft und ins Exil geschickt, die Fördergelder werden ihnen entzogen, aber sie bleiben trotzdem dran. Und es ist erschreckend, wenn man ihre anerkannten Studien liest."

Wissenschaftliche Studien werden gezielt verhindert:
„Da gibt es Regierungswissenschaftler auf der Gehaltsliste der großen Pharmaunternehmen, die die epidemiologischen Studien verdrehen, um aufzuzeigen, dass sie keinen Zusammenhang zwischen z.B. Autismus und Impfstoffen finden können oder zumindest dem MMR-Impfstoff (Kombinationsimpfstoff gegen Masern, Mumps und Röteln)".

Unabhängige Wissenschaftler geben Contra:
„Aber es gibt auch unabhängige, wirklich großartige Wissenschaftler der Regierung, Leute wie Gary Goldman, der die

Windpocken-Impfstoff-Studie durchgeführt hat. Und J. Bart Classen, der ein Wissenschaftler der NIH (wichtigste Behörde für biomedizinische Forschung in den USA) war, der einen Zusammenhang zwischen Diabetes und Impfstoffen gefunden und die größten epidemiologischen Studien der Geschichte dokumentiert hat."

Wir bedanken uns bei: **Judy Mikovits!**
Sie erhielt eine Gefängnisstrafe wegen ihrem wissenschaftlichen Nachweis, dass tödliche Retroviren durchs Impfen übertragen werden was immer wieder tödlich enden kann. Es heißt, dass man in USA bereits ca. 60 Impfwissenschaftler die sich outeten und vor den Gefahren der künstlich erzeugten Viren warnten, umgebracht hat.

Ernstzunehmende Wissenschaftler werden gezielt zum Schweigen gebracht.
„Und viele, viele andere, die dann ihren Job verlieren. Judy Mikovits, die wie Sie wissen, krebserregende Affen- und Mäuse-Retroviren in Impfstoffen gefunden hat, die mit ziemlicher Sicherheit die Schuld an der Explosion von Weichteilen beim Knochenkrebs bei den Babyboomern und bei der heutigen Generation tragen. Also das waren Wissenschaftler der Regierung, die ihre Arbeit verloren, weil sie Zusammenhänge entdeckten und sich weigerten, sich zurückzuziehen und dann gewaltsam zum Schweigen gebracht wurden."

Gezielte Fehlstudien:
„Aber es gibt sie, die man die Voreingenommenen nennt, das sind diejenigen Wissenschaftler, die Geld von der CDC und der Pharmaindustrie annehmen, um genau diese Art von listigen Studien zu machen, die zeigen sollen, dass Impfstoffe nicht in Verbindung stehen mit irgendwelchen krankmachenden Nachwirkungen."

Wo bleibt der Nachweis für den Nutzen von Impfungen?

„Aber diese eine Studie, die sie bisher nie gemacht haben, ist diejenige, die sie machen würden, wenn sie wirklich diese Frage von Auswirkungen von Impfstoffen beantworten wollten. Sie würde darin bestehen, sich eine ungeimpfte Bevölkerung anzusehen und die Gesundheitsergebnisse mit einer geimpften Bevölkerung zu vergleichen."

Aber wurde solch eine Studie nicht schon einmal durchgeführt?

„Nein, sie wurde von unabhängigen Wissenschaftlern durchgeführt, und ich habe etwa 41 dieser Studienzusammenfassungen davon auf meinem Instagram-Account veröffentlicht. Und jede dieser Studien zeigt, dass die geimpften Kinder viel kränker sind."

Die CDC ignoriert das einfach:

„Was ich der CDC und anderen gesagt habe, die sich über meinen Aktivismus in dieser Angelegenheit beschwert haben, ist folgendes: Zeigen Sie mir nur 1 Studie, die aufzeigt, dass geimpfte Kinder gesünder sind als ungeimpfte Kinder. Ich werde diese Studie auf meiner Website veröffentlichen und ich werde die Children´s Health Defense verlassen und mich wieder dem Schutz von Flüssen widmen, was ich viel lieber tun möchte. Sie werden niemanden diese Studie machen lassen, weil sie wissen, was passiert, wenn sie es tun."

Wie können Leute mit einem Gewissen für die CDC arbeiten?

„Nun, wissen sie, das ist eine interessante Frage. Weil ich denke, das die meisten, also nicht jeder bei der CDC weiß, dass das geschieht, das ist eine gewisse enge Gruppe innerhalb des Impfsicherheitsbüros, wie sie es nennen, die tatsächlich das Meiste von dem, was ich weiß, wissen und es absichtlich verbergen. Und alle anderen werden gewissermaßen in der Rechtgläubigkeit gefangen."

Zustände wie in der katholischen Kirche?
„Die treffendste Analogie ist die, wie die in der katholischen Kirche und dem Pädophilenskandal, dass sie ein paar Priester hatten, die Kinder vergewaltigten und Kinder ausbeuteten. Aber die gesamte Organisation der katholischen Kirche wurde zum Komplizen. Ich meine, wissen Sie, sie hatten Älteste, Bischöfe und sogar den Vatikan, die das deckten, weil sie diese Idee hatten, dass es wichtiger sei, die Institution Kirche zu schützen, als diese kleinen Kinder, die zu Opfern wurden."

Der Betrug an der Bevölkerung:
„Und die Menschen haben die Fähigkeit, sich selbst davon zu überzeugen. Und sie sagen nun, in diesem Zusammenhang sagen sie zu sich selbst: „Das Impfprogramm ist so wichtig, dass wir seine Mängel vor der Öffentlichkeit verbergen und einfach so tun, als ob alles in Ordnung wäre, so dass es nicht mit diesen Krankheiten in Verbindung steht. Denn wenn die Menschen anfangen, an den Impfstoffen zu zweifeln, werden die Konsequenzen für die Gesellschaft entsetzlich sein. Und so sind wir berechtigt, die Menschen zu belügen und all diese falsche Wissenschaft zu schaffen und all diesen anderen Unfug zu machen, den sie betreiben. Das ist eine perfekte Analogie für das, was sie tun und wie sie es vor sich selbst rechtfertigen. Es ist wie bei der katholischen Kirche. Als sie dies taten, da gab es viele katholische Bischöfe, die sich als gute Menschen verstanden und glaubten, dass sie einem edlen Zweck dienten und etwas Schwieriges tun mussten, nämlich diesen Skandal zu verbergen. Aber in Wirklichkeit wurden Sie in eine sehr üble Rechtgläubigkeit eingebunden."

Sind Lügen für das Gemeinwohl erlaubt?

Interviewer: „Ja, nach Ihrer Erklärung kann ich nachvollziehen, wie die Leute bei CDC sagen können: okay, nun, wir müssen ein paar Lügen zulassen, damit das Gemeinwohl geschehen kann. Wir wollen sicher keine Polio-Epidemie mehr und wir brauchen die Impfstoffe dafür. Aber ich habe mir Ihre Videopräsentation angesehen, die Sie in Hawaii gehalten haben und wo Sie übrigens erwähnten, dass Sie eine neue Enkelin haben – Herzlichen Glückwunsch – und in diesem Video war für mich die interessanteste Folie die, die gezeigt hat, dass Krankheiten im 19. Jahrhundert fast vollständig bis zum frühen 20. Jahrhundert ausgerottet waren. Und dann kam die Einführung von Impfstoffen nach dieser fast vollständigen Ausrottung."

Impfung gegen bereits ausgerottete Krankheiten?

„Ja, ich kann nur sagen, dass die Masern vor der Einführung des Impfstoffs zu 96,9% in diesem Land und zu etwa 99% in Großbritannien ausgerottet waren. Und wissen Sie, dass sich die CDC darauf tatsächlich beruft? Wissen Sie, viele Leute denken oder behaupten, dass für diesen großen Rückgang der Sterblichkeit im 20. Jahrhundert tatsächlich die Impfstoffe verantwortlich sind. Die CDC hat tatsächlich, zusammen mit der John Hopkins-Universität eine Studie durchgeführt, von der ich diese Woche Auszüge auf meinem Instagram Account veröffentlicht habe. Und die Schlussfolgerung der CDC, die in der Fachzeitschrift der amerikanischen Vereinigung der Kinderärzte veröffentlicht wurde, also in der amerikanischen Vereinigung der Kinderärzte, die sind die stärksten Impfbefürworter der Welt. Und die Schlussfolgerung der CDC war, dass Impfstoffe fast nichts mit dem Rückgang dieser Krankheiten und der Sterblichkeit durch Infektionskrankheiten im 20. Jahrhundert zu tun hatten."

Bessere hygienische Bedingungen statt Impfen.

„Dass es die Hygiene war, es die Kläranlagen waren, es die Chlorbehandlung des Wassers war, es die elektrische Kühlung war, die half, die Ernährung zu verbessern. Und diese Verbesserungen, die technischer Art waren, hatten fast nichts mit Medizin zu tun. Wow, das waren also die eigenen Schlussfolgerungen der CDC.“

Sind Hygienestudien wichtiger als Impfstudien?
„Die Schlussfolgerungen der CDC selbst. Und wissen Sie, Sie können sich die Schlussfolgerung der Studie ansehen, die ich auf Instagram, ich denke vor 4 Tagen, veröffentlicht habe. Und wenn Sie zu meinem Instagram-Feed gehen, sehen Sie ein Zitat davon. Wenn Sie auf den Link zu dieser Studie gehen und sich die Originalstudie anschauen, steht dort geschrieben:

Der Rückgang von Krankheiten im 20. Jahrhundert hatte fast nichts mit Impfstoffen zu tun.

Sie erwähnten all die modernen aktuellen Krankheiten, von denen wir sagen, dass sie von Impfstoffen kommen, was die CDC leugnet.“

Wissentliche Körperverletzung am Tag der Geburt?
„Und auf der Website der CDC habe ich den Impfkalender für Kinder nachgeschlagen, der vier oder fünf notwendige Impfstoffe enthält, jeweils drei bis fünf Dosen, die normalerweise mit zwei Monaten beginnen, aber bei Hepatitis beginnt man sogar bei der Geburt. Und dann geht man auf die nächste Seite und da steht „Probleme“ sowie „ernsthafte Probleme“: „Nach der DTaP-Impfung (Dreifachimpfung) wurden lang anhaltende Anfälle, Koma, Bewusstseinsstörungen und dauerhafte Hirnschäden gemeldet. Diese Berichte sind extrem selten“ Und es heißt: „Wie bei jeder Medizin besteht eine sehr geringe Wahrscheinlichkeit, dass ein

Impfstoff eine schwere Verletzung oder den Tod verursacht". Wird hier über die Anzahl der Verletzungen und Todesfälle, die durch Impfstoffe verursacht werden, gelogen?"

Die Nebenwirkungslüge:
„Nun, sie haben ein System, ein Überwachungssystem, das VAERS (vaccine adverse event reporting system) genannt wird. Und dieses System wurde entwickelt, um Impfschäden zu verbergen. Und in der Tat gibt es eine Studie der HHS (United States Department of Health and Human – Ministerium für Gesundheitspflege und soziale Dienste der USA Services), die von Harvard Pilgrim (Harvard Pilgrim Health Care) in Auftrag gegeben und von Harvard-Wissenschaftlern durchgeführt wurde. Sie kam zu dem Ergebnis, dass weniger als 1% der Impfschäden überhaupt gemeldet werden. Weniger als 1%. Und trotzdem hat die Regierung vier Milliarden Dollar an Menschen mit Impfschäden ausgezahlt. Multiplizieren Sie das also mit 100 und Sie erhalten eine Vorstellung – da weniger als 1% gemeldet werden. Und dort, wo diese Studie durchgeführt wurde, benutzten sie tatsächlich das maschinelle Zählsystem anstatt eines freiwilligen Systems. Und mit dem maschinellen Zählsystem fanden Sie heraus, dass etwa 2,6% der Impfungen, also etwa jede 39. Impfung, Schaden verursacht. Nicht eine in einer Million, wie sie es öffentlich sagen. Und wenn die Leute das wüssten, würde sich niemand mehr impfen lassen, weil beim Impfen eine Schädlichkeitsrate von 2,6% besteht."

Lassen Sie Ihr Kind gegen Gebärmutterhalskrebs impfen?
„In den Gardasil-Studien (Gardasil = Impfstoff gegen Gebärmutterhalskrebs) bekamen 2,3 % der geimpften Mädchen innerhalb von 6 Monaten eine Autoimmunkrankheit und psychischen Defekt– von den Mädchen, die den Impfstoff bekamen. Viele verstarben schon an genau dem, was sie ein-

geimpft bekamen. Und das bei einer Impfung, die angeblich dazu gedacht ist, Krebs zu verhindern, der erst 50 Jahre später auftritt." Viele Prozesse laufen.

Schaden größer als Nutzen:

„Wir haben wirklich sehr gute wissenschaftliche Erkenntnisse, die darauf hinweisen, dass praktisch alle derzeit vorgeschriebenen Impfstoffe weitaus mehr Schaden anrichten, als die ursprüngliche Krankheit es tun würde, gegen die sie vermarktet werden." Um mehr über Kennedys Bemühungen zu erfahren und sich über die neuesten Impf-Nachrichten auf dem Laufenden zu halten, schaut auf: www.childrenshealthdefense.org.

Quellen:
* Schaden größer als Nutzen, Interview mit Robert Kennedy jr., 09.Februar.2020 bei www.kla.tv/15679
* https://youtu.be/AwyM72ymszw

Ich sehe das Coronavirus
mit großer Sorge,
aber ich sehe auch,
wie sich ein solches Virus vorzüglich eignet,
um mit Ängsten von Menschen zu spielen,
um dann Maßnahmen durchzusetzen,
die ohne diese Ängste niemals
durchzusetzen gewesen wären.

Thorsten Schulte
Unternehmensberater und Bestsellerautor
Quelle: https://t.me/KenFM

Gedanken-Virus

Über dieses Gedanken-Virus „Impfung" müssen wir sprechen, denn es ist weitaus gefährlicher als Corona selbst.

Es breitet sich weltweit rasant aus. Die Coronamaßnahmen sind es die tödlich sind, nicht das Virus selbst! Die Überlebensrate laut offizieller Statistik bei einer Coronainfektion ist im Durchschnitt 99,8%

Wenn Sie ihr Kind impfen lassen, sind Sie ein potentieller Mörder, es gibt keine einzige Studie die beweist, dass jemals eine Impfung jemanden davor geschützt hat eine Krankheit zu bekommen.
Dr. L. Coldwell

Das Risiko eine Krankheit zu bekommen ist genauso hoch mit oder ohne Impfung. Im Gegenteil, das Immunsystem wird durch die Impfnebenwirkungen geschwächt und somit sind die geimpften anfälliger für Krankheiten.

Das sollt ihr alles wissen!
Damit ihr, liebe Leser das ganze Corona-Spektrum versteht, geben wir euch weitere Aufklärung.

Es ist nachgewiesen, dass die jährliche Grippewelle (Influenza) Rund 25.000 Todesfälle 17/18 in Deutschland forderte und wesentlich gefährlicher ist als das, was man dem Corona Virus zuschreibt. Bei diesen hohen Opfer-Zahlen sei unbedingt erwähnt, dass es sich bei den meisten Verstorbenen um Menschen handelte, die vorher Grippegeimpft wurden. Paradoxerweise empfahl das Gesundheitsamt Nachimpfungen (Grippe-Doppelimpfungen). Die Menschen standen Schlange vor den Arztpraxen. Es kam vermehrt zu starken Impfreaktionen, was das Immunsystem so schwächte, dass die Betroffenen verstarben. Was war nun der wirkliche Grund am Tod so vieler Menschen? Therapiefehler? Werden wir die Wahrheit jemals erfahren?

Nun nennt man die Grippe „Corona".
Es scheint, als würden unsere Politiker ihre eigene Angst auf das Volk projizieren. Sie sprechen von der zweiten und dritten Welle und wie schlimm und tragisch diese verlaufen wird. Sie halten mit ihren Shutdowns (Herunterfahren des gesellschaftlichen Lebens mit zwangsweisem Einsperren) die Bevölkerung in Atem, da sie allem Anschein nach kein Wissen über die Kraft der Gedanken und Worte haben. Sie sehnen die Infektionskrankheiten förmlich herbei. Es ist ja auch wissenschaftlich bewiesen, dass Leute in Isolation schneller krank werden.

Das ist Magie, mit der hier schwarzmalerisch agiert wird. Sie malen den Teufel an die Wand! Befürchten ständig das Schlimmste. Was Du denkst, das wird kommen.
Wir leben im Resonanzgesetz!

Haben die überhaupt kein Wissen darüber, dass alles was sie an negativen Gedanken aussenden, gerade bei Führungsmenschen in globaler Form, auf die ganze Bevölkerung zurückkommt? Damit bringen sie die Menschheit in Gefahr! Noch nie waren die Politiker so sehr vom negativen Denken und der eigenen Angst befallen. Sie kreieren ständig unkontrollierte Panikansichten, setzen sie als Machtmittel in die Tat um und zerstören damit nicht nur das Volk, sondern das ganze Land.

So haben Anne und Tanja weit über 10.000 Schüler alleine in Deutschland zu Ausnahmeheilern ausgebildet. Sie unterrichten in Europa, Ostblock, USA, Kanada, Australien, Neu-seeland, Hawaii, Mauritius, Indien, Afrika, alleine in Italien sind es tausende Heiler, die nach Annes Heils-Lehre den Menschen durchschlagend helfen. Dort haben Anne und Tanja sogar Lehrer ihrer Methode ausgebildet und so werden es immer mehr.

Die Welt braucht Heiler, wir sind da!

Ihr glaubt doch nicht, dass Politiker das Land heilen können?

Worauf wollt ihr warten?
Das 3. Jahrtausend ist der Wandel der ganzen Menschheit! Das Zeitalter des „Göttlichen Geistes" hat 2000 begonnen und löste das materielle Zeitalter ab. Die Menschen verlassen die Ebene des linearen Denkens, was ihre Gefühlswelt blockierte und begeben sich auf die Wiederentdeckungsreise ihrer intuitiven Intelligenz. Die Stimme aus dem Bauch heraus ist die wahre Intelligenz. Sie steht weit über dem anstudierten Wissen, denn sie ist vom großen Geist und Universal. Jeder Mensch kann heilen, das wird ihm bewusst. Es ist eine innere Sehnsucht, die eines Tages nach außen durchbricht und erfüllt werden will.

So kommen die Menschen zu uns um die ihnen innewohnenden Fähigkeiten des Heilens, zum Leben zu erwecken. Für sich und für die Anderen. Wenn man einem anderen Menschen bei seiner Heilwerdung hilft, dann ist Gott in uns erwacht. Dienst am Nächsten ist die höchste Form der Gottesverehrung. Dies ist gleichzeitig ein Geschenk der Glückseligkeit, die man sofort in sich spürt. Jetzt dürfen die sichtbaren und beweisbaren Heilwunder geschehen!

Die jetzigen Schulmediziner sollen nur den Symptomen ihre Aufmerksamkeit geben. Geistlos agieren. Dadurch bleibt ihre Hilfe, selbst wenn sie reinen Gewissens helfen wollen, begrenzt. Sie sollen ja nur Rezepte ausfüllen. Die Verordnung von Chemiepillen, die erhebliche Nebenwirkungen verursachen, liegt ihnen wie eine Last auf den Schultern. **Das sagen sie selbst: Wir können nicht heilen. Wir sind Opfer der Pharmaindustrie geworden.** Dann sagen sie aber auch wieder: wir machen nur was die Menschen von uns wollen. Sie wollen geimpft werden und Pillen verschrieben haben. Die Menschen glauben den Falschen. Viele sind Weißkittelabhängig. Sind stolz auf ihren Pillenkonsum.

Wie Ärzte Patienten gefährden!
Der Pillencocktail, den manche ihren Patienten zumuten, um sie eigentlich zu verbessern, hat selten für die Patientengesundheit einen positiven Ausgang. Mitunter mündet er in Krankenhausaufenthalte oder sogar zum Tod. Eine Statistik von 2017 sagt: 58.000 Menschen starben bei uns jährlich im Krankenhaus durch eine Falschmedikation. Wie viele sind es dann, wenn man die zuhause Verstorbenen dazurechnet? USA: Millionenfacher Tod durch Medikamente! Hier spricht man von mehreren Millionen Todesopfern jährlich nach einer falsch verordneten Medikamenteneinnahme. Was ist dagegen Corona? Nichts!

Der neue Corona RNA Impfstoff allerdings ist eine globale Gesundheitsbedrohung. Die RNA des Virus ist nicht gefährlich, die RNS des künstlichen Impfstoffes ist schädlich durch die Nanotechnologie, die in die Zellen eindringt und unsere Zellen verändern. Durch die RNA Impfung geschieht ein massiver Eingriff in die Zellen, es entstehen schädliche Immunsystemreaktion mit Langzeitfolgen. Impfungen sind nicht effizient.

MS + Tetanus-Impfung

Impfstoffe sind nicht sicher!
Impfstoffe sind eine Genmanipulation!
Dies sagt Clemens Arvay, Biologe und medizinische Ökologie. Impfungen gelten als das Beste, was die moderne Medizin zu bieten hat. Doch immer mehr Indizien und Beweise zeigen: An der Schutzwirkung bestehen Zweifel. Und die Gefahren, vor denen Impfungen schützen sollen, stehen in keinem Verhältnis zu den Nebenwirkungen!

Besonders dramatisch ist das bei Kindern!
In Deutschland wuchs die Anzahl der Impfdosen im ersten Lebensjahr seit 1972 von 1 auf 34! Parallel dazu explodierte die Anzahl chronischer Erkrankungen bei Kindern: Rheuma, Krebs; vor allem aber Allergien, Infektanfälligkeit und Verhaltensauffälligkeiten wie AD(H)S.

Ursache sind die Zusatzstoffe in den Impfungen, vor allem die aluminiumhaltigen Wirkverstärker.

Umgerechnet aufs Körpergewicht enthält eine Säuglingsimpfung das 23-fache an Aluminium, wie ein Impfstoff für Erwachsene! Es wird von der Zulassung der Impfstoffe bis hin zum Umgang mit den Nebenwirkungen massiv getrickst.

**Wichtig für die Erhaltung der Gesundheit
ist kein vollgestempelter Impfpass,
sondern sauberes Wasser,
gesundes Essen und
ein von Giften
unbelasteter Organismus.**

Warum TETANUS Impfung nicht schützen kann:
Tetanus ist eine Erkrankung, welche durch Verletzungen entsteht, bei denen es zu Zerstörung, insbesondere zum Absterben von Gewebe in schlecht durchbluteten Wundregionen kommt. Die Erkrankung kann auch ohne offene Wunden (Prellungen, Quetschungen) entstehen. Erst nach Gewebsschädigung treten in der verletzten Region die Erreger reparativer Entzündungsprozesse auf. In Wundverhältnissen mit mangelnder Blutzirkulation, niedrigem Redoxpotential, d. h. stark vermindertem Sauerstoffaustausch, metabolisieren (bewirken) Tetanusbazillen, Clostridium tetani, den stufenweisen Abbau der für den Körper giftigen nekrotischen Gewebsteile. Die Meinung, die Tetanus Bazillen seien die Verursacher der Erkrankung, entsteht durch eine vereinfachte und reduzierte Sicht der tatsächlichen Vorgänge.

Unter diesen Abbauprodukten ist das Tetanustoxin, das zu den so genannten biogenen Aminen gehört. Dieses Toxin bewirkt eine gesteigerte Reflextätigkeit und löst den Tetanus, (teino, griechisch: spannen) den Wundstarrkrampf, aus. Im Verlauf der Erkrankung kommt es auch zu schweren Entgleisungen des Elektrolythaushaltes. Etliche Fragen der Pathogenese, was alles sonst noch an dieser Krankheit mitwirkt, ist noch Aufgabe weiterer Forschung. So ist die verwunderliche Tatsache zu erwähnen, dass bei Tetanus außer der Wunde, nirgends am Körper pathologische Veränderungen der Organe, nicht einmal am Nervensystem zu finden sind. Da sind noch viele Fragen offen. Die so genannte „passive Impfung" gegen Tetanus als präventive Therapie, wie auch die aktive Impfung zur Vorbeugung haben den Verlauf der Krankheit nie beeinflussen können. Einen wirksamen Schutz vor dieser Krankheit bietet eine sorgfältige, chirurgische Versorgung der Wunde und körperliche Schonung nach Verletzungen. Tetanus hat es in unseren Ländern vorwiegend in Kriegszeiten (übermenschliche Strapazen, Hunger und ungenügende wundärztliche Versorgung) gegeben. – In den armen Ländern kommt Tetanus aus den ähnlichen Gründen noch häufig vor. Den entscheidenden Rückgang des bösartigen Verlaufes von Tetanus haben wir der allgemeinen, verbesserten, gesundheitlichen Verfassung und den übrigen gebesserten Lebensbedingungen zu verdanken.

Quellen:
- Dr. med. **Johann Loibner**, Autor des Buches "Impfen - Das Geschäft mit der Unwissenheit.
- Zum Problem der aktiven Immunisierung gegen Tetanus Dietrich Bormuth, Ingelheim am Rhein, 1961.
- Therapie und Prophylaxe des Tetanus
- Rüdiger Berghold, Hamburg, 1967.
- Louis Lewin, Gifte und Vergiftungen, 6. Auflage, 1992, Haug Verlag
- Complete Repertorium Millenium, Roger van Zandvoort, 2000

Angeblich gibt es laut der Pharma Industrie keinen Zusammenhang zwischen Impfungen und Multipler Sklerose. Dennoch haben einige Gerichtsurteile gezeigt, dass die Krankheit Multiple Sklerose von Gerichten als Impfschaden anerkannt wurde. "Multiple Sklerose" (MS) tritt vor allem bei jungen Erwachsenen auf und betrifft das zentrale Nervensystem. Die Symptome sind vielfältig, der Verlauf ist oft schubförmig. Ich kenne viele Schicksale die nach der Impfung MS bekamen.

Fontane (1819-1889)
Die einzige wissenschaftlich gesicherte Medikation
zur Stärkung des Immunsystems
sind Vitamine!
Dr. Matthias Rath

Italien 2020

Italien - Endlich bricht die Wahrheit durch!

Im Januar 2020 wurden in der Corona betroffen Region „Bergamo" in einer von den Behörden initiierten Aktion über 50.000 Menschen gegen Mengigokokken C geimpft.

Eine Nebenwirkung des Impfens kann das Guillain-Barré-Syndrom sein, das in 25% der Fälle eine Lähmung der Atemwegsmuskulatur verursacht, die tödlich verlaufen kann. In den von der Impfpflicht betroffenen Gemeinden der Provinz Bergamo - Gallera hinzugefügt - wurden 21.331 Bürger geimpft, davon 1680 Schüler direkt in Schulen und 2414 Arbeitnehmer in ihren Unternehmen. In der Region Brescia hingegen wurden 9200 Menschen durch spezielle Vorschriften geimpft, zusätzlich zu 1700 Menschen von Hausärzten und frei wählbaren Kinderärzten, 1000 Studenten und 300 Arbeitern im Unternehmen, was nochmals 12.200 Bürgern entspricht.

Das ist schockierend viel, wenn man alles zusammenaddiert. Die extrem hohen Todesfälle und die vielen Intensivpatienten sind also mit sehr hoher Wahrscheinlichkeit, ein Opfer dieses "unglücklichen Zusammentreffens" zwischen der Impfung, die eine Schwächung der Atemwege und Immunabwehr hervorruft, und eine Infektion der Atemwege in höchstem Maße begünstigt. Es werden Zusammenhänge mit Wuhan bekannt, wo man von einer schlecht verlaufenen Impfaktion spricht! Starben die Menschen durchs Impfen? Darüber berichtet die Presse nicht!

Quelle: Italienischer Zeitungsbericht übersetzt von einer italienischen Schülerin.

Impfgifte

Neben den Adjuvantien im Impfstoff, welche die Impfseren vor bakterieller Verunreinigung schützen sollen, sind noch bestimmte Viren-Proteine im Impfstoff enthalten, die aus jenen Zellen stammen, in denen man die Erreger züchtete. Hier gibt es nun ganz unterschiedliche Zelllinien, die sich für diesen Zweck eignen sollen. Ob das vertretbar ist? Wissenschaftlich ist alles offen! Manche Zelllinien stammen aus Hühnerembryonen, andere aus Hunde- oder Menschenkrebszellen und wieder andere aus Affennierenzellen oder gar abgetriebenen menschlichen Föten.

Weitere Zutaten der Impfstoffe sind:

Thiomersal (Quecksilberanteile) zur Impfstoffkonservierung. Thiomersal wird wegen der Gefährlichkeit inzwischen in einigen Impfstoffen, aber nicht in allen Kinderimpfstoffen weggelassen, ist aber in Erwachsenenimpfstoffen sowie grundsätzlich in den Tierimpfstoffen weiter enthalten. Thiomersal ist eine Quecksilberverbindung, die in der Vergangenheit in Impfstoffen überwiegend als Konservierungsmittel eingesetzt wurde. Seit kurzem versucht man Thiomersal durch andere Stoffe zu ersetzen, mit der Begründung, dass es schon in geringen Mengen als hochgiftig für das „Körper-Ökosystem" eingestuft wird. Laut Sicherheitsdatenblatt der Firma Merck ist Thiomersal sogar sehr giftig beim Einatmen, Verschlucken oder der Berührung mit der Haut. Es ist giftig für Wasserorganismen und sollte dringend von Nahrungsmitteln, Getränken und Futtermitteln ferngehalten werden.

Während das ähnliche Methylquecksilber sehr gut erforscht ist und als sehr gefährlich für unseren Körper bezeichnet wird, scheinen die Auswirkungen von Thiomersal im Körper bis heute immer noch nicht richtig ergründet zu sein und es gibt keine relevanten Langzeitstudien oder Forschungsergebnisse darüber, zumindest keine frei zugänglichen. Das schreckt auf!

Eine Untersuchung an Ratten ergab, dass Thiomersal nur sehr geringfügig über die Nieren ausgeschieden wird und sich stattdessen überwiegend im Gehirn festsetzt. Es gab einen Gerichts-Prozess, wo ein junger kerngesunder Mann nach der Impfung MS bekam, im Rollstuhl saß und sogar kurz darauf an einer Schwermetallvergiftung verstarb. Der Europäische Gerichtshof erklärte, dass dieser Mann an einem Impfschaden verstarb und entschädigte die Hinterbliebenen. Die Pharmaindustrie stand nach dem Urteil Kopf! Bei Demenz und Alzheimerkranken hat man dies auch festgestellt. Es tötet Gehirnzellen ab. Influenza (Grippe) Geimpfte hatten oft nach 2 Tagen der Impfgabe hohes Fieber und starke Gedächtnisverluste. Diese Schäden sind irreparabel. Formaldehyd wird bei der Herstellung der Impfstoffe zur Abtötung der Erreger mit konservierenden Eigenschaften benutzt. Formaldehyd zählt zu den stärksten bekannten Mutagenen. Mutagene sind Einflüsse, die das Erbgut eines Organismus verändern, weil sie zu Mutationen in den Chromosomen führen. Wenn sich in den Zellen das Erbgut verändert, dann wird im Körper mit einer hohen Wahrscheinlichkeit Krebs entstehen. Interessanterweise gibt es unzählige Studien zur Giftigkeit von Formaldehyd und Fähigkeit, Krebs auszulösen. In Lebensmitteln, Farben, Möbeln, Bodenbelägen, Industriekleber, Textilien usw. ist es wegen Verdacht auf Krebserregung verboten.

Man schreckt aber nicht davor zurück, es in den Impfstoffen weiter zu verwenden. Soll bei der Impferei der Dauerkranke erschaffen werden?

Aluminiumhydroxid und Squalen sind Wirkverstärker, welche die Antikörperbildung provozieren sollen, wodurch sich das Immunsystem stärken könnte. Es gibt aber noch keine Langzeitstudien, welche die Gefährlichkeit von Aluminium abmildern könnten.

Emulsionen mit Squalen und Polysorbat werden in Impfstoffen zur Sterilisation von Hunden eingesetzt. Eine Studie aus dem Jahr 2000 stellte einen Zusammenhang mit squalenhaltigen Impfstoffen, die US-Soldaten vor dem Einsatz im Golfkrieg verabreicht wurden und dem so genannten Golfkriegssyndrom, her.

Die Symptome: Chronische Müdigkeit und Schwäche, Hautausschläge, chronische Kopfschmerzen, Gelenkschmerzen, Muskelschmerzen, Haarausfall, Nichtverheilung von Verletzungen, schmerzhafte Schleimhautentzündungen, Benommenheit, epileptische Anfälle, Blutarmut, Lymphknotenschwellungen, Durchfall, Vergesslichkeit, autoimmune Schilddrüsenerkrankungen, erhöhte Empfänglichkeit für Autoimmunerkrankungen, Umweltgifte und neurologische Störungen.

Die ungeimpften Soldaten hatten diese Symptome nicht!

Weitere Inhalte sind: Antibiotikum aus der Impfstoff-Produktion, um die Kulturen vor bakterieller Verunreinigung zu schützen.

Formaldehyd, um die Erreger abzutöten Hühnerembryoeiweiß oder andere Eiweiße als Kulturmedium bzw. in Form von sog. Zelllinien, in denen bestimmte Viren gezüchtet werden. Kritische Stoffe wie zum Beispiel Aluminium und Quecksilber nehmen wir leider auch jeden Tag mit unserer Nahrung, dem Trinkwasser, über Medikamente oder auch über Kosmetik- und Körperpflegeprodukte auf. Werden die Stoffe verspeist (also oral aufgenommen), können sie wieder über den Darm oder die Nieren ausgeschieden werden. Gelangen sie jedoch über eine unnatürliche Eintrittspforte in den Körper, werden sie also – wie das bei Impfungen geschieht – in den Muskel gespritzt, können sie vom Körper nicht ausgeschieden werden, da sie ja unter Umgehung des Verdauungssystems direkt ins Gewebe gelangen. Quecksilberverbindung Thiomersal ist hochgiftig und steckt nun im Körper fest!

Zu Formaldehyd, das – wie bei Impfungen seit Jahrzehnten üblich – direkt ins Gewebe injiziert wird, findet man so gut wie keine wissenschaftlichen Berichte. Zusammenhänge zwischen bei Kindern immer häufiger auftretenden Allergien, Autoimmunerkrankungen, Krebsfällen etc. und Formaldehyd in Impfungen werden nicht gesucht, und selbst wenn man sie suchte, würden Spätfolgen dieser Art grundsätzlich nicht als Impffolge anerkannt. Denn wer kann schon beweisen, dass die Impfungen aus der Kindheit Jahre später zu diesem oder jenem Gesundheitsproblem führten?
Es gibt keinerlei Interesse die Impfschäden zu erforschen.

Im Endbericht 2010 des amerikanischen National Toxicology Program, ein Projekt des US Gesundheitsministeriums zur Einschätzung der Toxizität von Impfstoffen aller Art, ist jedoch immerhin zu lesen, dass sich Formaldehyd im Gewebe mit der aktiven Form der Folsäure verbindet und zu DNA-Veränderungen führt. Ja, Formaldehyd zählt gar zu den stärksten und wirksamsten bekannten Mutagenen. Mutagene sind äußere Einflüsse, die das Erbgut eines Organismus verändern, weil sie zu Mutationen in den Chromosomen führen. Wenn sich jedoch in den Zellen das Erbgut verändert, dann können im Körper Krebstumore entstehen. Wer nach so viel Aufklärung über die Folgen von Impfungen, seinen

192

Standpunkt immer noch nicht überdenkt und sich eingesteht, dass Impfen ihn schädigt und keinerlei gesundheitlichen Nutzen erfüllt, den bitten wir:

Liebe Impfbefürworter, dreht bitte um!

Ein Kinderarzt in Hamburg hat an seinem Schaufenster stehen: Ich nehme nur noch ungeimpfte Kinder an, da die Geimpften nicht mehr zu retten sind.

Häufiger liest man es aber umgekehrt. Die Kinderärzte sind impfwütig und bestehen darauf, dass die Mütter ihr Kind vor der Behandlung impfen lassen. Sonst werden sie unsanft der Praxis verwiesen. Alle Kritiker des Gesundheits-Systems werden als Rechtsextremisten bezeichnet. Das Impfen ist ein Billiardengeschäft, was sich die Pharmaindustrie nicht entgehen lassen will. Diese Schlussfolgerung war noch nie so offensichtlich!

Halloooo…
wo sind die Heilmittel, Vitamine und Mineralien, die das Immunsystem stärken? Warum verordnet das der Arzt nicht. Warum zahlt das die Krankenkasse nicht?

In etlichen Ländern wird Corona mit Vitamin C geheilt! Mit MMS und gesunden Mineralien, welche die Immunabwehr stärken. Heilung ist einfacher als man denkt!

Donald Trump sagte: und das nahm ihm die ganze Welt übel. Corona sei mit einem Desinfektionsmittel zu beheben. Er konnte es nicht wörtlich benennen, meinte aber MMS nach Jim Humble. Das Risiko, dass es vom Markt genommen wird, war ihm zu groß. So erduldete er lieber, dass man ihn beschimpfte und für verrückt erklärte.

Durch eine jahrzehnte lange Forschungsarbeit des Robert Koch Institutes ist bewiesen, dass ungeimpfte Menschen viel gesünder sind als geimpfte. Die Ungeimpften Menschen hätten ein viel stärkeres Immunsystem!

Ein Kind, das nach US-Impfplan geimpft wird, hat allein bis zum 6. Lebensjahr folgende schädliche Inhaltsstoffe unter die Haut gespritzt bekommen:

- 17.500 mcg 2-Phenoxyethanol (Frostschutzmittel)
- 5.700 mcg Aluminium (Nervengift)
- Unbekannte Menge von fetalem Rinderblut (fetales Serum von abgetriebenen Kälbern)
- 801,6 mcg Formaldehyd (krebserregendes Konservierungsmittel)
- 23.250 mcg Gelatine (zermahlene Schlachtabfälle)
- 500 mcg menschliches Albumin (menschliches Bluteiweiß)
- 760 mcg L-Mononatriumglutamat (MSG, verursacht Fettleibigkeit & Diabetes)
- Unbekannte Menge an MRC-5-Zellen (abgetriebene menschl. Föten)
- mehr als 10 mcg Neomycin (Antibiotikum)
- mehr als 0,075 mcg Polymyxin B (Antibiotikum)
- mehr als 560 mcg Polysorbat 80 (krebserregend)
- 116 mcg Kaliumchlorid (wird in der Todesspritze verwendet)
- 188 mcg Kaliumphosphat (in Flüssigdünger verwendet)
- 260 mcg Natriumbicarbonat (Backpulver)
- 70 mcg Natriumborat (Borax, in Ungezieferbekämpfung verwendet)
- 54.100 mcg Natriumchlorid (Tafelsalz)
- Unbekannte Menge an Natriumcitrat (Lebensmittelzusatz)

- Unbekannte Menge an Natriumhydroxid (Vorsicht, ätzend!)
- 2.800 mcg Natriumphosphat (für jeden Organismus giftig)
- Unbekannte Menge an Natrium Dihydrogen Phosphat-Monohydrat (für jeden Organismus giftig)
- 32.000 mcg Sorbitol (darf nicht injiziert werden)
- 0,6 mcg Streptomycin (Antibiotikum)
- mehr als 40.000 mcg Saccharose (Haushalts- oder Rohrzucker)
- 35.000 mcg Hefeprotein (Pilz)
- 5.000 mcg Harnstoff (Stoffwechselabfall aus menschlichem Urin)
- sonstige chemische Rückstände

Aus dem Buch von Dr. Todd M. Elsner: "What The Pharmaceutical Companies Don't Want You To Know About Vaccines" (Was die Pharmaunternehmen Sie nicht über Impfstoffe wissen lassen wollen), 2009.

Leider wissen noch viel zu wenig Menschen, dass das Impfen etwas völlig widernatürliches ist, was das Immunsystem, die Abwehrmechanismen, den natürlichen Heilungswillen im Menschen zum Erliegen bringt.

Viele denken noch, dass die großen Seuchen durch Impfungen besiegt wurden.

Es gibt aber genügend Statistiken die beweisen, dass die Seuchen durch Hygienegesetze bereits besiegt waren, bevor es die Impfungen gab. Auch Covid19 ist so gut wie weg bevor die Impfung kommt.

Die Masern Impfung

Eine Studie aus den USA kam bereits 2010 zu dem Schluss, dass Mädchen bzw. Frauen, die Mumps hatten, ein geringeres Risiko haben, an Eierstockkrebs zu erkranken, als Mädchen bzw. Frauen, die keine Mumps-Erkrankung durchgemacht haben.

https://core.ac.uk/download/pdf/154872591.pdf und

https://www.ncbi.nlm.nih.gov/pmc/articles/PMC2951028/pdf/nihms235805.pdf

Wenn nun das MSG so weiterläuft, werden also Mädchen und Frauen durch eine Drei- oder Vierfachimpfung, die u.a. eine Mumps-Erkrankung unterdrücken soll, wissentlich einem erhöhten Eierstockkrebs-Risiko ausgesetzt, weil sie gar keine Chance mehr haben, auf natürliche Art und Weise Mumps zu bekommen.

Ob das BVerfG das tatsächlich riskieren kann?

Immerhin wissen sie ja spätestens dann Bescheid, wenn sie den Eilantrag gelesen haben. Wie viele Mädchen und Frauen würden dann wohl einem erhöhten Eierstockkrebs-Risiko ausgesetzt, während in Deutschland ein Gesetz weiter besteht, dem nicht einmal der Bundesrat zugestimmt hat?

Wenn ihr euren Beratungstermin beim Gesundheitsamt habt, weil eure Kinder nicht geimpft sind, fragt doch einfach mal nach, ob dann die Damen und Herren des Gesundheitsamtes für den Fall einer möglichen Eierstockkrebs-Erkrankung die Verantwortung übernehmen.

Die neue Impfung

Die Covid19 Impfung.

Laut Gesetz kann niemand für einen gefährlichen, schlechten, unwirksamen oder schädlichen Impfstoff zur Rechenschaft gezogen werden. Es gibt keine Konsequenzen, keine Haftung und keine Entschädigung. Deswegen werden Impfstoffe auch nicht auf Sicherheit überprüft. Deswegen werden Impfungen auch in Impfzentren gemacht und nicht beim Arzt, niemand kann dann dafür in Rechenschaft gezogen werden und es gibt keine Statistiken oder Meldepflicht.

Impfstoffe sind eine reine Geldquelle.
Der neue Impfstoff ist ein ganz anderer als herkömmliche Impfstoffe es wird eine erweiterte Technologie eingesetzt.

Durch diese Impfung werden unsere Gene verändert.

Wir wissen nicht genau welche Art der Gene uns so implantiert werden. Die Quelle dieses genetischen Materials ist unbestimmt!

Dazu kommt die Aussage von Bill Gates das man durch Impfstoffe die Weltbevölkerung reduzieren kann und er bereits in Afrika Versuche gemacht hat wo die Geimpften steril geworden sind. Man kann aber auch das Wesen, den Charakter und die Erinnerungen der Menschen durch Genmanipulation verändern.

Wir sind so empfindlich wenn es um die Genmanipulation an Pflanzen geht, hier bei dieser Genmanipulation am Menschen müßte globaler Alarm gegeben werden und die Impfung sofort gestoppt werden!

Unter den zehn bereits in klinischer Prüfung befindlichen Covid-19 Impfstoffen enthalten- nach Auskunft der WHO vom 27. Mai vier Kandidaten rekombinante RNA und ein Kandidat DNA-Plasmide. Dabei werden unterschiedliche Technologien zur Einbringung des rekombinanten genetischen Materials in die menschlichen Zellen angegeben. Rekombinante RNA, welches in die menschlichen Zellen eingebracht wird, verändert dort die genetischen Prozesse und ist sehr wohl auch als genetische Modifizierung der Zelle bzw. des Organismus einzuordnen, denn genetische Modifizierung beschränkt sich eben nicht auf eine direkte Veränderungen der DNA. Menschen werden durch diese „Impfungen" also genetisch modifiziert.

Menschen werden ja in besonderen Fällen bereits genetisch verändert. Solche Veränderungen laufen als „Gentherapie" und sind gesetzlich mit hohen Hürden versehen. Weiterhin besteht bei genetischen Modifizierungen immer das Risiko, dass diese auch die Keimzellen einbeziehen könnten. Eine Keimbahnveränderung, also vererbbare genetische Modifikationen sind menschenrechtlich bisher tabu. Die Teilnehmer an der klinischen Erprobung der neuen genetischen "Impfstoffe" müssen sich deshalb auch zu strengen Maßnahmen der Schwangerschaftsverhütung verpflichten. Bei den durch Panikmache uns aufgedrängten „Gen-Impfungen" hat außerdem eine Lobby rechtzeitig dafür gesorgt, dass die geplanten Massenimpfungen mit rekombinanten Erbinformationen schon zur Verbesserung der Akzeptanz nicht als „Gentherapie" bezeichnet werden, obwohl sie es natürlich sind.

Donnerstag, 05.09.2019. Das Mainzer Unternehmen Biontech erhält mindestens 55 Millionen US-Dollar von der Bill-Gates-Stiftung. Damit sollen Immuntherapien gefördert werden.

Quelle: https://www.allgemeine-zeitung.de/lokales/mainz/nachrichten-mainz/bill-gates-stiftung-investiert-in-mainzer-firma_20417279

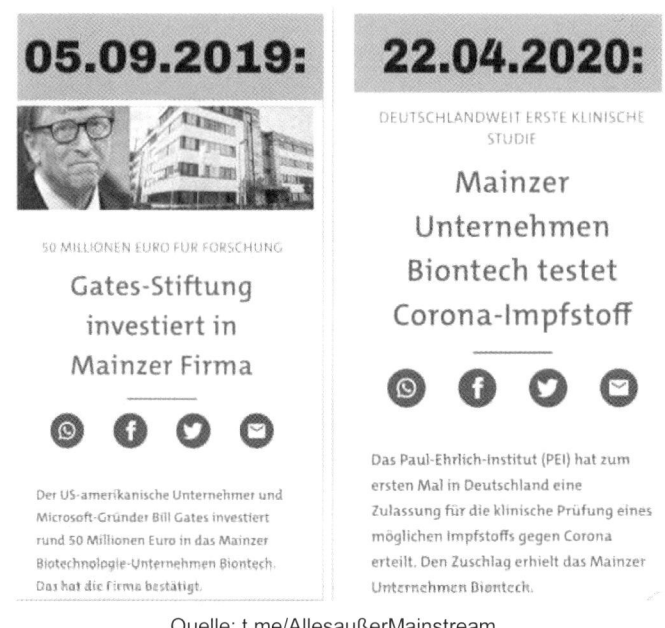

Quelle: t.me/AllesaußerMainstream

Zufall das gerade jetzt diese Firma den ersten Impfstoff entwickelt hat und das so schnell?

Der neue Impfstoff gegen Corona schützt nicht gegen Corona, er kann den Verlauf nur abschwächen. Wobei nur 0,2% an Corona erkranken. Massive Nebenwirkungen entstehen bei 1,6% der geimpften Menschen. Welches Risiko ist nun höher? Heute verhungern noch pro Minute Menschen, dass diese ein schwaches Immunsystem haben ist ja klar. Hier hilft keine Impfung, hier hilft Nahrung und sauberes Wasser. Dies muss erst auf der ganzen Welt hergestellt werden bevor man von Impfungen spricht. Das sollte das Ziel der Superreichen sein.

Die Leute sollen sich solidarisch impfen lassen um die Pandemie zu stoppen?

Falsch – das funktioniert nicht. Der Impfstoff verhindert weder dass man daran erkrankt noch die Übertragung, es ist keine sterile Immunität. Somit nützt es auch nicht wenn alle sich impfen lassen, der Erreger bleibt bestehen. Man kann die Krankheit nur etwas schwächer bekommen. Wenn man davon aus geht, dass an dieser Corona Grippe sowieso nur ganz wenige Menschen erkranken und bisher noch niemand direkt daran gestorben ist, sollte man sich diese neue Impfung gut überlegen.

Auszüge aus: https://dlive.tv/p/bitteltv+tV5H6xbMg

Ich betone es noch einmal:
Die neuen Impfungen sind nicht ausreichend getestet. Normal benötig ein Impfstoff 5-6 Jahre für die Entwicklung. Labor, dann Tier, dann Mensch. Jetzt wird er am Menschen versucht bevor das Labor den Impfstoff überhaupt entwickelt hat. Was soll da denn drin sein?

Impfungen müssen eine Immunreaktion erzeugen um zugelassen zu werden, also müssen Gifte drin sein, damit der Körper reagiert. Auf einen Virusschnipsel würde der Körper nicht reagieren, somit muss dieser Schnipsel an Nanoteilchen angeheftet werden und der Körper irgendwie geschädigt werden um eine Immunreaktion hervor zu rufen.

V-safe Active Surveillance for COVID-19 Vaccines

	Dec 14	Dec 15	Dec 16	Dec 17	Dec 18*
Registrants with recorded 1st dose	679	6,090	27,823	67,963	112,807
Health Impact Events**	3	50	373	1,476	3,150
Pregnancies at time of vaccination	5	29	103	286	514

*Dec 18, 5:30 pm EST
**unable to perform normal daily activities, unable to work, required care from doctor or health care professional

Nach 5 Tagen Impfungen, haben in England 3150 Personen so schwere Nebenwirkungen, dass sie täglich Aktivitäten nicht mehr nachkommen können und medizinische Betreuung brauchen so die CDC.

Quelle: https://www.cdc.gov/vaccines/acip/meetings/downloads/slides-2020-12/slides-12-19/05-COVID-CLARK.pdf

Es werden den Menschen Virusgene in den Muskel gespritzt, die sich mit dem Blutstrom im gesamten Körper ausbreiten. Sie gelangen auch dahin, wo die Viren selbst nie Schaden anrichten würden. Bei gesunden Freiwilligen zeigte sich, dass die Impfung teils heftige Nebenwirkung ausgelöst hat. Schon vor 10 Jahre wurde auch der Schweinegrippen Impfstoff im Schnellverfahren zum Einsatz gebracht. Am Ende stellte sich die Schweinegrippe als harmlos heraus. Der Impfstoff jedoch zerstörte zahlreiche Menschenleben, indem er Narkolepsie, die Schlafkrankheit, auslöste. Dies betraf vor allem junge Menschen die an Schweinegrippe niemals erkrankt wären. Nach 2020 weiß man jetzt, dass das Risiko an Corona zu erkranken sehr gering ist.

Genmanipulation

Offener Brief von Dr. Theresa Deisher:

Diese Art der Impfung mit DNA (auch DNA-Vakzinierung) verwendet meistens Plasmide, die ein oder mehrere Gene von artfremden Proteinen enthalten. Als denkbare Nachteile gelten eine mögliche verstärkte Tumorbildung infolge der Aktivierung von Onkogenen oder der Deaktivierung von tumorunterdrückenden Genen durch zufällige Insertion der DNA in das Genom, eine theoretisch mögliche Destabilisierung der Chromosomen, einen möglichen Transfer von Antibiotikaresistenzen an Bakterien und die mögliche Induktion von Autoimmunerkrankungen gegen die DNA. (Wikipedia)

Dr. Theresa Deisher erhielt ihren Doktortitel in Molekularer und Zellulärer Physiologie von der Stanford University und hat über 20 Jahre in der kommerziellen Biotechnologie verbracht. In ihrem offenen Brief an den Gesetzgeber warnt sie davor, dass Impfstoffprodukte DNA-Fragmente aus fötalem Gewebe enthalten, die nicht herausgefiltert werden können. Die durchgeführten Untersuchungen legen nahe, dass die Verwendung fremder, menschlicher DNA-Fragmente unbeabsichtigte Folgen hat. Um die Autoimmunfähigkeit sehr kleiner Mengen fötaler DNA zu veranschaulichen, bedenken Sie Folgendes: Die Wehen bei der Geburt werden durch fötale DNA des Babys ausgelöst, die sich im Blutkreislauf der Mutter ansammelt und eine massive Immunabstoßung des Babys auslöst, wenn es soweit ist. Das sind die normalen Wehen.

Der MMR-II-Impfstoff von Merck (sowie die Windpocken-, Pentacel- und alle Hep-A-haltigen Impfstoffe) wird mit Hilfe von menschlichen fötalen Zelllinien hergestellt und ist durch den Produktionsprozess stark kontaminiert [und ist] dafür bekannt, den Toll-like-Rezeptor 9 (TLR9) zu aktivieren, der Autoimmunattacken verursacht.

Wer sagt, dass die fötale DNA, die unsere Impfstoffe kontaminiert, harmlos ist, weiß entweder nichts über Immunität und Toll-like-Rezeptoren oder er sagt nicht die Wahrheit. Wenn die fötale DNA die Wehen auslösen kann (eine natürlich erwünschte Autoimmunreaktion), dann können die gleichen Mengen an Impfstoffen bei einem Kind Autoimmunität auslösen. Die in Impfstoffen enthaltene fragmentierte fötale DNA ist von ähnlicher Größe, ~215 Basenpaare. Dies ist ein direkter biologischer Beweis dafür, dass fötale DNA-Kontaminationen in Impfstoffen nicht in geringen unschädlichen Mengen vorhanden sind. Sie sind ein sehr starker proinflammatorischer Auslöser.

Die Verabreichung von Fragmenten nicht selbst menschlicher fötaler DNA an ein Kind (wie in Spritzen), könnte eine Immunantwort auslösen, die auch mit der eigenen DNA des Kindes kreuzreagiert. Kinder mit einer autistischen Störung haben Antikörper gegen menschliche DNA im Blutkreislauf, die nicht-autistische Kinder nicht haben. Abgetriebene Babys für Herstellung von Impfstoffen?
Diese Antikörper können bei autistischen Kindern an Autoimmunattacken beteiligt sein.

„Dr. Plotkin King of Vaccines" deutsch: Quelle: https://youtu.be/YqgW7O4BKvA

Seit Jahren grassiert bei der Weltgesundheitsorganisation Verschwendungssucht und Inkompetenz. Hinzu kommt, dass die Organisation de facto von der Pharmaindustrie kontrolliert wird. Ein renommierter Epidemiologe hatte vor langer Zeit gesagt: "Mit Rhinoviren, RS-Viren und den meisten anderen dieser Erreger lässt sich kein großes Geld und kaum eine Karriere machen. Gegen Influenza-Viren hingegen gibt es einen Impfstoff und auch Medikamente. Da steckt das große Geld der Pharmaindustrie dahinter!"

Die sog. **RNA-Impfstoffe** der neuesten Generation greifen zum ersten Mal in der Geschichte des Impfens direkt in die Erbsubstanz, in das genetische Erbmaterial des Menschen/Patienten ein und verändern damit das individuelle Erbgut im Sinne einer bislang verbotenen, ja kriminellen Genmanipulation. Man kann diesen Eingriff vergleichen mit dem bei genmanipulierten Lebensmitteln, die ja ebenfalls sehr umstritten sind. So verharmlosend momentan Medien und Politik darüber sprechen, ja gar eine solche neuartige Impfung unreflektiert fordern, um wieder zu einer Normalität zurückkehren zu können, so problematisch ist eine solche Impfung in gesundheitlicher, moralisch-ethischer und auch in Hinsicht auf genetische Folgeschäden, die im Gegensatz zu den Folgeschäden bisheriger Impfungen nunmehr unwiderruflich, unumkehrbar und irreparabel sein werden. Diese neuartigen Impfstoffe stellen meines Erachtens ein Verbrechen an der Menschheit dar, die es in so breiter Form in der Geschichte noch nicht gegeben hat.

Der Staat darf auch in der aktuellen Ausnahmesituation nur in unsere Grundrechte eingreifen, wenn dies verhältnismäßig ist. Es sind also nicht alle Maßnahmen, die zum Infektionsschutz getroffen werden automatisch rechtmäßig. Bei jeder einzelnen getroffene Maßnahme muss der Grundrechtseingriff verhältnismäßig zu dem Zweck sein, den sie verfolgt. Das Ziel, die Ausbreitung einer Krankheit zu verhindern, muss nach Möglichkeit durch Maßnahmen verfolgt werden, welche die Grundrechte so wenig wie möglich beschränken. Es geht also immer um eine Abwägung der betroffenen Rechtsgüter.

Die Corona-Hysterie machts möglich: Bei einem Impfstoff-test mit genetisch modifizierten Affenviren können bis zu 83 % Nebenwirkungen als 'akzeptables Sicherheits-Profil' bezeichnet werden. Und als 'Placebo' darf man ein Meningokokken-Impfstoff herhalten. Eine Versuchsgruppe aus mehr als 500 Testpersonen, die den experimentellen Impfstoff erhielt, wurde nicht etwa mit einem echten Placebo verglichen, sondern mit einer Gruppe, die stattdessen einen gängigen Meningokokken-Impfstoff erhielt. Die Begründung dafür, dass keine Kochsalzlösung verwendet wurde: Ein echtes Placebo hätte nach Ansicht der Studienverantwortlichen dafür gesorgt, dass die Testpersonen aufgrund fehlender Nebenwirkungen herausgefunden hätten, dass sie zur Placebo-Gruppe gehören. Das bedeutet nichts anderes, als dass die Verantwortlichen von vornherein von sehr häufigen Nebenwirkungen ausgegangen sind.

Und so kam es dann auch:

- 67 % der Testpersonen berichteten "meistens milde" Schmerzen
- 70 % der Testpersonen berichteten Erschöpfung
- 83 % der Testpersonen berichteten "meistens milde" Druckschmerzen (Tenderness)
- Da man mit sehr häufigen Nebenwirkungen rechnete, wurde einem Teil der Versuchspersonen vorsorglich Paracetamol gegeben. Das senkte die Häufigkeit der Schmerzen von 67 % auf 38 % und die Häufigkeit von Druckschmerzen von 83 % auf 77 %. Erschöpfung trat unter Paracetamol jedoch um 1 % häufiger auf.

Es ist zu vermuten, dass, wenn dieser Impfstoff zum Einsatz kommt, mit jeder Impfung auch die Hersteller von Paracetamol einen kleinen Umsatz feiern können. Die Studienautoren kommen zu dem Ergebnis:

"ChADOx1 nCov-19 zeigte ein akzeptables Sicherheitsprofil."

Ich finde das etwas gewagt, denn die Menschheit besteht ja nicht nur aus gesunden Erwachsenen, sondern auch aus Säuglingen, Kindern, Jugendlichen, Senioren, Schwangeren, akut und chronisch Kranken: Wenn bis zu 83 % der gesunden Erwachsenen "erträgliche" Nebenwirkungen zeigen, was bedeutet das dann für alle anderen? Russisch Roulette mit Gesundheit und Leben? Zudem wurden die Nebenwirkungen nur 28 Tage lang beobachtet, also gerade so lange, bis man einen maximalen Antikörper-Messwert erwarten konnte. Langfristige Impffolgen wurden also gar nicht erfasst. Mit der Generierung von Antikörpern in der Impfgruppe war man übrigens zufrieden. Was auch immer das für die tatsächliche Empfänglichkeit für Krankheiten bedeuten mag: Es mehren sich ja die Hinweise, dass Covid-19 gar nicht in der Lage ist, schützende Antikörper zu erzeugen. Damit wäre eine Impfung von vornherein völlig sinnbefreit.

Quelle: Safety and immunogenicity of the ChAdOx1 nCoV-19 vaccine against SARS-CoV-2: a preliminary report of a phase 1/2, single-blind, randomised controlled trial
www.impfkritik.de/pressespiegel/2020072802.html

Du bist, was Du denkst,
was Du denkst, strahlst Du aus,
was Du ausstrahlst, ziehst Du an und
was Du anziehst, bestimmt Dein Leben.

Die neuen Mütter

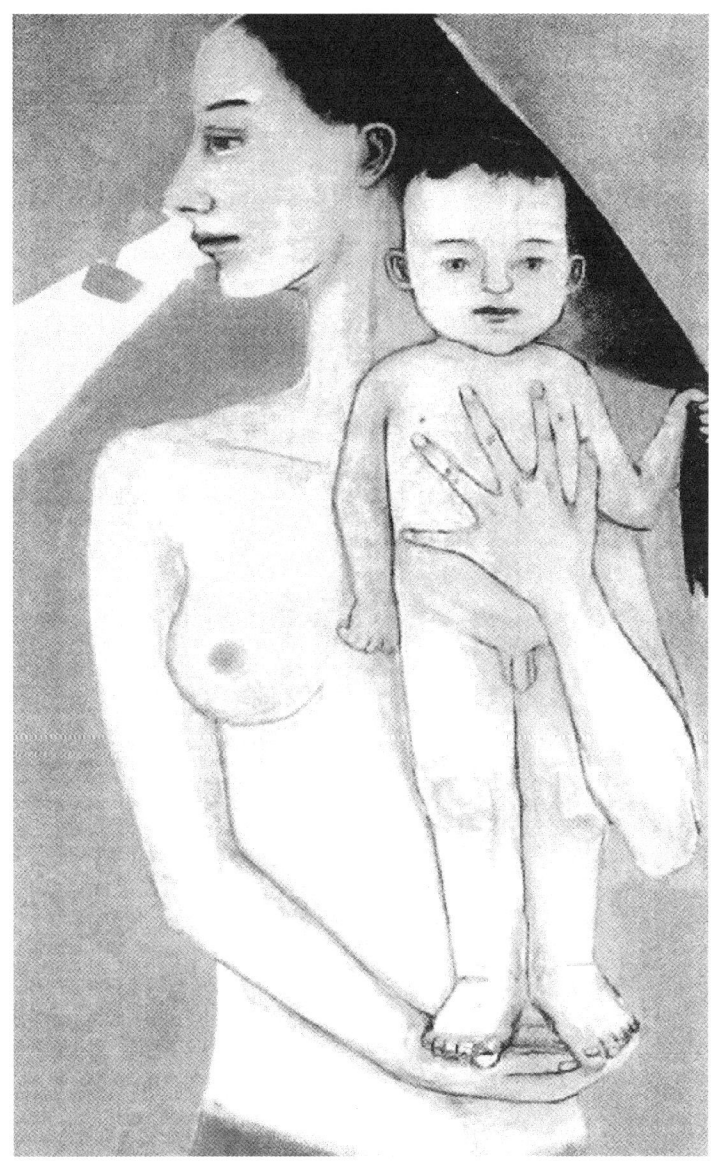

Die neuen Mütter sind nicht verantwortungslos, irre oder asozial wie man sie nennt, wenn sie schützend ihre Hand vor ihr gesundes Kind halten, nicht gewillt sind, es der Gefahr eines Impfschadens auszuliefern.

Sie folgen ihrem gesunden Mutter-Instinkt.

Wenn die Impfpflicht kommen wird, dann könnt ihr sie kennen lernen, die Kämpferinnen.

Sie folgen ihrer inneren Intelligenz - "Impfen nein danke"-.
Sie sind die Realistischsten, gut informierten, Klügsten, Reifsten, Wissenden, Spirituellsten, Tapfersten, Mutigsten, Hoffnungsvollsten, die Liebenden, die Göttlichen mit einer hohen Seelenreife.

Sie vergeben dem Jens Spahn und den 459 Impfbefürwortern, die sich bei der Abstimmung am Bundestag, an den Kindern, also Mensch, Tier, Natur, Umwelt versündigt haben, überhaupt nicht.

Im Gegenteil, sie klagen an. Die Politiker, die offensichtlich nicht wissen was sie tun, "Vater vergib ihnen, denn sie wissen nicht was sie tun", das machen wir nicht! Die Verantwortlichen werden ihr Karma postwendend zurückbekommen. Sie konnten sich hinreichend informieren! Wir Impfgegner haben tausende, sogar wissenschaftlich bestätigte Fakten auf den Tisch gelegt. Dummheit schützt vor Strafe nicht.

Die heutigen Mütter sind multidimensionale Intelligenzen. Sie haben hoch entwickelte Kristallkinder der "Neuen Zeit" geboren.

Sie sind vollkommen...

Niemand darf mehr durch die Hand eines Kinderarztes, der ja selbst ein Pharmaopfer ist, geschädigt werden. Wir sind nicht mehr die Hammelherde, oder die Schafe, die im Massenbewusstsein dahertrotten. Die man gnadenlos belügen kann. Gerade kam wieder eine Impffernsehwerbung. Das Geschäft mit der Angst. Mögen auch die Gutgläubigen, die ihr Kind vor Angst u. Verzweiflung wegen Kitaplatz in Gefahr bringen, schnell erwachen. Spätestens dann, wenn ihr Kind vom Impfen Epilepsie oder Autismus, MS, Allergien, Neurodermitis, Kopftumore, Lymphdrüsenkrebs, Entwicklungsstörungen wegen Aluminium im Kopf, Immunschwäche, später Demenz und ganz viele Krankheiten mehr hat, sollte sich niemand mehr Unwissenheit vorwerfen müssen. Wir sind keine Verschwörungstheoretiker, sondern Wissende und deshalb aufgerufen, das zu verhindern!

Passt auf euch auf! Es ist ein Angriff, der Machtbesessenheit in Politik und Wirtschaft.

Der Kranke wird erschaffen!

Er ist Umsatzträger Nr. 1. Das ist ein Entwicklungsprozess für die Menschheit in der ganzen Welt, die sich wehren muss. Wir haben die Aufgaben, Irrtümer aufzudecken und aus der Opferrolle herauszutreten... Schluss jetzt mit den Lügen und der Unterdrückung!

Wir sind die Sieger!

Dieses schöne Bild am Anfang des Kapitels hat mir einmal eine Mutter gemalt. Sie war so dankbar, als ich sie und ihren kleinen Jungen begradigt habe.

Mütter, wir schauen nicht mehr weg!
Wir sind die Veränderer!

Gott gibt uns die Kraft und schützt uns bei dieser notwendigen Lichtarbeit zum Wohle aller!

Eure Anne Hübner

Wir empfehlen Euch dazu die Filme Vaxxed I und besonders auch Vaxxed II anzuschauen.

Wir haben tätlich impfgeschädigte Kinder bei uns im Heilzentrum, einige haben den Mut das öffentlich zu sagen, schaut Euch deren Filme an. Auf YouTube sind wir zensiert, somit schaut auch unsere anderen Kanäle durch:

- YouTube: Annes Heilerschule
- Vimeo: Heilerschule Anne und Tanja
- LBRY: Heilerschule
- Odysee: GeistheilerTV
- Dlive: GeistheilerTV
- Telegram: GeistheilerTV

Wer Hilfe benötigt besucht diese Seite von Hans Tolzin. www.impfkritik.de

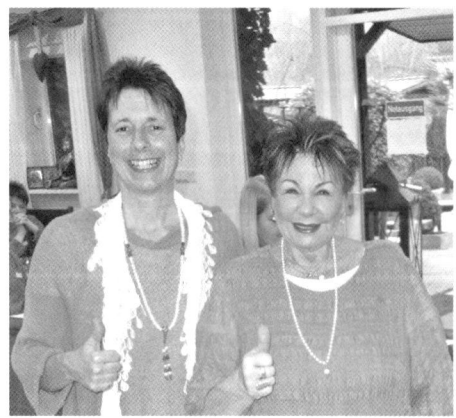

Naturheilmittel zur Immunsystemstärkung

Wir leben ständig mit vielen Viren zusammen. Vor allem Coronaviren gibt es schon seit Millionen von Jahren, schon vor Entstehung der Menschheit. Krank wird man wegen den vielen natürlichen Viren nicht. Nur wenn das Immunsystem geschwächt ist, können sich die Viren in uns vermehren. Das kann Stress sein, Überarbeitung oder eine ungesunde Lebensweise oder auch eine Lebensweise in Isolation.

Es ist eine wissenschaftliche Tatsache, je mehr wir mit Menschen zu tun haben, je stärker ist unser Immunsystem. Wird man isoliert, wird es schwach. Keine Impfung der Welt ist so gut wie ein gesundes Immunsystem.

Sollte das Immunsystem doch einmal angeschlagen sein gibt es natürliche Antibiotika und Virenkiller in Gottes Garten.

Es gibt so viele Rezepte, Geheimtipps die erfolgreich sind:
- In Kanada nimmt man 2x täglich 5 Tropfen Thymian Öl und 5 Tropfen Oregano Öl morgens und abends.
- In Polen presst man Zitronen und Knoblauch und trinkt täglich ein Schnapsglas davon.
- Die Franzosen nehmen Kolloidales Silber.
- In Afrika schwört man auf Artemisia (Beifuß).
- In vielen Ländern ist Zeolith der Geheimtipp.
- Einige schwören auf Ingwer die anderen auf
- Hühnersuppe.
- Generell gilt viel Wasser trinken.

- Folgende Nährstoffe stärken generell: Aminosäuren, Kupfer, Folsäure, Eisen, Zink, Selen, Vitamin A, B6, B12, C, E und D, Carotin oder Omega-3-Fettsäuren.

Prof. Dr. Rubens Faria nimmt folgendes gegen Viren:
- 2x täglich je eine Kapsel mit Magnesium, Calcium mit Vitamin D3 und Vitamin C 2000mg
- Dazu 2x eine große Tasse Tee aufbereiten mit Limette, Knoblauch und Katzenkralle. Alle Zutaten 10 Minuten zusammen kochen und frisch trinken.

Zootiere bekommen per Gesetz übrigens 2000 mal höhere Vitamin C Dosen als sie für den Menschen empfohlen werden damit sie im Zoo nicht erkranken, obwohl viele Tiere sogar selbst Vitamin C produzieren können. Affen bekommen also 2000 mal mehr Vitamin C und vertragen es gut und bleiben gesund. Einem Menschen wird das nicht empfohlen und zwar nicht weil es nicht gut ist für ihn, sondern um ihn krank zu halten. Der Mensch kann sogar noch viele höhere Dosen einnehmen.

Die Menschen bekommen Vitamin C nicht empfohlen weil niemand ein Interesse daran hat weil der Mensch ja damit gesund werden könnte. Gesunde Menschen sind nichts für die Pharmawirtschaft. Auf Vitamin C gibt es kein Patent, es ist günstig, man verdient nichts, also hat niemand Interesse damit Studien und Werbung zu finanzieren. Logisch oder?

Quelle: https://youtu.be/wqsCrOSBUgY

www.aerzte-fuer-aufklaerung.de

Auf Zeolith möchte hier noch einmal besonders eingehen, da es eine wichtige Rolle für unser Immunsystem spielt.

Schadstoffe blockieren die Aufnahme von nützlichen, dringend vom Menschen benötigten Mineralien. An den Stellen an denen z. B. Na+, Mg++, Ca++, K+ 1 und andere derartige Mineralien im Körper „andocken" sollen, verwehren die unfreiwillig aufgenommen Schadstoffe diese Möglichkeit. Somit ist die Einnahme der verschiedensten Mineralien völlig nutzlos. Sie verlassen ohne Wirkung wieder den Körper.

Zeolith ist ein Naturmineral, das aus dem Stein Klinoptilolith gewonnen wird. Der Klinoptilolith-Zeolith hat die Eigenschaft, die Schadstoffe auszuleiten und die Andockstellen an den menschlichen Zellen für die dringend benötigten Mineralien frei zu machen.

Natur-Zeolith kann die folgenden Stoffe binden:
- Stoffwechselendprodukte
- Schadstoffe
- Schwermetalle
- Toxine
- medikamentöse Gifte
- Schlacken
- radioaktive Partikelchen jeder Art

Eine Kur von 6-8 Wochen ist empfehlenswert. Die Kur kann zweimal jährlich wiederholt werden. Eine regelmäßige Einnahme über Jahre kann ohne Probleme durchgeführt werden.

Nicht gleichzeitig mit Medikamenten verabreichen. Einen Abstand von mindestens 2 Stunden sollte eingehalten werden. Beim Menschen innerlich 2 x Täglich 3g mit ein bisschen Wasser einnehmen. Die Einnahme des Klinoptiloliths sollte morgens (wenn möglich immer zur gleichen Zeit) auf nüchternen Magen erfolgen.

Bei Hund & Katze innerlich Je 20 Kilogramm Körpergewicht 4 g (= 1 gestrichener Teelöffel) Zeolith mit etwas Wasser abends dem Futter zusetzen.

Im Volksmund gibt es einen Spruch:

Ein Virus kommt 3 Tage,
bleibt 3 Tage und
geht 3 Tage
mit oder ohne
Medikamente.

Dass Medikamente oder Impfungen bei einer Grippe helfen oder diese verkürzen ist **nirgendwo** bewiesen oder statistisch belegt worden. Das erwähnte ich hier gerne noch einmal.

Bei allem spielt die Psyche die größte Rolle. Angst, Sorgen, Stress und negatives Denken schwächen das Immunsystem am meisten. Diese Energien gilt es unbedingt zu vermeiden.

Um guter Laune zu werden,
muss man sich vergnügt aufrichten,
vergnügt um sich schauen
und sich so verhalten,
als wäre die gute Laune bereits da.
William James

Basische Ernährung

Das A und O der Virenbekämpfung!

Alpha und Omega, der erste und der letzte Buchstabe des klassischen griechischen Alphabets, Symbole für Anfang und Ende, damit für das Umfassende, für Gott und insbesondere für Christus.

Der gesunde Körper hat ein basisches Milieu. Sobald der Säurepegel steigt vermehren sich alle möglichen Krankheitserreger bis hin zu Krebszellen.

Das Milieu macht es den Corona Viren möglich sich zu vermehren, sie mögen es nicht basisch sagt auch Prof. Jürgen Vormann vom IPEV (Institut für Prävention und Ernährung).

Durch die industrielle Fast-Food Gesellschaft werden kaum noch natürliche basische Gemüse und Nahrungsmittel von den Menschen gegessen, sondern der Körper mit ungesunden, Säure produzierenden Lebensmitteln gefüttert. Krankheiten sind dadurch vorprogrammiert. Dann fehlt noch die Bewegung, die den Körper ebenfalls ins Basische bringt und dann ist das Fass am Überlaufen.

Meiden Sie alle Weißmehlprodukte, Produkte mit Industriezucker, alle Milchprodukte und Schweinefleisch. Schafsmilch, Ziegenmilch usw. ist erlaubt, auch Produkte aus Dinkel und Vollkornmehl, natürlich viel viel Gemüse.

Bewegung

Bewegung und frische Luft stärken das Immunsystem, besonders auch im Alter. Dies bestätigt jeder medizinische Fachbereich. Für Zweifler aber hier ein Link zu einer medizinischen Studie:

Quelle: https://cdn.aerzteblatt.de/pdf/95/10/a538-1.pdf

Auch hier: Sport kann Infektionskrankheiten vorbeugen, sagt beispielsweise die amerikanische Ärztin und Buchautorin Christiane Northrup („Wege zu körperlicher und seelischer Gesundheit" Zabert Sandmann Verlag): Wer sich regelmäßig bewegt, regt Kreislauf und Stoffwechsel an und die Zahl der weißen Blutkörperchen wächst. Sie fungieren als Gesundheitspolizei im Körper und können Krankheitserreger rechtzeitig ausschalten. Wer regelmäßig Sport treibt, hat ein perfektes Ventil, um Stress abzubauen und die Gedanken abzuschalten. Das senkt den Blutdruck und macht fit für neue Herausforderungen.

Quelle: https://www.focus.de/gesundheit/gesundleben/vorsorge/tid-13146/abwehrkraft-sport-gewinnt-gegen-viren_aid_363297.html

Ein Lockdown und eine Quarantäne bewirken also genau das Gegenteil, sie schwächen das Immunsystem.

Auch Kälte lässt Viren vermehren, z. B. offene Fenster beim Schulunterricht. Deswegen gibt es die jährliche Grippe auch nur im Winter. Sobald es warm wird, verschwinden die Viren.

Eltern und Lehrer, steht endlich auf gegen den Quatsch!

MMS

Heute gibt es günstige und bessere Alternativen zum Impfen und das ist MMS von **Jim Humble**.

Was Millionen Virenkranken helfen könnte wird von offizieller Seite bewusst verschwiegen und im Internet massiv zensiert und gelöscht.

Bis 2017 gab es unzählige Dankesvideos, über tausend Beiträge und Filme über MMS im deutschen Internet. Heute findet man nur noch 3 ausgedachte fingierte Negativberichte ohne Inhalt.

Chlordioxid gilt als das beste und gesundheitlich unbedenklichste Desinfektionsmittel und ist sogar durch internationale Behörden wie FDA, WHO und EPA anerkannt. Es tötet innerhalb von Minuten alle lebensbedrohlichen Viren, Bakterien, Pilze, Sporen, Parasiten und andere krankmachende Organismen ab. Deshalb wird es zur Sterilisation z.B. in Kliniken aber auch von Obst, Gemüse und Fleisch verwendet. Hauptsächlich jedoch wird es zur Desinfektion von Trinkwasser in Wasserwerken eingesetzt.

Der Mensch besteht zu ca. 70% aus Wasser und nahezu alle Krankheiten beim Menschen gehen mit einer Infektion und explosionsartigen Vermehrung von krankmachenden Keimen im Körper einher. Dazu zählen Schnupfen, Grippe, EHEC, Schweinegrippe, Vogelgrippe, AIDS, Hepatitis A-E, Herpes, Tuberkulose, Blutvergiftung, Lebensmittelvergiftung, Wundstarrkrampf, alle ansteckenden Kinderkrankheiten, Fußpilz, Darmpilze, Entzündungen im Mundraum, dem Hals und vor allem den Zähnen. Selbst die Entwicklung von

Krebs basiere nach Erkenntnissen einiger namhafter Forscher auf die unkontrollierte Vermehrung von Mikroben und Pilzen.

Der ehemalige NASA-Ingenieur Jim Humble entdeckte als erster die desinfizierende Wirkung von Chlordioxid durch orale Einnahme bei Mensch und Tier. Er heilte seine Kollegen und sich damit im Urwald von Malaria.

Es wurde 1814 vom Wissenschaftler Hunphrey Davy bei der Reaktion von Kaliumchlorat mit Salzsäure entdeckt. Es war Jim Humble, wie Sie wahrscheinlich wissen, durch den er weltweit bekannt wurde. Jims Geschichte ist beeindruckend, und ich werde sie kurz erzählen:

Jim befasste sich damals damit, Gold zu gewinnen, und befand sich zu diesem Zweck mit seinem Team im Dschungel von Guyana. Leider waren sie schlecht informiert und wussten nicht, dass sie sich in diesem Gebiet mit Malaria infizieren konnten, so dass sie diesbezüglich keinerlei Vorsichtsmaßnahmen getroffen hatten. Schließlich erkrankten zwei der Männer aus seinem Team schwerstens an Malaria, mit sehr hohem Fieber, Kopfschmerzen, Durchfall und so weiter. Sie hatten keine Medikamente zur Verfügung, um sie zu behandeln, und befanden sich mitten im Dschungel 400 km vom nächsten Krankenhaus entfernt. In dieser Notsituation beschloss Jim, ihnen ein Produkt zu verabreichen, das er zur Verfügung hatte, um Wasser trinkbar zu machen, so genannten stabilisierten Sauerstoff (das sind 2,5% Natriumchlorit), mit dem alle Arten von Krankheitserregern im Wasser abgetötet werden, ohne die menschliche Gesundheit zu beeinträchtigen, und er dachte: "Wenn es dazu dient, Wasser trinkbar zu machen, und wir bestehen zu 70% aus Wasser, dann könnte es auch helfen, den Körper von diesen Krankheitserregern zu reinigen".

Also gab er ihnen das Produkt.

Das Ergebnis war, dass es ihnen 4 Stunden später gut ging, und alle Symptome einer der schlimmsten Infektionskrankheiten waren verschwunden! Kurze Zeit später wurde auch er selbst krank, wiederholte den Prozess und es funktionierte wieder! Das war Jims Entdeckung, und was er MMS (Mineral Miracle Solution) nannte, wurde später zur Master Mineral Solution.

Die Wahrheit ist, dass Jim Humble einen großen Schritt getan hat, um Tausenden von Menschen zu helfen. MMS (Miracle Mineral Supplement) ist der Grundstoff (NACLO2) aus dem Chlordioxid mit Hilfe einer Säure freigesetzt (aktiviert) wird. „MMS ist kein Medikament, sondern eine Minerallösung." Die fertig aktivierte Form davon nennt man CDL oder CDS.

In nur einer Anwendung, mit einem Glas MMS, kann man Malaria heilen, komplett. Ich habe einen Schüler der persönlich bei einer Studie in Afrika dabei war wo innerhalb eines Monats über 10.000 Menschen von Malaria geheilt wurden mit MMS, und er selbst auch. Heute findet man noch eine Studie vom Roten Kreuz im Internet wo nachweislich über 150 Leute von Malaria geheilt wurden.

Leo Koehof dokumentierte eine MMS Behandlung von Malaria des roten Kreuzes in Uganda per Video. Dieses Video beweist, dass das Rote Kreuz einen Feldversuch durchgeführt hat, der zeigt, wie MMS (Natriumchlorit) Malaria mit einer 100%igen Erfolgsrate in 154 Fällen innerhalb 24 bis 48 Stunden heilt.

Die Mitarbeiter des Roten Kreuzes, welche die Malaria-Behandlung durchgeführt haben, sind von dem Erfolg des

Tests begeistert. Doch die Internationale Föderation der Rotkreuz- und Rothalbmond-Gesellschaften (IFRC – die Dachorganisation) war nicht begeistert, überhaupt nicht. Als Leo Koehof seine Videodokumentation vom gleichen Feldversuch veröffentlichte, kam der IFRC mit einer Erklärung und sagte: "Die IFRC distanziert sich stark von der Behauptung, dass ein "Wunder"-Mittel Malaria heilt". Von 781 Menschen wurden 154 positiv auf Malaria getestet. Nach einmaliger Gabe von MMS (Chlordioxid-Wasser-Lösung), 18 Tropfen MMS für Malaria Erkrankte, 8 Tropfen für gesunde Erwachsene, Kinder die an Malaria erkrankt waren bekamen 8 Tropfen, gesunde 6 und Babys mit oder ohne Malaria 2 Tropfen, waren nach nur 24h 143 Menschen Malaria frei. Nach einer weiteren Gabe MMS waren es dann 100%, sprich von 154 Malaria erkrankten Menschen wurden 154 innerhalb von 48h komplett von Malaria geheilt. Dies kann man als kleine Weltsensation verbuchen, da diese Ergebnisse zwar schon zig tausendfach im einzelnen erreicht wurden, es aber eine solche Studie von einer renommierten Hilfsorganisation wie dem roten Kreuz bisher noch nicht gab.

Nachdem öffentlich bekannt wurde, dass diese Ergebnisse mitdokumentiert wurden, rollten beim Roten Kreuz gleich Köpfe. Einem der Ärzte, welche die Studie durchführten, wurde direkt nach Veröffentlichung der Ergebnisse gekündigt. "Hieran sieht man mal wieder eindeutig wie viel Macht und Druck die Pharmakonzerne ausüben, sogar auf Hilfsorganisationen".

Zurzeit findet man das Video noch hier:
Quelle: https://www.youtube.com/watch?v=JrP4sEiGFPc.

Seit den späten 90ern hat Jim Humble in seinen Büchern, Webseiten und Videos etc. der Welt mitgeteilt, dass MMS sicher Malaria heilt. MMS macht nichts direkt im Körper, sondern ist ein Oxidator. Es bekämpft nicht bestimmte Krankheiten, es ist ein Reiniger. Unser Körper funktioniert auf Basis der Oxidation, unsere Körperzellen und gesunden Bakterien sind aerob. Sie haben eine große Oberflächenspannung und nehmen bei Oxidation keinen Schaden weil das eine normale Körperfunktion ist. Krankmachende Zellen sind sauer und anaerob. Sie lösen sich sofort bei Oxidation auf und dies macht MMS, es oxidiert, es unterstütz somit die gesunden Prozesse im Körper. Das ist jetzt nur einmal wirklich ganz grob und einfach erklärt. Bitte jetzt nicht darüber aufregen, denn um alles genau zu erklären und zu verstehen braucht man ein ganzes Buch. Ich empfehle hierzu das Buch von Jim Humble aus dem Jim Humble Verlag „Krankheiten einfach heilen" zu lesen. Aufgrund der chemischphysikalischen Wirkweise können Bakterien und Viren keine Resistenzen gegen MMS entwickeln! Es wirkt immer!

Ich selbst nehme es schon viele Jahre bei Bedarf und hatte seitdem nie wieder eine Erkältung und wenn doch einmal eine im Anzug war und ich MMS eingenommen habe, dann verlief sie ganz ganz schwach und war nach 2-3 Tagen wieder völlig vorbei. Im Vergleich zu früher wo ich mindestens einmal im Jahr eine schwere lange andauernde Grippe hatte mit ca. 2 Wochen komplettem Stimmverlust. Ich kenne hunderte Patienten die es erfolgreich bei den verschiedensten Beschwerden und Krankheiten eingenommen haben, auch bei Krebs und Metastasen. Jeder, der es einmal ausprobiert hat. will es nie wieder missen. Ein einfaches Mineralpräparat wirkt wahre Wunder bei Malaria, Aids und vielen anderen Krankheiten. Das sollte meiner Meinung nach jeder in seiner Hausapotheke haben. Vielen hat es sogar das Leben gerettet.

Dies weiß auch die Pharmaindustrie und deswegen will sie mit allen Mitteln die Verbreitung verhindern. Sonst würden

90% aller Medikamente nicht mehr benötigt. Die Pharmaindustrie würde Pleite gehen und tausende ihren Arbeitsplatz verlieren. Ich denke immer, dass einige den Arbeitsplatz verlieren, ist besser als wenn hunderttausende Menschen leiden, schleichend vergiftet werden und schneller sterben. Wer noch bei der Pharmaindustrie arbeitet und solche Gifte produziert, es gibt bessere Jobs für Euch! Macht Euch nicht mitschuldig. Außerdem kommt ihr sonst in die Karmaschleife der Betroffenen mit rein und werden vielleicht als Impfschaden im nächsten Leben wieder geboren.

Selbst Donald Trump hat auf einer Pressekonferenz seinen Wissenschaftlern und Ärzten auf einer Anfrage hin erlaubt, Versuche zu machen und den Virus mit violettem Licht und Desinfektionsmittel zu behandeln.

In Ecuador in einer Studie wurden innerhalb 4 Tagen 100 schwerst Covid19 Betroffenen mit CDL (Form von MMS) geheilt. Quelle: www.andreaskalcker.com. Initiator dieser Studie ist der MMS Forscher und Buchautor **Andreas Ludwig Kalcker**. Danke Andreas Kalcker für diese Studie!

Studie: https://clinicaltrials.gov/ct2/show/NCT04343742.

Über 100 mit CDS geheilte (Covid) Patienten durch Ärzte der AEMEMI in Ecuador. Anwendung 4 Tage, mit einer Erfolgsrate von 97% bei oraler und intravenöser Anwendung von Chlordioxid. Eine radikale Kehrtwende in der Geschichte der Pandemie und eine einfache und kostengünstige Lösung für ein künstlich geschaffenes Problem. Alle Daten wurden überprüft und notariell beglaubigt und stehen zum Download bereit.

Beglaubigung: https://bit.ly/Beglaubigung.

Was passiert gerade auf der Erde?

1. Die Weltmächtigen etablieren gerade ein noch stärkeres Kontrollkonstrukt: Impfpflicht und Immunitätsnachweis sind hier zwei von einigen Stichworten.

2. Eine Gegenbewegung entsteht, die größer ist als erwartet. Doch in dieser Bewegung mischen sich gerade zwei Strömungen: Menschen mit unbewusster Aggression UND Menschen mit bewusster Liebe.

3. Die Ignoranz und Perversion der Politik, der Medien und der staatlichen Gewalt nimmt gerade teils unschöne Ausmaße an. Es wirkt nahezu übertrieben offensichtlich, wie sich die Dinge in Richtung Kontrollstaat entwickeln.

4. An dieser Stelle steht die Frage: Ob das Erzeugen einer "aggressiven Opposition" eventuell Teil einer größeren Agenda ist? Für was? Nun ja, überall dort, wo man die Menschen polarisiert und gegeneinander aufbringt, erzeugt man langfristig einen Grund, dazwischen zu gehen und eine "Neue Lösung" zu präsentieren, die beide Parteien in ihrer Verzweiflung abholt.

5. Diese so genannte "Neue Lösung" könnte potenziell den eigentlichen Kontrollstaat-Plan beinhalten und mit gekonnter Manipulation hätte man den Widerstand der "aggressiven Opposition" ausgehebelt, um im Nachklang etwas Unschönes zu etablieren, dem dann alle freiwillig zustimmen.

6. Diejenigen, die dann noch unverblendet die Wahrheit nach oben halten, sind Menschen wie Du! Menschen, die ihrem Herzen mehr lauschen und im fühlen bleiben, als irgendeine Schnelllösung zu glauben, die eventuell erneut nicht die wichtigsten Dinge berücksichtigt:

Die wahre Freiheit der Menschen!

Die Ausrichtung auf die Bedürfnisse des Erdplaneten ist die Liebe zum Leben selbst! Liebe beinhaltet auch aktiv sein und sinnvolle Handlungen tätigen. Doch kennt Liebe kein "Wollen"! Sie hat nicht den Anspruch an das Göttliche, dass irgendetwas anders sein sollte. Liebe ist bereit ihren Weltschmerz zu fühlen und die Verurteilung der Geschehnisse zurückzunehmen. Liebe sagt von Herzen NEIN und erschafft eine neue Realität.

Ich lade Dich ein, einer von diesen Menschen zu sein, die der Welt genau jetzt mit Liebe begegnen und zugleich mutig das tun, was es jetzt zu tun gibt. Dein Herz weiß individuell was das jetzt für dein Leben bedeutet.

Wenn dein Herz zu dir spricht - LEBE ES!

Du bist wichtig - Du bist wertvoll - Du bist wundervoll!

Quelle: Auszüge aus der Botschaft von Equiano und Katharina.

Nicht das Straucheln ist entscheidend,
sondern das Wiederaufrichten,
nicht die Resignation,
sondern die Hoffnung.
Dr. Franz König

Mundschutz oder Maulkorb?

Haben wir unser Gesicht verloren?
Verlieren wir durch Masken unsere Menschlich-keit?

Ihr Lieben, die ihr schon erwacht seid und wisst, dass alles um uns herum schwingt und Energie ist und dass man mit Energie heilen kann. Seid Euch dessen immer bewusst!

Schon Albert Einstein, der weit über das Menschliche, logisch-lineare Denken erhaben war, revolutionierte die wissenschaftliche Sichtweise und bewies, dass Materie nichts anderes als Energie ist. Das deckte sich mit dem Ur-Wissen spiritueller Meister, die leider zu dieser Zeit wenig Beachtung fanden.

1. Die spirituelle Welt ist die Welt der Einheit und ihre Nahrung ist die Liebe.

2. die materielle Welt ist die Welt der Gegensätze in dualistischer Form von gut und böse.

Sie erscheint lieblos, rücksichtslos, respektlos, gnadenlos, zerstörend und voller Widrigkeiten, da sie der Ego- und Machtenergie unterworfen ist. Aber genauso wird sie gebraucht! Der Lebensplan des Erdenmenschen ist dazu da, ihn durch Demut, Kummer, Sorge, Leid, Trauer und Entbehrung zu neuen Erkenntnissen über den Sinn des Lebens zu führen. Aus dem Erlittenen entwickelt sich das Sehnen nach harmonischer Veränderung. Der Mensch findet zu seinen Wurzeln, dem Ursprung seines „Göttlichen Seins" zurück. Vom Suchenden, zum Findenden.

Der Weg in dieses göttliche Lebensfeld ist ein Entwicklungs- und Umwandlungsprozess der Transformation des irdisch-sterblichen Menschen in einen unsterblichen Lichtmenschen, Lichtboten, Lichtarbeiter, Heiler, geistiger Lehrer, der in völlig neue Lebensbedingungen eintaucht. Dieser Wandlungsprozess wird durch spirituelle Meister, die in noch nie da gewesener Vielzahl jetzt hier auf der Erde inkarniert sind, unterstützt. Sie fördern die Reifwerdung des göttlichen Geistfunkens im Menschen, die Erweckung seiner Christuskraft im Herzen und sie lehren ihm die Fähigkeiten Wunder zu vollbringen. Sie werden Menschen, Tiere, die Natur heilen und den Frieden in die Welt bringen.

Weltfrieden ist der Ausdruck für den Idealzustand eines weltweiten Friedens, also für das Ende aller Feindseligkeiten, aller Kriege und Konflikte. Er beinhaltet dauerhafte Freiheit, Anerkennung der Völkerrechte, Rechtschaffenheit und Gewaltlosigkeit in Politik und Wirtschaft. Glück, Gesundheit, Freude und Frieden für alle Menschen dieser Welt. Der Weltenfrieden ist etwas Absolutes.

Wir Heiler, haben uns über weltliche Schwächen erhoben. Wir sind im Friedensplan vereint und wirken mit unseren Schöpferkräften zum Wohle aller. Ein geheilter Geist, ruht in Gott. Gott ist seine Nahrung.

Das Universum: Mit der Kraft der „Geistigen Wirbelsäulenaufrichtung" heilen wir auch die Paralleluniversen, und geben dem Multiuniversum die Kraft zur göttlichen Transformation der LIEBE, die alles heilt!

Wir Geistheiler verfügen über alle energetischen Werkzeuge, die dazu notwendig sind, den seit Menschengedenken ersehnten Weltenfrieden zu erschaffen. Der Gedanke eines Heilers und Helfers: Es werde Frieden in der Welt, ist bereits eine Friedens-Manifestation! Es wird sich zu 100% erfüllen! Die Kraft unserer Gedanken und Worte beeinflussen sogar die Zeit, wann es sich erfüllt!

Energetische Hintergründe beim „Verordnen einer Maske" sind:

- Ausdrucksverbot
- Redeverbot
- Freundlichkeitsverbot
- Hilfsbereitschaftsverbot
- Kommunikationsverbot
- Teamarbeit Verbot

Die Atmung, das Wichtigste was ein Mensch zum Leben benötigt wird eingeschränkt und behindert und damit die Freiheit. Ohne Gesichtszüge ist der Mensch wie ein Zombie, er ist entstellt, Wesensverzerrt. Ohne soziale Kontakte und Kommunikation stirbt ein Mensch. Durch die zusätzliche Abstandsregelung wird der Mensch an seiner Liebe gehindert, ohne Umarmung, Händchen halten, …

Schutz-Masken sind gefährlicher als ihr Nutzen!

Selbst die WHO hat dies 2019 in einer Studie belegt und vom Tragen der Masken bei Pandemien abgeraten. Jetzt will sie von der Studie nichts mehr wissen.

Abgesehen von den Kunststoffmaterialien, die chemische Ausdünstungen erzeugen und gefährlich für die Atmungsorgane sind, nimmt der Masken-Träger nicht genug Sauerstoff auf. Sauerstoff bildet die roten Blutkörperchen und ist lebensnotwendig, für die gesamte Funktionalität des Körpers.

Es soll bei häufigem Tragen der Masken zu Störungen der Lungenfunktion, Herzrhythmusstörungen, Bluthochdruck, Nierenschwäche und allgemeiner Organermüdung kommen.

Man atmet Sauerstoff ein und das Abfallprodukt Kohlendioxyd aus. Dieser Schadstoff CO_2 kann durch die Maske nicht entweichen. Man atmet einen Großteil der Schlacken wieder ein.

Erkenntnis: Die Maskenpflicht führt unweigerlich zu schlimmen Erkrankungen.

Wie wichtig das Maskentragen ist, wird uns täglich von den Medien einsuggeriert. Anfangs gab es noch Gegenstimmen über die Nutzlosigkeit und Gefahr.
Sie sind längst verstummt!
Das Fazit ist erschreckend!

In einer Doktorarbeit der TU München von 2005 wurden die Auswirkungen beim Tragen der einfachen Schutzmasken untersucht.

Sofort nach Anlegen einer normalen dünnen Arzt-OP-Maske atmet man sehr viel ausgeatmetes CO_2 ein. Die Auswirkungen sind so stark, dass der Doktorand die Probanden nur über einen Zeitraum von 30 Minuten testen durfte, um sie nicht zu schädigen.

Es kommt:

• zu Müdigkeit,
• schnellerer Atmung,
• Herzunregelmäßigkeiten,
• Konzentrationsschwäche,
• schlechterer Feinmotorik.

Langzeittests sind wissenschaftlich bestätigt.

https:mediatum.ub.tum.de/doc/602557//602557.pdf

Der allgemeine Mainstream, der durch Angst vor Ansteckung durch die Medien geprägt ist, hält durch Gutgläubigkeit am Maskenschutz fest.

Wie ich lese, akzeptieren 95% der Bevölkerung die Vorschrift. Manche betteln sogar um Maskenzwang. Glauben etwas Gutes zu tun. „Du schützt Dich und denkst an Deinen Nächsten". Uiiii..., wie die Politiker uns das verkaufen!

Wir sind gegen die Maskenpflicht! Wir müssen die Menschen vor den Krankheiten schützen, die durchs Maskentragen verursacht werden. Das hätte nämlich fatalere Folgen für das ganze Volk, als der Schutz vor Corona Viren selbst.

Ohne Masken, beim tiefem Durchatmen, stärkt sich die Lunge und der Sauerstoff nährt die Organe, dann steigt die Immunabwehr und der Mensch ist nicht anfällig gegen Krankheiten. Mit genügend Bewegung und besonnener Ernährung können gravierende Umweltbelastungen, die uns zugemutet werden, sogar unbeschadet überstanden werden.

Ich traue den Politikern, Virologen, Epidemiologen und Ärzten nicht mehr.

Sie widersprechen sich selbst! Sind angepasst und kontrolliert in ihren Aussagen. Alle reden mit der Zeit zwanghaft das Gleiche! Wer sagt uns noch die Wahrheit?

Es gibt Ärzte, die längst über den Tellerrand schauen. Wissenschaftler, Naturheilkundler, Forscher, Heilpraktiker, Geistheiler die mehr über eine schnelle Heilung von Corona wissen. Sie werden Mundtot gemacht! Sie trauen sich nicht etwas eigenmächtig, öffentlich zu sagen. Werden von der Presse zerrissen. Keine Talk Einladungen mehr. Daumen runter! FB Seiten gesperrt, bedroht usw.

Wie therapiert man die Corona Kranken in Deutschland?

Einiges: Fiebersenkende Mittel, Cortison, Antibiotikum, Interferon, Malaria-Medikamente, (erhöhtes Sterblichkeitsrisiko) wird jetzt zugegeben. Pi mal Daumen! Infusionen, Injektionen zum Test am Menschen, ohne jegliche Absicherung, dass es nicht schädigend ist.

Der Mensch war noch nie so in Gefahr, als Versuchskaninchen missbraucht zu werden.
Es wird 100% auf Chemie gesetzt!

Man könnte denken: Es geht wie immer darum, die Taschen der Pharmaindustrie zu füllen, die gerade jetzt Milliarden verdient. Kommt eine Pflichtimpfung dann werden es Billiarden sein.

Beim Corona Thema ist mir aufgefallen, dass man regelrecht vermeidet, die Erkrankten mit Vitaminen und Mineralien zu stärken. In USA setzt man gerade hierauf, mit schnelleren Heilerfolgen.

Alles was den Heilprozess fördern würde, müssen die Menschen selbst kaufen. Natürliche Heilmittel werden vom Arzt einfach nicht verschrieben. Was für ein Pharma-Machtspiel!

Ärzte sagen selbst: wir sind nur lizenzierte Drogenhändler. Verordnen Chemiepillen mit gefährlichen Nebenwirkungen. Wir sind von der Pharmaindustrie abhängig und werden regelrecht fremdgesteuert. Auch Apotheker bedauern dies seit Jahren.

Die Fähigkeiten von Heilern in der Corona Zeit, sind in verschiedenen Ländern gefragt wie noch nie. Hier werden sie als Scharlatane bezeichnet und als Konkurrenz abgewiesen. Naturheilverfahren werden weiter belächelt, nicht einmal in Erwägung gezogen. Hier werden natürliche Hilfen zur Gesundwerdung regelrecht boykottiert!
Da fehlt der GEIST!

Das muss sich jetzt alles ändern und das hat das Volk in der Hand.

Leider reißen sich die Unwissenden schon um die Corona – Impfung. Sie würden Bestechungsgelder zahlen, um als Erstes dranzukommen.

Hier stehen wir noch ganz am Anfang der Bewusstwerdung des Menschen. Unser Körper ist ein göttliches Wunderwerk, der sich durch seine eigenen Heilkräfte und gesunde Nahrungsmittel-Energiezufuhr, selbst heilen kann.

Impfungen dagegen schwächen die eigene Immunabwehr, so dass sie mittlerweile als Türöffner für Infektionskrankheiten angesehen werden. Trotz Impfungen waren die Menschen noch nie so krank! Durch Corona deckt sich vieles auf! Die Geimpften sind die Risikogruppe Nr. 1. Sie sterben als erstes!

Zurzeit lautet der Tenor, die Migranten würden Krankheiten einschleppen, deshalb müsse man impfen. Die Menschen verfallen den Täuschungen.

Man jongliert mit Begriffen, wie: wissenschaftlich bewiesen, Naturwissenschaftlich bestätigt. Wissenschaftlich100% ige Beweise gibt es nicht! Es sind Hypothesen, Theorien, Wahrscheinlichkeiten, Vermutungen, jede Menge Papierkram den man letztendlich unüberschaubaren Floskeln zuordnen könnte. Es gibt keine fairen wissenschaftlich abgesegneten Arbeiten. Wissenschaftler per Fernkurs. Denen kann keiner trauen!

Bei den meisten Firmen im Gesundheitswesen schreiben die Wissenschaftler genau das, was die Geschäftleitung der Pharmakonzerne geschrieben haben will.

Es geht nicht um die Wahrheit, sondern um die klangvolle Begünstigung beim Produktverkauf.

Die ganze Menschheit muss jetzt erwachen!

Der Mensch ist derart Arztgläubig, dass er sich nicht traut, etwas zu hinterfragen!

Daher ist er leichte Beute!

Hat sich erst mal im Volk eine Meinung gebildet, dann kann man das Haus kaum noch eintreten. Es ist wie eine Hypnose. Manches ist so widersinnig, dass es schon beim Lesen schmerzt. Es wird trotzdem geglaubt. Den Menschen umzustimmen, das braucht unendlich viel Geduld. Die wahrhaftige Wissensvermittlung kann sich nur über einen spirituell erwachten Geist erfüllen. Dann ist er bereit seinen Sichtwinkel zu ändern. Plötzlich ist ihm alles klar! Er bereut seine frühere Engstirnigkeit.

Die illusorische Geschäftsidee – mit den Begriffen - Herdenschutz und Grundimmunisierung – durchs Impfen, funktioniert in der ganzen Welt!

Wenn die Schulmediziner unseren Körper als hilflosen Krüppel darstellen, Selbstheilungskräfte, den natürlichen

Immunschutz usw. leugnen, dann ist das eine Beleidigung an Gott und der Schöpfung. Der Mensch ist ein unerforschbares Wunderwerk der Natur. Ein eigenes Universum. Wenn man bedenkt, wie hilflos mit den Kranken umgegangen wird. Pillen bestimmen deren Leben, Es schreit zum Himmel!

Durch die im Reagenzglas erzeugten Virencocktails, die schon den Babys injiziert werden, wird das „Mensch-Sein-Paradigma" der heilsamen Entwicklung, die aus sich heraus geschieht, verhindert.

Man zerstört damit die Zirbeldrüse (Rudolf Steiner-Lehre) welche die Glückshormone und den spirituellen Geist im Menschen zum Leben erwecken. Manipuliert die Zellzeiterinnerungsmechanismen, die auf Gesunderhaltung programmiert sind um. Man erschafft den Kranken.

Die Walldorfschulen waren impfgegnerisch geleitet. Mit Entsetzen habe ich erfahren, dass sie keine ungeimpften Kinder mehr annehmen dürfen.

Impfen, gilt nicht nur für mich, als der größte Irrtum der Menschheitsgeschichte! Ist aber ein billiardenschwerer Umsatzträger für die Pharmaindustrie und Wirtschaft. Darauf wird die Regierung nicht verzichten.

Den schrecklichen Irrtum niemals eingestehen!

1860 hieß es schon, durch damals noch ehrliche Impf-Wissenschaftler: die Geimpften müssen in Stahlsärgen beerdigt werden, da sie das Grundwasser verseuchen, wodurch die ganze Menschheit erkranken wird. Sind das jetzt die Folgen, denen man den Namen Corona gibt?

Schaut den weltbesten Film über die Impflügen -Vaxxed 2-an. Ihr werdet entsetzt sein. Dann klärt die Menschen auf! Es geht um die Rettung unserer Kinder und die Rettung von uns selbst, wenn sie dann mit der Corona-Pflicht-Impfung kommen.

Die Hilfen sind da! Das Universum lässt uns nie im Stich!

Von den Schwermetallvergiftungen durchs Impfen, ganz zu schweigen. Hier gibt es Möglichkeiten durch die Geistheilung Impfgifte zu löschen.

Man weiß, dass Metalle in den Impfseren sind, die in den Körpersäften umher schwimmen und unser Gehirn bedrohen. MS Kranke sind vom Europäischen Gerichtshof anerkannte Impfopfer und werden entschädigt. Betroffene müssen sich melden! Keiner soll sich damit abfinden, sonder seinen Impfschaden aufdecken und Leben retten! In diesem Fall stecken die Metalle meist im feinporigen Großhirn fest. Es kommt zu Nerven-Ausfällen, die im Rollstuhl enden. Man spricht bei den geimpften Kindern von der Erschaffung der Stahlhelmgeneration. Hellsichtige Menschen sehen die Metalle im Kopf glitzern. Alle Tumore oder Wasserödeme im Kopf sind innen voll Metall. Die eigene Körperintelligenz erkennt den bedrohlichen Fremdkörper und ummantelt ihn als Schutzfunktion. Metall ist ein Schwingungssammler, deshalb ist für Geimpfte das Handytelefonieren wesentlich gefährlicher als für Ungeimpfte.

Das kommende 5G Netz wird dadurch zur tödlichen Waffe!

Wuhan ist der Beweis. Die Menschen fielen reihenweise tot um, als 5G ans Netz ging. Dort werden jährlich bis 72 Impfarten pflichtgeimpft. Die Köpfe sind voll Metall. Die Strahlenbelastung wird durch das eingeimpfte Aluminium, Quecksilber, Formaldehyd, Phenol (Nervengift) was Autoimmunerkrankungen, Autismus, Alzheimer, Epilepsie, MS, Allergien, Nahrungsunverträglichkeiten und vieles mehr verursacht, dass die Menschen selbst zum Funkturm werden. Viele können ihre Häuser nicht mehr verlassen.

Ich schließe nicht aus, dass wir von oben mit Chemiewaffen berieselt werden, die unkalkulierbar mutieren. Auf jeden Fall hat man jetzt auch Millionen DNA-Proben, über die man die Menschheit kontrollieren und manipulieren kann.

Das erinnert auch an die Afrika Katastrophe, wo man die AIDS Viren HIV Epidemie zur Völkerdezimierung freisetzte. 2014 lebten in der Subsahara-Afrika Region 28,5 Millionen HIV infizierte. 790.000 Menschen starben daran. Wer weiß was die mit uns noch planen.

Aber immer mehr Menschen durchschauen das Spiel und wehren sich. Es ist eine spannende Zeit!

Ich bin keine Verschwörungstheoretikerin! Ich bin nun mal über all diese Mißstände informiert und muss die Menschen aufklären. Das ist ein weiterer Hilfsdienst!

Das was ich hier geschrieben habe, ist meine eigene Meinung! Jeder kann sie teilen, oder auch kritisieren.
Es wollte gesagt werden.

**Wir glauben an die NEUE Weltordnung,
die alles zum Guten richtet!**

Wir Heiler sind die Helfer, die die Welt jetzt braucht!
Gott ist der HEILER, der durch uns wirkt!

Für mich Anne, ist das Ziel schon nah!
Ich drücke euch an mein Herz, vorbei ist der Weltenschmerz!
Eure Anne und auch von Tanja!

Die nächste Grafik kommt von t.me/Corona_Fakten, sie beruft sich auf aktuelle RKI Daten und zeigt, dass die Maskenpflicht keine Wirkung auf den Coronaverlauf hatte.

Sie zeigen, das der Lockdown kam, als die Kurve schon am abflachen war. Nur die Tests wurden ständig erhöht. Man muss ja auch noch die 14 Tage Inkubationszeit mit einberechnen.

Die Maskenpflicht kam, als die Kurve schon fast unten war. Diese war also erst Recht unnötig. Zumal die Masken den Virus nicht aufhalten würden, wenn er da wäre.

Sie lügen!

Wenn wir weiterhin in einer Demokratie leben wollen,
müssen wir alle verstehen, dass die Obrigkeit lügt
und jede Art von Macht missbraucht, die wir ihnen abtreten.
Und jetzt geben wir Ihnen die Macht, über jeden noch so
kleinen Teil unseres Lebens zu bestimmen.
Sie werden Zugriff haben auf unsere Kinder haben.
Sie werden das Recht haben,
ungewollte medizinische Eingriffe an uns zu erzwingen.
Die Nazis haben das in ihren Lagern gemacht!
Nie wieder dürfen wir es zulassen,
dass Menschen ungewollten medizinischen
Eingriffen ausgesetzt werden.
Das sind gerade wir in Deutschland der Welt schuldig,
dieses Unrecht abzuwenden!
Und genau das werden wir gemeinsam tun!
Robert F. Kennedy Jr.

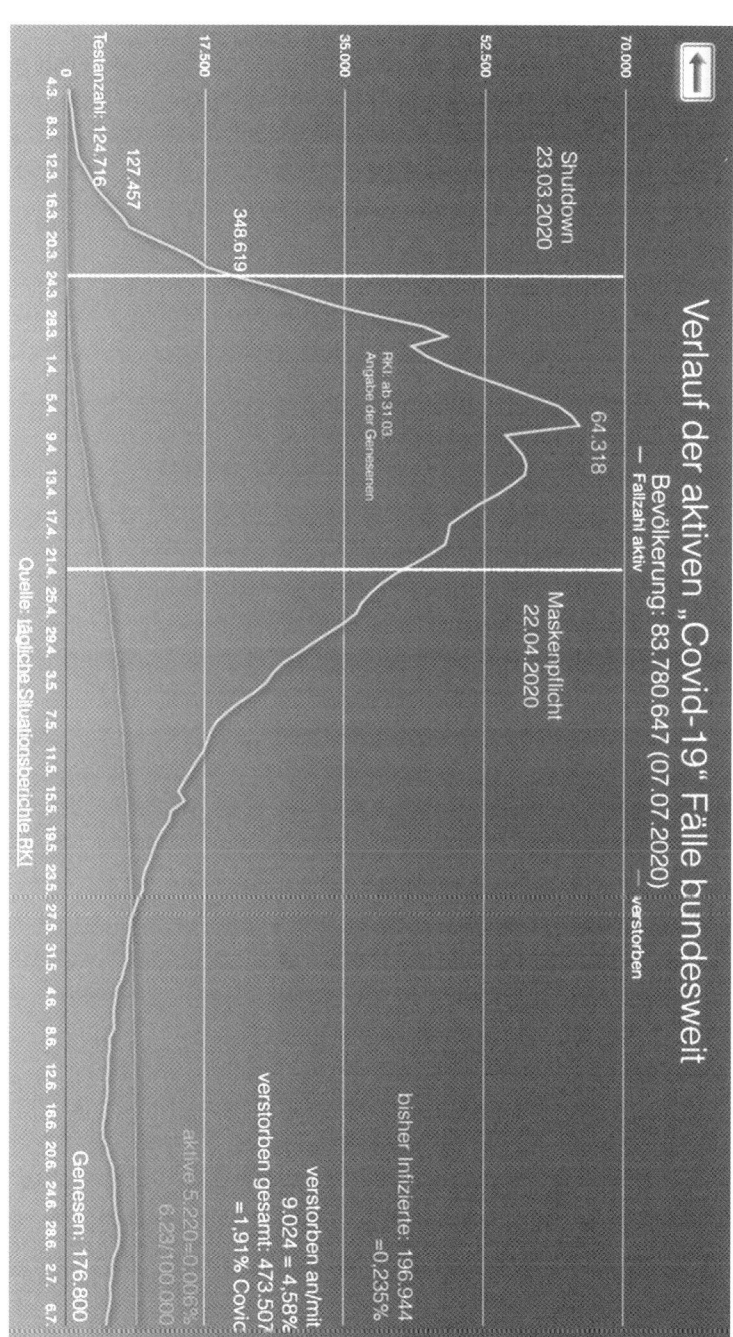

Verlauf der aktiven „Covid-19" Fälle bundesweit

Bevölkerung: 83.780.647 (07.07.2020)

— Fallzahl aktiv — verstorben

Shutdown
23.03.2020

64.318

RKI ab 31.03
Angabe der Genesenen

Maskenpflicht
22.04.2020

bisher Infizierte: 196.944
=0,235%

verstorben an/mit
9.024 = 4.58%
verstorben gesamt: 473.507
=1,91% Covid

aktive 5.220=0,006%
6.23/100.000

Genesen: 176.800

348.619

127.457

70.000

52.500

35.000

17.500

0

Testanzahl: 124.716

4.3. 8.3. 12.3. 16.3. 20.3. 24.3. 28.3. 1.4. 5.4. 9.4. 13.4. 17.4. 21.4. 25.4. 29.4. 3.5. 7.5. 11.5. 15.5. 19.5. 23.5. 27.5. 31.5. 4.6. 8.6. 12.6. 16.6. 20.6. 24.6. 28.6. 2.7. 6.7.

Quelle: tägliche Situationsberichte RKI

237

Hygienefallen Masken

Im Krankenhaus wird mit zertifizierten medizinischen Masken gearbeitet. Selbst diese werden noch unterteilt in die "einfachen" OP Masken, die die meisten Menschen kennen, und die FFP2 und FFP3 Masken sagt Andrea Krüger.

Die einfachen OP Masken werden am häufigsten eingesetzt. Sie schützen den Patienten während der OP oder der Wundversorgung/Behandlung das keine Keime vom Arzt / Pflegepersonal in die Wunden gelangen. Unter Keimen sind hier Bakterien gemeint, keine Viren. Viren gelangen durch die OP Masken hindurch. Beim Tragen dieser OP Masken gibt es strenge hygienische Regeln. Unter Anderem sollen diese alle 20 Minuten, spätestens alle 30 Minuten ausgetauscht und entsorgt werden. Dabei auf keinen Fall auf die oder an die Maske fassen, sondern nur am Band nehmen und in den dafür vorgesehenen Behälter geben um in die Verbrennung gebracht zu werden. Beim starken Schwitzen oder sehr feuchter Atmung bitte öfters austauschen. Auf keinen Fall mit den Fingern an die Maske fassen. Beim Aufsetzen der Maske darauf achten, das die Innenseite nicht kontaminiert ist, also aus der Verpackung nehmen, direkt OHNE anzufassen aufsetzen!

Vom Bürger wird jetzt erwartet, bzw. er wird verpflichtet eine Maske zu tragen, die nicht zertifiziert ist, eine Maske die man sich möglichst selbst aus Baumwolle oder ähnlichen Stoffen näht. Diese Stoffe sind beim Tragen über Mund und Nase - unsere Atemwege!!! höchst bedenklich. Die Baumwolle hält keine Viren ab, wie die OP Masken. Wir reden hier doch aber von einem Virus, oder? FFP2 Masken dürfen dagegen nur ein paar Stunden am Tag getragen werden und

238

müssen dann entsorgt werden. Sie haben einen großen A-temwiderstand und sind somit gesundheitsschädlich und fallen unter die Arbeitsschutzverordnung.

Es heißt vom Gesetzgeber folgendes: auch beim Tragen einer Mund-Nasen-Bedeckung ist der Abstand von 1,5 - 2 Meter einzuhalten. Also schützen die Masken nicht!

Sichtbare Partikel werden sicher von der Maske aufgehalten, aber die unsichtbaren Partikel gehen auch dann da durch - es ist Baumwolle! Und genau in diesen für unser Auge nicht sichtbaren Partikeln befinden sich die Viren. Kurz und Gut, wir können mit dem Tragen dieser Mund-Nasen-Bedeckung Niemanden schützen. Was tun diese Masken aber? Sie belasten die Gesundheit des Trägers! Die hygienischen Vorgaben beim Tragen dieser Mund-Nasen-Bedeckung sollte genauso eingehalten werden wie bei den einfachen OP Masken.

Viren und Bakterien befinden sich ständig um uns herum. Wir können das nicht vermeiden. Wenn wir jetzt ein Stück Baumwolle im Gesicht haben, sammeln sich da eine Menge Bakterien und Viren an. Teils von Außen, teils von Innen durch unsere Atmung. Unsere Atmung ist feucht, dadurch entsteht in dieser Mund-Nasen-Bedeckung ein wunderbar warm/feuchtes Milieu - ein idealer Nährboden damit sich die Bakterien vermehren können - Sekundärinfektionen drohen!!!! Dazu kommt es zu einer erhöhten CO_2 Rückatmung. Der normale und gesunde Gasaustausch O_2/CO_2 ist nicht mehr gewährleistet - Kreislaufschwierigkeiten und Kopfschmerzen sind hier die harmlosesten Auswirkungen. Beim Abnehmen der Maske fassen sehr viele Menschen den Stoff direkt an, somit besteht die Gefahr, dass sie sich dann sogar vermehrt mit Viren, auch mit Corona anstecken können!

Durch das Tragen der Masken werden also Lungenkrankheiten, Asthma, Bronchitis erst recht gefördert.

Hier ein Beitrag dazu aus unserer Telegram Gruppe:
Meine Tochter ist 19 Jahre alt, gesund. Frontarbeiter in einer großen Lebensmittelkette. Sie fühlte sich seit etwa zwei Wochen krank. Seiten- und Rückenschmerzen. Übelkeit, Schmerzen in der Brust. Der Arzt schickte sie zum Röntgen der Brust. Irgendwas hat auf der rechten Seite "aufgeleuchtet". Sie wurde zum MRT geschickt, dann Computertomographie, Ultraschall von Rücken- und Bauchbereich. NICHTS! Während der Arbeit konnte sie nicht atmen. Schmerzen in der Brust. Eilte in die Notaufnahme, wo sie unter Quarantäne gestellt wurde. Auf Covid getestet. Test negativ. Sie ist ganz traurig, weil niemand bei ihr sein darf. Es stellte sich eine Rippenfellentzündung heraus. Eine Beugung der Außenseite der Lungenschleimhaut. Sie sagen ihr im Grunde liegt es daran, dass sie seit über 8 Stunden täglich 5-6 Tage in der Woche eine Maske trägt. Sie atmet ihre eigenen Bakterien ein und Kohlendioxid. Dies verursachte eine Infektion. Und jetzt hat sie starke Schmerzen. Aber das sieht man nicht in den Medien!

Sie ist 19 Jahre alt. Sie ist gesund. Und jetzt ist sie ans Bett gefesselt und kann kaum atmen. Antibiotika, Steroide, Atmungsbehandlungen.

Haben Sie eine Maske?
Nein, ich bin davon befreit,
ich habe einen IQ von über 120,
ich brauche keine Maske!

Susanne Kretschmer, eine Geistheilerin und ehemalige Krankenschwester aus Schwerte, erzählt:

27 Jahre arbeitete ich in der Dialyse und 1 Jahr in der pallitaiven Fachpflege bevor ich meine Geistheilerpraxis eröffnete. Jetzt im April erreichte mich ein Corona-Pflegenotstand-Notruf von meiner ehemaligen Dialyse-praxis und ich erklärte mich bereit auszuhelfen. Die Situation in der Dialysepraxis war sehr angespannt.

Ein Mundschutz war mein Begleiter über 10 Stunden. Die Patienten wurden ebenfalls mit einem Mundschutz ausgestattet, womit jede Konversation abgestellt wurde. Es herrschte Totenstille. Es war kaum zu ertragen. Durch die angezogenen Hygienevorschriften gingen die Desinfektionsmittel aus. Ständig lief überall das Fernsehen mit Coronanachrichten. Die Angst: „Werden wir das überleben?", war deutlich zu spüren. Coronafälle gab es allerdings nicht. Meine Kollegen in den anderen Abteilungen und Kliniken rund herum hatten nichts zu tun. Die Krankenhäuser in der Umgebung waren für Coronafälle geleert worden, aber es gab dort keinen einzigen Coronafall. Es staute sich Angst, Sprachlosigkeit und Aggressivität. Das Geschäft mit der Angst wurde immer deutlicher spürbar.

Der Mundschutz nahm mir die Luft zum Atmen und ich war nach jeder Schicht müde und ausgelaugt, wie krank. Da kein Notstand kam (war) konnte ich bald wieder meine Arbeit als Geistheilerin aufnehmen. Welch eine Befreiung! Ich danke auch dem Corona-Grippe-Virus (mehr ist es nicht wie mir Ärzte und meine Kollegen bestätigt haben), dass die Erde sich jetzt einmal global erholen kann.

Ich wünsche allen Menschen eine „angstfreie" Zukunft.

Auszug aus einem Ärztebrief an das Gesundheitsamt über die Maskenverordnung in Arztpraxen:

Die offiziellen Darstellungen und Maßnahmen der Regierung entsprechen nicht dem medizinischen Sachstand und ebenfalls nicht den medizinischen Fakten. Die offiziellen Zahlen und Statistiken halten keiner epidemiologischen Prüfung stand, und sehr gerne führe ich Ihnen dies ausführlich aus. Ich erlaube mir auch, mehrfach hierbei auf die ärztliche Berufsordnung und das ärztliche Gelöbnis hinzuweisen. Der Sachstand zum Tragen einer Maske ist, dass es keinen nachgewiesenen Nutzen, in Bezug auf die Einschränkung der Infektionskrankheit, gibt.

Das Gegenteil ist der Fall: Seit Einführung der Maskenpflicht haben die Atemwegsinfekte deutlich zugenommen. Als Anlage finden Sie eine statistische Aufarbeitung der Sentinelproben des Robert-Koch-Instituts.

Hieraus geht eindeutig hervor, dass durch das Tragen der Masken, die Atemwegsinfekte zugenommen haben. Dies wird auch in Studien bestätigt. Im Anhang finden Sie 47 Studien die belegen, dass ein Tragen der Masken keine Vorteile bringt, sowie Studien, die belegen, dass Menschen durch das Tragen von Masken gefährdet werden.

http://www.aerzteklaerenauf.de/masken/index.php

Im Folgenden nehme ich Bezug auf einzelne Punkte des ärztlichen Gelöbnisses, an das ich mich gebunden fühle. Ich habe keinen Amtseid auf die Regierung abgelegt.

Dr. Bodo Schiffmann

Quelle: t.me/AllesAusserMainstream

Vermummungsgesetz

Italienischer Bürgermeister gibt Strafen auf das Tragen von Mundschutz!

Der exzentrische italienische Kunstkritiker und Bürgermeister Vittorio Sgarbi sorgt für Aufsehen. In seiner Gemeinde Sutri nahe Rom hat der Kunstexperte und Parlamentarier ein Verbot eingeführt, Nasen- und Mundschutz zu tragen. Wer künftig in der 6.000-Seelen-Gemeinde "ohne Bedarf" Mundschutz trägt, wird bestraft, heißt es in einer Anordnung des 68-jährigen Bürgermeisters. Sgarbi bezieht sich auf ein Gesetz aus den 1970er-Jahren, wonach niemand mit Helm, Maske oder auf andere Weise vermummt auf die Straße gehen darf. Das Gesicht der Person müsse stets erkennbar sei, heißt es im Gesetz aus dem Jahr 1977, das Italien zur Bekämpfung des Terrorismus erlassen hatte.

Scharfer Kritiker der Regierung!
"Nur Diebe und Terroristen setzen Masken auf", hieß es in einer Presseaussendung Sgarbis, der in seiner Politkarriere oftmals die Partei gewechselt hat. Er zählt zu den schärfsten Kritikern der von der Regierung um Ministerpräsident Giuseppe Conte ergriffenen Hygiene- und Vorbeugungsmaßnahmen."

https://www.derstandard.de/story/2000119675269/buergermeister-italienischer-kleinstadt-stellt-das-tragen-von-masken-unter-strafe

Sei ein Ermutiger für die Menschen denen Du begegnest.
Erniedriger gibt es schon genug.

Mikrobiologie

Der Biologe **Clemens Arvay** spricht für viele Experten. Er sagt die Mikrobiologie und Feuchtigkeitshaushalt des Körpers gehen durch Tragen von einem Mundschutz kaputt.

Außerdem fasst man sich dadurch viel mehr ins Gesicht als normal. Masken sind Kontraproduktiv.

Die Feuchtigkeit in der Maske hält das Virus aktiv. Trockenheit trocknet den Virus aus.

Quelle: https://www.youtube.com/watch?time_continue=1&v=KkprrsNEvF0

Aber auch die Kontaktbeschränkungen selbst können gesundheitliche Einschränkungen mit sich bringen, schreibt der Sozialmediziner Christian Apfelbacher. In früheren Studien zu den Auswirkungen von Quarantäne-Maßnahmen seien „Symptome einer posttraumatischen Belastungsstörung", aber auch „Depressivität, Ängstlichkeit und Stress" festgestellt worden.

> **Er sagt auch: Stress und Angst schwächen wiederum nachweißlich das Immunsystem! Die Gefahr von einem Virus angesteckt zu werden wird dadurch viel größer!**

Wer mit dem Kopf durch die Wand will,
muss einfach mehr Anlauf nehmen!

Die Seele wird abgeschafft

Von Rudolf Steiner - Gründer der Waldorfschulen!

Ich habe Ihnen gesagt, dass die Geister der Finsternis ihre Kostgeber, die Menschen, in denen sie wohnen werden, dazu inspirieren werden, sogar ein Impfmittel zu finden, um den Seelen schon in frühester Jugend auf dem Umwege durch die Leiblichkeit die Spiritualität auszutreiben.

Die Seele wird man abschaffen durch ein Arzneimittel.

Man wird aus einer "gesunden Anschauung" heraus einen Impfstoff finden, durch den der Organismus so bearbeitet wird, in möglichst früher Jugend, möglichst gleich bei der Geburt, dass dieser menschliche Leib nicht zu dem Gedanken kommt: Es gibt eine Seele und einen Geist.

So scharf werden sich die beiden Weltanschauungsströmungen gegenübertreten.

In der Zukunft, werden Gesetze erlassen werden, auf denen nicht direkt stehen wird: Das Denken ist verboten, aber die die Wirkung haben werden, dass alles individuelle Denken ausgeschaltet wird. Die Schulmedizin wird Krankheiten hervorbringen aus egoistischen Motiven!

Quelle: Dr. Rudolf Steiner (aus den Vorträgen in Dornach vom 29. September bis 28. Oktober 1917.)

Wir sind freiwillig hier!

Wir machen alle gerade wirklich eine intensive Zeit durch wo man diese unerwünschten Geisteskräfte (Angst, Macht, Kontrolle, Freiheitseinschränkung, Brutalität, Unwahrheit usw.) so massiv am Wirken sieht und dann noch direkt vor der eigenen Haustür.

Aber wir sind ja freiwillig auf die Erde gekommen um hier zu helfen und dabei zu sein. Wir wussten das Arbeit auf uns zukommt. Das diese Zeiten kommen, das wurde auch den irdischen Lichtkräften schon oft angekündigt. Wir sind im aufsteigenden Lichtzeitalter, so steht es schon in den vedischen Urtexten geschrieben. In diesem Zeitalter wird alles immer besser und besser für uns. Natürlich müssen wir alle daran arbeiten, aber aufzuhalten ist dies nicht mehr.

Jede Sekunde wo wir Menschen unsere Konzentration, Fokus, Strahl, Aufmerksamkeit auf das Gute, auf die Heilung und unsere Idealvorstellung gerichtet haben ist sehr kostbar und wichtig. Denn mit unserer Schöpferkraft können wir direkt unsere Realität verändern.

Das ist nicht einfach nur dahin gesagt, es ist wirklich so, ... deswegen kann ich nur sagen fangt sofort an und stellt Euch die ideale Zukunft vor, stellt Euch das Happy End vor wie es gut ausgeht, probiert es „jetzt" aus.

Am Besten gleich!

Die Welt braucht Euch ohne Furcht und Verunsicherung.

Angst zieht einen unsicheren Geist mit sich.
Stellt Euch jeder Herausforderung.

Keiner darf Euer „Sein" schmälern,
solange ihr in Eurer „Ich Bin" Kraft steht.
Viele unsichere Menschen kreuzen täglich Euren Weg.
Sie haben noch keinen Zutritt zum Schöpfergeist,
leben noch kraftlos in ihren Unsicherheiten.
Wir brauchen die kraftvollen Veränderer,
die Pioniere für das „Neue" Bewusst-Sein.
Ihr seid unsere Hoffnungsträger
und wir passen auf Euch auf.

Wenn Schatten mit Euch kämpfen,
dann wehrt Euer Licht sie sofort ab.
Sie werden ihr Karma sofort zu spüren bekommen.
Wir halten Euch rein und kraftvoll.
Ihr seid ein Zufluchtsort für die Suchenden,
Hilflosen, in die Enge getriebenen,
die Freiheit des Geistes suchenden.
Macht ihre Gefängnistüren auf und befreit sie von der Haft
der Begrenztheit.
Frei sein, ist der Weg zu Gott.
Ihr seid die besten Wegweiser.
Wir danken Euch Licht – Seelen
für Euren Mut, Kraft und Stärke.

Botschaft der Geistigen Welt
am 19.8.2019 durch das Medium
Anne Hübner

Angst

In unserer Zeit gibt es bekanntlich eine Furcht, die sich ganz sinngemäß vergleichen lässt mit der mittelalterlichen Furcht vor Gespenstern.

Das ist die heutige Furcht vor den Bazillen (Viren). Die beiden Furchtzustände sind sachlich dasselbe. Sie sind auch insofern ganz dasselbe, als ein jedes der beiden Zeitalter, das Mittelalter und die Neuzeit sich so verhalten, wie es sich für sie schickt. Das Mittelalter hat einen gewissen Glauben an die geistige Welt; es fürchtet sich selbstverständlich dann vor geistigen Wesenheiten. Die neuere Zeit hat diesen Glauben an die geistige Welt verloren, sie glaubt an das Materielle, sie fürchtet sich also vor materiellen Wesenheiten, wenn diese auch noch so klein sind. (Rudolf Steiner).

Mit Bazillen sind bei Rudolf Steiner nicht nur spezielle Bakterienarten sondern auch die damals noch wenig erforschten Viren gemeint.

Wenn man nichts anderes Vorbringen kann vor sich selber als Furcht vor den Krankheiten, die sich rundherum abspielen in einem epidemischen Krankheitsherd und mit dem Gedanken der Furcht hinein schläft in die Nacht, so erzeugen sich in der Seele die unbewussten Nachbilder, Imaginationen, die durchsetzt sind von Furcht. Und das ist ein gutes Mittel, um Bazillen (Viren) zu hegen und zu pflegen. Kann man nur ein wenig mildern diese Furcht durch werktätige Liebe zum Beispiel, wo man unter den Verrichtungen der Pflege für die Kranken etwas vergessen kann, dass man auch angesteckt werden könnte, so mildert man auch durchaus die Pflegekräfte für die Bazillen (Viren). (Rudolf Steiner).

Nicht dass etwa diese kleinsten Lebewesen die Krankheit bewirken, sondern wenn irgendetwas in uns krank ist, dann fühlen sich diese kleinen Lebewesen wohl. Wie die Pflanze im Mist, so fühlen sich diese kleinen Lebewesen in den erkrankten Organen in uns wohl. Sie halten sich dort gerne auf. Derjenige, der behauptet, dass von den kleinen Lebewesen die Krankheiten kommen, der zum Beispiel sagt: Die Grippe kommt von dem Grippebazillus und so weiter, der ist natürlich geradeso gescheit, als wenn einer sagt, der Regen kommt von den Fröschen, die quaken. Natürlich, wenn der Regen kommt, quaken die Frösche, weil sie es spüren, weil sie ja in dem Wasser sind, das angeregt ist durch dasjenige, was den Regen bewirkt. Aber die Frösche bringen nicht den Regen. Ebenso bringen die Bazillen (Viren) nicht die Grippe; aber sie sind da, wo die Grippe ist, geradeso wie die Frösche auf eine unerklärliche Weise hervorkommen, wenn der Regen kommt.

Also man darf nicht auf der einen Seite sagen, dass einem die Bazillenuntersuchung nichts nützt. Sie nützt einem so viel, dass man weiß, dass der Mensch der Krankheit ausgesetzt ist, wie man weiß, dass die Frösche quaken, wenn es regnet. Also man darf nicht das Kind mit dem Bad ausschütten und sagen, die Bazillen (Viren) zu untersuchen sei unnötig. Aber man muss auf der anderen Seite wissen, dass die Bazillen (Viren) nicht die Krankheit machen. Sonst wird man niemals richtig erklären, wenn man immer nur sagt: Für die Cholera gibt es die Bazillen (Viren), für die Grippe gibt es die Bazillen (Viren) und so weiter. Das ist natürlich nur eine Faulenzerei dafür, dass die Leute die wirklichen Krankheitsursachen nicht untersuchen wollen. (Rudolf Steiner). Grundsätzlich entstehen Pathologien nur dann, wenn es im gesamten ökologischen und humanitären Gleichgewicht größere Verschiebungen gibt. Eine Krankheit tritt deshalb nicht durch einen Zufall auf, sondern kann als angemessene Reaktion auf eine bestimmte Situation gesehen werden. (Heinz Grill)

Nicht vom Tier zum Menschen sondern von den Verhaltensweisen, die die menschliche Entwicklung hervorbrachte, entsandte sich der Virus, der zum Tierreich überging und von diesem wieder zurück zum Menschen kam. Die instinktive Reaktion des Sich-Schützens bringt das menschliche Bewusstseinspotential in Wirklichkeit in eine abgründige Tiefe und bindet ihn regelrecht zurück in die Welt des Karmas, die ihn mehr oder weniger in alten Strukturen umschließt. (Heinz Grill)

Die Heilung, die ein Virus benötigt, wäre eine Art Neuanfang im Bewusstsein. Solange der Virus als Parasit in die Zelle eindringt und seine Steuerungsvorgänge mit Folgewirkungen übernimmt, schwächt sich die Gesundheit des Menschen und er muss sich infolgedessen schützen und zurückziehen. (Heinz Grill)

Wirkliche Perspektiven und freie Denkvorstellungen, die zur Gesundung notwendig wären und die das Immunsystem stärken würden, bleiben meist bei den Patienten in größter Zurückhaltung und deshalb entstehen zusätzliche Probleme. Der gesamte Eiweißbildeprozess müsste durch das Bewusstsein maßgeblich gelenkt werden, damit der Virus im Inneren überwunden wird. (Heinz Grill)

Hintergründe und Ursachen für das aktuelle Geschehen. Hier wesentliche Passagen:

Die Corona-Hysterie eignet sich perfekt dafür, um Bürgerrechte einzuschränken oder ganz abzuschaffen.

- Corona macht möglich, dass sich Menschen freiwillig unter Quarantäne, was nichts anderes als eine andere Form von Haft ist, stellen lassen.
- Corona macht möglich, dass wir uns an verstärkte Polizei – und Militärpräsenz auf unseren Straßen gewöhnen. Corona macht möglich, dass sich Menschen nicht mehr versammeln dürfen oder wollen! Einschränkung der Versammlungsfreiheit.
- Corona macht möglich, dass Menschen gegen ihren Willen geimpft und zugleich verchippt werden können. Die verfassungsrechtliche „körperliche Unversehrtheit eines Menschenlebens" ist dann passé.
- Corona macht möglich, das Bargeld, unter dem Vorwand von Ansteckung, abzuschaffen.
- Corona macht, zwecks Aufrechterhaltung der öffentlichen Ordnung, die totale Überwachung möglich.
- Corona ist das perfekte Alibi für den Zusammenbruch des Finanzsystems. Somit bleiben die wirklichen Gründe und wahren Verursacher im Hintergrund.
- Corona lenkt womöglich davon ab, dass die Menschen in Wuhan an der Strahlung von 5G erkrankt und gestorben sind, nicht aber am Virus. Denn in Wuhan ist 5G seit Herbst 2019 vollständig ausgerollt und in Betrieb! Wurde Corona erfunden, um von der Belastung durch 5G abzulenken?
- Der Corona-Virus erzeugt Angst. Diese Angst ist ansteckender als der Virus.

Und das scheint gewollt!

Denn hat der Mensch erst Angst, dann lässt er alles mit sich geschehen und sich alles einreden.

Wie vermeide ich eine Pandemie?

Diese Frage wurde OSHO vor etwa 40 Jahren während der Aids-Zeit gestellt!

Osho war ein indischer Philosph, auf seinem Grabstein steht: Nie geboren – nie gestorben – nur zu Besuch auf diesem Planeten Erde zwischen dem 11. Dezember 1931 und dem 19. Januar 1990

"Du stellst die falsche Frage" erwiderte Osho, "die richtige Frage sollte lauten: "Wie kann man die Angst vor dem Sterben vermeiden, die durch die Epidemie (Pandemie) verursacht wird?"

Weil es sehr einfach ist, das Virus zu vermeiden, ist es sehr schwierig, die Angst in Dir und in der Welt zu vermeiden. Menschen werden mehr an dieser Angst sterben, als an der Epidemie (Pandemie).

**Es gibt KEIN Virus auf dieser Welt,
das gefährlicher ist als ANGST.**

Verstehe diese Angst, sonst wirst Du ein toter Körper, bevor dein Körper stirbt. Es hat nichts mit dem Virus zu tun. Die gruselige Atmosphäre, die Du in diesen Momenten fühlst, ist kollektiver Wahnsinn! Es ist schon tausendmal passiert und wird auch weiterhin passieren. Und es wird weitergehen, wenn Du die Psychologie von Menschenmengen und Angst nicht verstehst. Normalerweise hältst Du Deine Angst in Schach, aber im Moment des kollektiven Wahnsinns kann Dein Bewusstsein völlig verloren gehen. Du wirst nicht einmal wissen, wann Du die Kontrolle über Deine Angst verloren hast. Dann kann Angst Dich dazu bringen, alles zu tun.

In einer solchen Situation kannst Du Dir auch das Leben nehmen oder das Leben anderer.

In den kommenden Zeiten wird so viel passieren:
Viele Menschen werden sich selbst töten, und viele Menschen werden mehr töten.

1. **Achtung, sei achtsam.**
2. **Sehe Dir keine Nachrichten an, die Angst auslösen.**
3. **Hör auf, über die Epidemie zu reden, immer wieder dasselbe zu wiederholen ist wie Selbsthypnose.**

Angst ist eine Art Selbsthypnose!

Diese Idee wird chemische Veränderungen im Körper verursachen. Wenn Du dieselbe Idee immer wieder wiederholst, wird eine chemische Veränderung ausgelöst, die manchmal so giftig sein kann, dass sie Dich auch töten kann. Während einer Epidemie wird Energie auf der ganzen Welt irrational. Auf diese Weise kannst Du jederzeit in ein Schwarzes Loch fallen.

Meditation wird dann zu einer schützenden Aura, in die keine negative Energie eindringen kann.

Angst ist das Gegenteil von Freiheit!

„Jeder, mit dem du in Kontakt gekommen bist, hat dir Angst eingeflößt, und Angst ist das Gegenteil von Freiheit.

Je ängstlicher du bist, desto unfreier bist du. Je mehr Angst du hast, desto weniger kannst du rebellieren. Die Gesellschaft, die Kirche, der Staat sie alle wollen, dass jeder ständig voller Angst ist:

Angst vor dem Bekannten, Angst vor dem Unbekannten, Angst vor dem Tod, Angst vor der Hölle, Angst, den Himmel zu verpassen, Angst, dir keinen Namen in der Welt zu machen, Angst, einfach nur ein Niemand zu sein.

Seit du geboren bist, haben dir alle um dich herum Angst eingeflößt.

Kein Kind wird mit Angst geboren!

Jedes Kind wird mit Freiheit, mit Zweifel, mit Rebellion, Individualität, mit Unschuld geboren – alles sehr gute Eigenschaften. Aber das Kind ist hilflos und abhängig.

„Bewege dich **nicht** aus Angst heraus.

Bewege dich aus Freude – nicht aus Angst, denn alle so genannten Religionen basieren auf Angst. Ihr Gott ist nichts als Angst, und ihr Himmel und ihre Hölle sind nichts als Projektionen von Angst und Gier.

Wähle Mut!

„Ich weiß, Angst ist natürlich! Aber bleibe nicht daran kleben. Lass sie beiseite. Geh weiter, trotz der Angst. Denke immer daran: Der Unterschied zwischen einem mutigen Menschen und einem Feigling ist nicht, dass der mutige Mensch keine Angst hat, und der Feigling hat Angst – nein. Das ist nicht der Unterschied. Beide haben Angst! In demselben Maß. Wo ist dann der Unterschied? Der Unterschied ist, dass der mutige Mensch weitermacht, trotz der Angst, und der Feigling hört auf wegen der Angst. Beide haben Angst!

Ihr habt alle aus Angst heraus gelebt. Eure Beziehungen bestehen aus Angst. Angst ist so überwältigend – wie eine

254

dunkle Wolke, die dein Leben überschattet –, dass du Dinge sagst, die du eigentlich nicht sagen willst, aber die Angst bringt dich dazu sie zu sagen. Du tust Dinge, die du nicht tun willst, aber die Angst bringt dich dazu sie zu tun. Nur ein wenig Intelligenz reicht aus, um das zu erkennen."

Wenn dir etwas Angst macht, tu genau das Gegenteil!

Ohne Liebe gibt es nur Angst. Angst ist die Abwesenheit von Liebe. Sie ist kein aktiver Zustand, sie ist nur die Abwesenheit von Liebe. Aber wenn du lieben kannst, wird die Angst verschwinden. Im Moment der Liebe gibt es nicht einmal den Tod. Es gibt nur eines im Leben, das den Tod überwindet, und das ist Liebe. Die ganze Angst hat mit dem Tod zu tun – und nur die Liebe kann den Tod besiegen.

„Folge nicht deiner Angst, weil dich das zu einem Feigling macht. Es degradiert deine Menschlichkeit. Es ist eine Selbsterniedrigung. Wenn immer du ängstlich bist, bewege dich in die andere Richtung!

Eine einfache Regel: Immer wenn du Angst spürst, steuere ihr entgegen, und du wirst in Bewegung bleiben, wachsen, dich entwickeln. Du wirst dem Punkt immer näher kommen, an dem das Ego einfach wegfällt – weil es durch Angst funktioniert. Wenn das Ego weggefallen ist, bist du erleuchtet, es ist nichts, was hinzu gefügt wird.

Osho

Quelle: Ariane Clausius, www.osho.com

*Man nimmt sich schwere Sachen
damit es leichter werden kann.*

Korruption im Gesundheitswesen

Der deutsche Staat unternimmt es mit den folgenden drei Methoden, politisch unliebsame Gegner mundtot zu machen:

1. **Man wird in die „rechte" Ecke gestellt.**
2. **Man wird als „Verschwörungstheoretiker" abgestempelt.**
3. **Man wird in der geschlossenen Abteilung einer Psychiatrie „zwangsuntergebracht".**

Die Fachanwältin für Medizin und Gesundheitsrecht und Autorin des Buches: **„Gesetz zur Bekämpfung von Korruption im Gesundheitswesen" Beate Bahner** hatte durch ihr Fachwissen das Spiel mit dem Coronahype gleich zu Anfang der Pandemiegesetze durchschaut und gehandelt. Sie war die erste, die einen Antrag an das Bundesverfassungsgericht gegen den Corona Shutdown gestellt hat und dafür gegen ihren Willen in die Psychiatrie eingewiesen wurde. Beate Bahner wurde insgesamt vier Wochen lang in der Psychiatrie aufgrund eines Unterbringungsbeschlusses des Amtsgerichts gegen ihren Willen ihrer Freiheit beraubt.

Sie schreibt, sie erfuhr in der geschlossenen Abteilung mehrfach massive körperliche Gewalt, Knebelung (so genannte „Fixierung") und mehrfache Unterbringung in einem Isolationszimmer. Beate Bahner erhielt ferner eine **Zwangsmedikation**. Sie hatte keine Kraft, sich gegen den Unterbringungsbeschluss zu wehren.

Auch eine Heldin unserer Zeit. Ihr Aufruf zur friedlichen Demonstration brachte tausende Menschen auf die Straße. Sie schrieb dazu in einem offenen Brief am Ostersonntag 2020, hier ein Auszug:

Quelle: www.beatebahner.de

Steh auf und schüttle Dich.
Schüttle Dich noch mal – und zwar richtig!

Dann geh ins Bad und nimm eine lange heiße Dusche. Beende Deine Dusche mit einem Wechsel von heiß und kalt und nochmals heiß und kalt. Das tut Dir gut und stärkt Dich enorm, insbesondere für die nächste Grippewelle – und die kommt bestimmt, wie jedes Jahr!

Kuschle Dich jetzt in Deinen Bademantel und setz Dich gemütlich hin. Hol Dir zuvor eine große Tasse starken Kaffee oder Tee, oder trinke einen richtig guten Wein. Ausnahmsweise darf es sogar ein ordentlicher Schnaps sein, auch der wirkt bei großen Schocks. Denn Du hast einen Schock und Du bist noch immer in der größten Schockstarre, die Du je erlebt hast. Daher musst auch Du Dich davon ein paar Tage, vielleicht sogar einige Wochen gut erholen. Weil Du nämlich gerade aus dem unglaublichsten Horrorfilm kommst, den Du je gesehen hast. Du hast auch deshalb eine Schockstarre, weil Du wahrscheinlich sowieso nie Horrorfilme siehst und Dich mit Horror also einfach nicht auskennst.

So ging es mir doch auch noch bis vor zwei Wochen! Ich lese auch keine „Verschwörungsbücher" und ähnliches, man will sich ja schließlich bei seinem oft anstrengenden Alltag nicht zusätzlich belasten. Daher wissen wir alle hier in Deutschland (abgesehen von unseren hochbetagten Eltern und Mitbürgern) gar nicht, was Horror überhaupt ist. Denn seit fast 75 Jahren leben wir hier - auf diesem ganz wunderbaren und kostbaren Planeten – und insbesondere hier in Europa und in Deutschland in einer gut funktionierenden Gesellschaft und haben alles, was wir zum Leben brauchen. Vor allem können wir unser Leben so gestalten, wie wir es mögen, nämlich frei und selbst bestimmt und so wunderbar vielfältig und bunt! Da ist es schon völlig klar, dass Dich der Horrorfilm, den Du gerade gesehen hast, in Schockstarre versetzt. Aber jetzt endlich ist dieser Film vorbei und Du musst jetzt wirklich dringend raus an die frische Luft und Sonne tanken.

Aber rufe zuerst Deine besten Freunde an, oder Deine Familie, oder Deine lieben Nachbarn. Das braucht Ihr alle jetzt dringend, denn Ihr alle wart im selben Horrorfilm dabei – und zwar höchstpersönlich und aktiv! Wir alle haben denselben Film gesehen, auch wenn manche diesen Film im Moment gar nicht so schrecklich fanden, einige fanden den Film sogar richtig gut und wünschen sich eine Fortsetzung. Triff Dich daher heute nur mit Gleichgesinnten, die wie Du auch keine Horrorfilme mögen. Die anderen kommen später sicher gerne dazu und wir werden uns darüber freuen. Packe zuvor einen tollen Picknickkorb und tue die allerbesten Dinge rein, die Du vorrätig hast. Nimm auch eine Rolle Klopapier mit, denn Euer Picknick wird im Freien stattfinden. Vielleicht habt Ihr aber sogar Glück, und die Bars, Cafes, Restaurants und öffentlichen Einrichtungen in Euren Städten und Gemeinden machen schon bald wieder auf!

Sucht Euch für Euer Picknick den allerschönsten Platz, den Ihr finden könnt, auch wenn Ihr nicht die einzigen dort seid. In diesem Fall rutscht einfach alle ganz eng zusammen und teilt Euch die leckeren Sachen, die Ihr mitgebracht habt. Und dann esst und trinkt gemeinsam, erzählt Euch die besten Witze, seid albern und lacht wie verrückt miteinander! Das ist das beste Mittel gegen Schockstarre! Und dann fallt Euch alle in die Arme und haltet Euch fest - ganz lange, ganz fest. Wir brauchen das jetzt dringend, denn die meisten von uns hat dieser Horrorfilm zutiefst erschüttert und entsetzt. Und dann esst und trinkt einfach weiter und lacht und tanzt und singt den ganzen Tag und die ganze Nacht und die nächsten Wochen und Monate und Jahre – und überhaupt sooft Ihr könnt! Seid wieder unbeschwert und fröhlich wie noch im März, und schmiedet dann Pläne für Euer weiteres Leben. Und redet ganz viel miteinander darüber, wie wir alle, Du und ich, jede und jeder von uns, unsere schöne Welt ab sofort noch besser machen können! Und dann stehen wir auf, gehen raus und packen es wirklich an! Und genießen dabei unsere wunderbare Freiheit, allein und gemeinsam! Denn sie ist wirklich das allerhöchste Gut, das wir Menschen und auch die Tiere hier auf Erden haben!

Der Grund,
warum Menschen
zum Schweigen gebracht werden,
ist nicht, weil sie lügen,
sondern weil sie die Wahrheit reden.
Wenn Menschen lügen,
können ihre eigenen Worte
gegen sie angewandt werden.
Doch wenn sie die Wahrheit sagen,
gibt es kein anderes Gegenmittel
als die Gewalt.

Theodor Fontane (1819-1889)

Bestechung

Fakten sind auch, dass die armen Länder es nicht so gut haben wie wir. Wir haben zu essen!

In Indien zum Beispiel, wo wir viele Freunde haben, verhungern die Menschen direkt durch die Lockdown – Maßnahmen und zwar täglich. Es sterben inzwischen viel mehr Leute an den Maßnahmen als mit dem Coronavirus.

Wir schicken Geld nach Indien zu unserer deutschen Freundin, die versucht so viele Menschen wie möglich zu retten. Indien ist schon immer im Würgegriff der Pharmaindustrie und die Regierung greift hart durch.

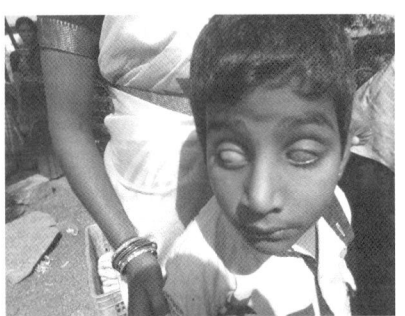
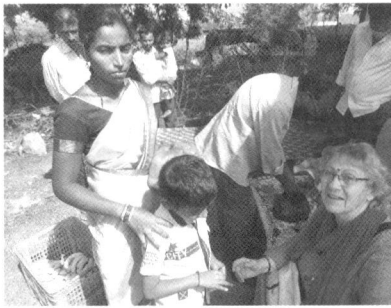
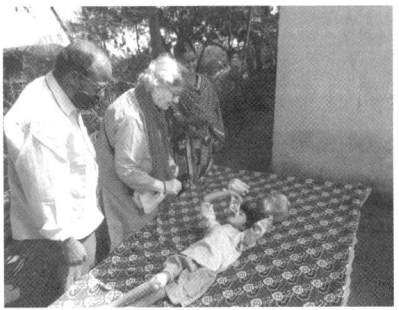
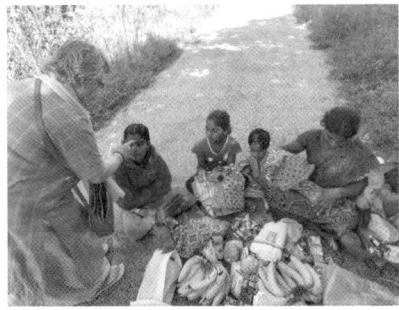

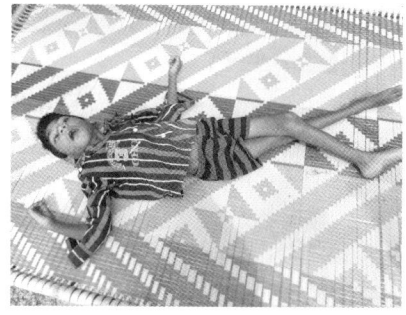

Bestechungsgelder machen das möglich. Impfungen und Maßnahmen werden dann durchgewunken, die sonst als zu schädlich abgelehnt würden.

Wir selbst haben viele Fälle von Impfschäden bei unserer Heilarbeit dort erlebt. Geimpft und anschließend Autismus, Gehirnschäden, Sehstörungen, Verhaltensstörungen, uvm.

Die Pharmariesen zahlen Millionen an Bestechungsgelder an die Regierungen. Die Inder sind wie die Afrikaner auch „Versuchskaninchen der Pharmaindustrie".

Selbst das ZDF brachte noch 2008 eine Doku über das Pharmakartell heraus. Da geht es auch um Pfizer und die gefährlichen Medikamente die nur dazu dienen Geld zu verdienen. Es wird gezeigt wie kriminell die Pharmareferenten vorgehen. An die Gesundheit der Menschen denkt dort niemand, heißt es. Es geht um Bestechung und Druck auf die Ämter, bis hin zu Morddrohungen. Dieses Jahr sind auffällig viele Regierungsbeamte und auch Bürgermeister durch Unfälle, angebliche Selbstmorde, verstorben, ein Zufall?

Horst Seehofer, der damalige Gesundheitsminister, erzählt in dem ZDF Bericht von der Macht der Lobby und wie die Regierungen unter dem Druck die letzten 30 Jahre nachgegeben und somit versagt haben.

Die letzten Jahre sind extrem viele Filme, die Korruption aufdecken, im Internet gelöscht worden. Schauen Sie sich den Film an so lange er noch öffentlich ist und laden ihn runter. Quelle: https://youtu.be/JtbqwZFCJfo

Die weltweite Covid-19-Pandemie kostet viele Leben. Gerade in den ärmsten Ländern werden dramatische Auswirkungen für die Bevölkerung ganz konkret spürbar: Tagelöhner haben keine Arbeit mehr, immer mehr Menschen hungern, die häusliche Gewalt steigt, und Mädchen werden früher verheiratet.

Wie Corona das Leben der Menschen in unseren Projektländern beeinflusst. Die weltweite Sterblichkeitsrate durch COVID-19 erreichte im April 2020, mit etwas mehr als 10.000 Todesfällen pro Tag, ihren höchsten registrierten Wert.

Ein Oxfams Bericht „The Hunger Virus" zeigt, dass in diesem Jahr 121 Millionen Menschen, infolge der sozialen und wirtschaftlichen Auswirkungen der Corona-Pandemie, wie Massenarbeitslosigkeit, Unterbrechung der Nahrungsmittelversorgung und rückläufigen Hilfsgeldern, an den Rand des Verhungerns getrieben werden könnten. Während sich die Pandemie über die ganze Welt ausbreitete, schütteten die acht größten Nahrungsmittel- und Getränkeunternehmen ihren Aktionären seit Januar über 18 Milliarden Dollar aus. Das ist zehnmal mehr als der Betrag, den die Vereinten Nationen benötigen, um Hunger zu bekämpfen.

https://www.oxfam.de/presse/pressemitteilungen/2020-12-15-covid-19-pandemie-27-milliarden-menschen-ohne-soziale-sicherung

Auch der IWF (internationale Währungsfond) ist darin gut, Geld gezielt für bestimmte Zwecke zu transferieren, z. B. für härtere Lockdown-Maßnahmen. Lukaschenko, der Präsident von Weißrussland hatte klare Worte dafür: Er möchte nicht, dass sich „die italienische Situation" in Belarus wiederholt. Er werde nicht „zum Rhythmus der anderen tanzen". Nach Ansicht Lukaschenkos handele es sich bei dem neuen Coronavirus nur um eine Psychose. Er selbst und 97 Prozent seiner Bevölkerung bestünden die Erkrankung ohne Symptome.

Die Medien sind auch schon lange nicht mehr frei. Schauen Sie wo Werbung für Medikamente läuft, dann wissen Sie, wer dort das Sagen hat.

Heute muss man fragen, was löschen sie, wen machen sie schlecht und sich genau das anschauen, was nicht in den Nachrichten gebracht wird, um die Wahrheit zu erfahren. Von mir sind auch bis jetzt 5 Filme gelöscht worden. Das glaubt man meistens erst, wenn es einen selbst betrifft. Die Nachrichten im Fernsehen sind nur noch eine Werbung der Lobbyisten, Propaganda hätte man früher gesagt und nicht mehr die Wahrheit und Wirklichkeit.

Heute kann man sagen, dass Fernsehen eine Gehirnwäsche ist. Ein Glück gibt es noch Gefühle und Intuition die uns warnen, obgleich diese ja mit 5G und den Implantaten auch genommen werden sollen. Ob das überhaupt geht?

Für das Fördern
der besten Interessen der Menschheit
müsst ihr den heiligen Wunsch kultivieren,
anderen zu dienen,
und die Einstellung des Teilens haben.

„Dienst am Menschen ist Dienst an Gott"
Sathya Sai Baba

Gehirnwäsche

Gehirnwäsche ist ein Konzept der psychologischen Manipulation. Die Urteilskraft und Realitätswahrnehmung wird destabilisiert und die Grundeinstellung eines Menschen durch neue ersetzt. Seit 1975 enthält die Erklärung der UNO über den Schutz aller Personen vor Folter und anderer grausamer, unmenschlicher und erniedrigender Behandlung oder Strafe, auch die Gehirnwäsche mittels manipulativer Psychotechniken.

Die Werbung im Fernsehen macht uns so das vor!
Dort erfolgt die mentale Umprogrammierung schleichend und subtil. Die Betroffenen bemerken nicht, dass sie schrittweise gefügig gemacht und bestimmte Verhaltensweisen fremdgesteuert ausgelöst werden. So etwas habe ich in Dubai erlebt. Die U-Bahn, wenn sie los fuhr, hatte den selben Bimmelton der auch abends in den Nachrichten kam.

Die Manipulationstechniken wurden von Psychogruppen, Konzernen, Regierungen und Sekten über Jahrzehnte entwickelt, erforscht und perfektioniert. Ein wichtiger Aspekt ist die Unterdrückung jeglicher Form von Kritik und die Diffamierung von Kritikern. Da den Protagonisten sachliche Argumente fehlen, wird Kritikern menschliche Schwäche vorgeworfen, um diese unglaubwürdig zu machen.

Die amerikanische Psychologieprofessorin Margaret Singer beschreibt die Gehirnwäsche als eine sich in sechs Schritten vollziehende, nicht sichtbare soziale Anpassung.

1. Lass die Person in Unkenntnis darüber, was vor sich geht und wie sie sich Schritt für Schritt ändert.

Mit dem Vorwand der Solidarität haben wir uns 2020 daran gewöhnt, jegliche körperliche Kontakte zu meiden. Fremde werden nicht mehr als Mitmenschen, sondern als Gefahr für das eigene Leben wahrgenommen. Zudem könnte man die Verunreinigung von Dritten auf die eigenen Liebsten übertragen und so bei diesem Schaden anrichten. Mittlerweile ist auch der Griff zur Maske so normal geworden. Viele sind davon überzeugt, dass sie dies machen, um andere und sich selbst zu schützen. Dass sie aber sowohl sich selbst auch als anderen dadurch langfristig schaden, sowohl physisch als auch psychisch, ist den meisten Leuten gar nicht bewusst. Dabei ist längst bewiesen, dass soziale Isolation schädlich ist und die falsche Anwendung von Masken zu neuen Infektionen führt.

2. Kontrolliere Umgebung und Umwelt der Person, vor allem kontrolliere ihre Zeit.

Es macht absolut keinen Unterschied, ob Tankstellen bis 19:00 Uhr oder bis 19:30 Uhr geöffnet sind. Wir wurden aber dazu konditioniert, gewisse Aktivitäten nicht mehr dann zu machen, wenn uns danach ist, sondern dann, wenn es der Staat zulässt. Es wird stillschweigend akzeptiert, dass sich in einem Laden nur 381 und nicht 382 Personen aufhalten dürfen. Denn bei 381 wird die Verbreitung des Virus durch Social Distancing eingedämmt, bei 382 funktioniert dies nicht mehr. Gesetzliche Einschränkungen gehören zu einer Gesellschaft dazu. Aktuell arten diese aber willkürlich aus und haben nichts mehr mit gesundem Menschenverstand zu tun.

3. Erzeuge in der Person gezielt ein Gefühl der Ohnmacht.

Trotz rigoroser Maßnahmen und enormen Einschränkungen der Freiheit steigen die Zahlen von "Infizierten" und "Toten". Kaum sinken diese Zahlen, mutiert das Virus, das Spiel beginnt von vorne. Egal was wir machen, letztendlich ist es immer falsch. Längst haben wir akzeptiert, dass wir diesen "Krieg" nie gewinnen und mit immer neuen Maßnahmen konfrontiert sein werden.

4. Stelle ein System von Belohnung und Strafe auf und steuere die Erfahrungen so, dass das Verhalten der Person, das ihre frühere Identität widerspiegelt, unterdrückt wird.

Wer sich nicht an die Maßnahmen hält, wird mit einer Buße bestraft. Selbst wer ein Attest für die Befreiung von der Maskenpflicht vorweisen kann, muss mit Feindlichkeiten von anderen, welche die Solidarität von jedem erwarten, rechnen. Gastronomen, welche die Tische in einem Abstand von 1.99 Metern und nicht 2 Metern aufgestellt haben, erfahren eine Zwangsschließung durch den Staat.

5. Stelle ein System von Belohnung und Strafe auf und steuere die Erfahrungen so, dass die Person das neue Glaubenssystem und die Verhaltensnormen der Gruppe verinnerlicht.

Wer die Maske auch bei einem Spaziergang alleine im Wald trägt, ist ein wahrhaftig solidarischer Mensch und gehört gefeiert. Die Impfpflicht wird mit enormer Perfidität verschleiert und auf private Organisatoren abgeschoben. Denn wer sich nicht impfen lässt, wird nicht bestraft, sondern verzichtet freiwillig auf soziale Veranstaltungen. Der Geimpfte hingegen wird belohnt, weil er Teil eines Massenversuchs ist und sich absichtlich vergiften lässt. Wie lange wird es wohl dauern, bis Unterhaltungsveranstalter, Restaurants, Sportstudios nur noch Geimpfte akzeptieren, um wieder mit normaler Kapazität arbeiten zu können?

6. Entwickle ein in sich geschlossenes logisches System und eine autoritäre Machtstruktur, die kein Feedback zulässt und ohne Zustimmung oder Anordnung der Führung nicht geändert werden kann.

Wir kommen aus dieser Endlosschleife von Virus, Maßnahmen zur Eindämmung der Pandemie, Impfung, Mutation, erneuten Maßnahmen und neuen Impfungen nicht wieder raus. Das totalitäre, gesundheitsfanatische System ist die neue Weltordnung. Die wahre Tragödie ist die Tatsache, dass auf diese Weise die Demokratie faktisch beerdigt wurde. Kritik ist nicht mehr mehrheitstauglich. Opfer von Gehirnwäsche brauchen Jahre der Psychotherapie, um wieder eine eigene Meinung, die auf Fakten basiert, bilden zu können. Bis dann sind sie resistent gegen jegliche Kritik an der neuen Einstellung, zu der sie konditioniert wurden. Sie glauben alles, auch wenn es vollkommen absurd und in sich widersprüchlich ist.

Neue Generationen werden von kleinauf daran gewöhnt, dass die Welt so ist, wie sie ist und Freiheit dort möglich ist, wo der Staat sie nicht willkürlich eingeschränkt hat. Die Weltgeschichte hat uns gelehrt, dass totalitäre Staatsysteme nur gewaltsam abgeschafft werden können und auch erst dann, wenn die Mehrheit begreift, dass sie manipuliert wurde und deshalb leidet. Die Frage ist nicht, ob dies auch in diesem Fall passieren wird, sondern wann.

Auszüge aus, Quellen:

www.dieostschweiz.ch/artikel/mit-allen-wassern-gewaschen-YrnpQDL

Buch M. Singer: „Wie Menschen ihre Freiheit verlieren und wieder gewinnen können"

Aus dem Buch „Alien Interview" von Lawrence R. Spencer:

Die Gedankenkontroll-Operation des „Old Empire" wird von einer kleinen Gruppe alter „Paviane", die nur sehr wenig Verstand besitzen, betrieben. **Sie spielen ein heimtückisches Spiel ohne Zweck und ohne Ziel, mit der Ausnahme ICH-BIN Bewusstseine zu kontrollieren und zu zerstören, welche sich ansonsten selbst absolut richtig organisieren könnten, wenn sie allein gelassen würden.**

Diese Sorte von künstlich erzeugten Vorfällen wird der menschlichen Rasse von den Betreibern des Systems des Gedankenkontroll-Gefängnisses aufgezwungen. **Die Gefängniswärter werden immer unterdrückende und totalitäre Aktivitäten gegen ICH-BIN´s auf der Erde unterstützen und vorantreiben.**

Warum nicht die Insassen untereinander kämpfend halten? Warum nicht Verrückte bevollmächtigen die Regierung der Erde zu leiten? Die Menschen, die die kriminellen Regierungen auf der Erde ausführen, spiegeln die Befehle, die ihnen von den geheimen und verborgenen Gedankenkontrolleuren des „Old Empire" gegeben werden wieder.

Die menschliche Rasse wird für eine lange Zeit mit dem Schattenboxen fortfahren, so lange wie sie die menschliche Rasse bleibt. So lange werden die ICH-BIN´s der Erde fortfahren, eine Reihe von aufeinander folgenden Leben zu leben, immer wieder und immer wieder. Auf alle Fälle sind die ICH BIN´s auf der Erde für immer hier, bis sie den Amnesie-Kreislauf ausschalten, die elektronischen Fallen besiegen und überwinden, die von ihren Kidnappern aufgestellt wurden, und sich selbst befreien.

Corona und 5G

Elektrosmog schwächt das Immunsystem!

Von Tinnitus bis Herzrhythmusstörungen – immer mehr Ärzte machen sich für Patienten stark, die unter Elektrosmog leiden. Jetzt zogen rund drei Dutzend Mediziner vor das Staatsministerium Stuttgart.

Alle Welt spricht von der Bedeutung des 5G-Mobilfunks für die Zukunftsfähigkeit des Wirtschaftsstandorts. Über 260 Wissenschaftler und sogar die NASA warnen und fordern Überprüfung der 5G-Technologie: „Wir fordern Präventionsstrategien zum Schutz der Bevölkerung, weiteren Forschungsbedarf und ein Moratorium beim Ausbau des 5G-Mobilfunks", sagte Cornelia Mästle, Ärztin für Innere Medizin und Kardiologie aus Winterbach.

Patienten reagieren auf Elektrosmog:

„Wir haben in unseren Praxen immer mehr Patienten, die hypersensibel auf Elektrosmog reagieren", sagte Jörg Schmid, Facharzt für Psychiatrie und Psychotherapie in Stuttgart. Die Krankheitsbilder reichten von Kopfschmerzen, Tinnitus, Konzentrationsschwierigkeiten bis hin zu Herzrhythmusstörungen. Und auch wenn ein direkter Zusammenhang zwischen der Mobilfunkstrahlung und Krebserkrankungen nicht nachgewiesen sei, gebe es mittlerweile viele wissenschaftlich fundierte Hinweise auf die krebsfördernde Wirkung der Strahlen.

Quelle: StN.de Stuttgarter Nachrichten, 24.4.2020

Krank durch Mobilfunk!

Auszüge aus einem Beitrag von Andreas Müller, 11/11/2019:

„5G" gilt als die Zauberformel für das datenschnelle Internet der Zukunft, soll es doch große Datenmenge fast gänzlich ohne Verzögerung übertragen. Zugleich mehren sich jedoch Bedenken gegen den Einsatz der Technologie und Befürchtungen vor gesundheitlichen Risiken. Zu diesen Kritikern gehören mittlerweile auch mehr als 260 Wissenschaftler, die so lange ein Moratorium der 5G-Technologie fordern, „bis diese auf ihre möglichen Risiken für Gesundheit und Umwelt ausreichend und von der Industrie unabhängig überprüft wurden".

Hinzu melden auch die US-Raumfahrtbehörde NASA und die US-Ozeanografiebehörde NOAA technische Bedenken gegen 5G an und warnen: „Der Einsatz könne die Möglichkeiten der präzisen Wettervorhersage dramatisch beeinflussen."

Wie die bislang 261 allesamt akademischen Unterzeichner auf der Internetseite des „5G Appeal" erläutern, werde „5G die Exposition gegenüber hochfrequenten elektromagnetischen Feldern (RF-EMF) zusätzlich zu 2G, 3G, 4G, Wi-Fi usw. für die bereits vorhandene Telekommunikation erheblich erhöhen". Zudem seien „RF-EMF nachweislich schädlich für Mensch und Umwelt".

Das auch von der Industrie zugestandene Problem: Die 5G-Technologie ist nur auf kurze Distanz wirksam und wird schlecht durch festes Material übertragen. Aus diesem

Grund würden viele neue Antennen erforderlich, und die vollständige Implementierung werde dazu führen, dass alle 10 bis 12 Häuser Antennen in städtischen Gebieten installiert werden, wodurch die obligatorische Exposition massiv erhöht werde.

„Mit dem immer umfangreicheren Einsatz von Funktechnologien kann es niemand vermeiden, sich der Gefahr auszusetzen. Denn zusätzlich zu der gestiegenen Zahl von 5G-Sendern (auch in Wohngebäuden, Geschäften und Krankenhäusern) werden Schätzungen zufolge „10 bis 20 Milliarden Anschlüsse" (an Kühlschränke, Waschmaschinen, Überwachungskameras, selbstfahrende Autos und Busse usw.) Teil des ‚Internet der Dinge' werden. Alle diese Faktoren zusammen können die langfristige Exposition aller EU-Bürger gegenüber hochfrequenten elektromagnetischen Feldern erheblich erhöhen."

Mobilfunk - die neue Strahlenkrankheit
Elektrosmog ist extrem schädlich!

Im Gegensatz zur Beteuerung der entsprechende Geräte vertreibenden Industrie, sind „schädliche Wirkungen der HF-EMF-Exposition bereits nachgewiesen".

Deshalb bekunden Wissenschaftler auch ihre "ernsthafte Besorgnis" angesichts der „allgegenwärtigen und zunehmende Belastung durch elektromagnetische Felder, wie sie durch elektrische und drahtlose Geräte verursacht werden."

Die Wissenschaftler und Wissenschaftlerinnen, Forscherinnen und Forscher verweisen darauf, dass "zahlreiche neuere wissenschaftliche Veröffentlichungen gezeigt haben, dass EMF-Strahlung lebende Organismen weit unter den meisten internationalen und nationalen Richtlinien beeinflusst". Zu den Auswirkungen zählen die Unterzeichner ein:

„erhöhtes Krebsrisiko, zellulärer Stress, eine Zunahme schädlicher freier Radikale, genetische Schäden, strukturelle und funktionelle Veränderungen des Fortpflanzungssystems, Lern- und Gedächtnisdefizite, neurologische Störungen und negative Auswirkungen auf das allgemeine Wohlbefinden des Menschen."

Die beschriebenen Schäden gehen demnach weit über die menschliche Rasse hinaus, da zunehmend schädliche Auswirkungen auf Pflanzen und Tiere zu beobachten seien.

Nachdem der Aufruf der Wissenschaftler erstmals im Jahr 2015 verfasst worden war, haben weitere Untersuchungen ernsthafte Gesundheitsrisiken durch HF-EMF-Felder aus der Funktechnologie überzeugend bestätigt: „Die weltweit größte Studie (25 Millionen US-Dollar) des National Toxicology Program (NTP) zeigt einen statistisch signifikanten Anstieg der Inzidenz von Gehirn- und Herzkrebs bei Tieren, die EMF ausgesetzt sind, unterhalb der ICNIRP-Richtlinien (International Commission on Non-Ionizing Radiation Protection) in den meisten Länder. Diese Ergebnisse stützen die Ergebnisse epidemiologischer Studien zum Risiko von HF-Strahlung und Hirntumoren beim Menschen. Eine große Anzahl von wissenschaftlichen Gutachten, die von Experten begutachtet wurden, belegen, dass EMF die menschliche Gesundheit schädigt."

Quelle: www.grenzwissenschaft-aktuell.de

Wie u.a. die „Washington Post" berichtet (1, 2, 3) basierenden die Befürchtungen von NASA und NOAA auf der Nähe des für 5G genutzten Funkfrequenzbereichs von 24GHz, der äußerst nahe zu genau jenen Frequenzen liegt, mit denen etwa Mikrowellen-Satelliten Wasserdampf beobachten und so Wetterveränderungen erkennen können. NOAA und NASA befürchten, dass die Frequenzen sich gegenseitig stören könnten, wodurch beispielsweise zu wenig Zeit bleibe, vor einem Hurrikan rechtzeitig zu warnen. Auf diese Weise, so warnten NOAA-Chef Neil Jacobs und NASA-Chef Jim Bridenstine jüngst vor dem House Subcommittee on the Environment, könnten „bis zu 77 Prozent derzeit ermittelten Daten zukünftig verloren gehen, wodurch eine Wettervorhersage um bis zu 30 Prozent ungenauer werden". Das wiederum entspräche dem Genauigkeitsstandard der frühen 1980er Jahre und würde zu einer Verkürzung der Vorwarnzeit für Hurrikans um etwa 2 bis 3 Tage im Vergleich zu den heutigen Möglichkeiten führen.

Auch die Internationale Agentur für Krebsforschung (IARC), die Krebsagentur der Weltgesundheitsorganisation (WHO), kam 2011 zu dem Schluss, dass EMFs mit Frequenzen von 30 kHz bis 300 GHz **„möglicherweise für den Menschen krebserregend sind"** .

Neue Studien wie die oben erwähnte NTP-Studie und mehrere epidemiologische Untersuchungen, einschließlich der neuesten Studien zur Handynutzung und zu Hirntumorrisiken, bestätigen hingegen, dass die HF-EMF-Strahlung für den Menschen krebserregend ist.

In der EUROPA EM-EMF-Richtlinie von 2016 heißt es zudem: „Es gibt starke Hinweise darauf, dass die langfristige Exposition gegenüber bestimmten EMF ein **Risikofaktor für Krankheiten:**

- wie bestimmte Krebsarten
- die Alzheimer-Krankheit
- und die männliche Unfruchtbarkeit

- sowie für Konzentrationsschwierigkeiten
- Schlafstörungen
- Depressionen
- Energiemangel
- Müdigkeit
- und grippeähnliche Symptome

Tatsächlich, so führt der „5G Appeal" weiter aus, leide ein zunehmender Teil der europäischen Bevölkerung unter Krankheitssymptomen, die in der wissenschaftlichen Literatur seit vielen Jahren mit der Exposition gegenüber EMF und Funkstrahlung in Verbindung gebracht werden: „In der internationalen wissenschaftlichen Erklärung zu EHS und multipler chemischer Empfindlichkeit (MCS), Brüssel 2015, heißt es deshalb: „Angesichts unserer derzeitigen wissenschaftlichen Erkenntnisse betonen wir damit alle nationalen und internationalen Organisationen und Institutionen, EHS und MCS als echte medizinische Zustände anzuerkennen.

Die Unterzeichner verweisen bei ihrer Forderung auf das 2005 von der UNESCO verabschiedete Vorsorgeprinzip: "Wenn menschliche Aktivitäten zu moralisch inakzeptablen Schäden führen können, die wissenschaftlich plausibel, aber unsicher sind, müssen Maßnahmen ergriffen werden, um diese Schäden zu vermeiden oder zu verringern."

Auch die Resolution 1815 des Europarats von 2011 erklärt hierzu:

„Ergreifen Sie alle angemessenen Maßnahmen, um die Exposition gegenüber elektromagnetischen Feldern, insbesondere gegenüber Funkfrequenzen von Mobiltelefonen, und insbesondere die Exposition gegenüber Kindern und Jugendlichen, die am stärksten von Kopftumoren bedroht zu sein scheinen, zu verringern. Die Versammlung empfiehlt

nachdrücklich die Anwendung des ALARA-Prinzips (so niedrig wie möglich), das sowohl die so genannten thermischen
Effekte als auch die nicht-thermischen oder biologischen
Effekte von elektromagnetischen Emissionen oder Strahlung
abdeckt und die Risikobewertungsstandards verbessert und
deren Qualität sichert."

Quellen: Internet, 5G Appeal, Washington Post:

- EU geförderte Analyse: Elektromagnetische Funkstrahlung von Stromleitungen und
  Mobilfunk stellt ein potentielles Risiko für Tier- und Pflanzenwelt dar 24. Mai 2018.
- Tierstudie legt Verbindung zwischen Mobilfunkstrahlung und Krebs nahe 30. Mai 2016
- Neue Studie warnt vor Hirntumoren durch mobile Vieltelefonie 16. Mai 2014
- Studie offenbart Verbindung zwischen mobilem Vieltelefonieren und oxidativem Zell-
  stress als Hauptrisikofaktor für Krebs 30. Juli 2013
- Schüler-Experiment zu Mobilfunkstrahlung: Pflanzen keimen nicht in der Nähe von
  Netzwerk-Routern – Wissenschaftler zeigen Interesse 25. Mai 2013
- Wissenschaftlervereinigung warnt: Mobilfunk-Nutzung fördert Stress und Burn-Out 5.
  Februar 2013
- Mobilfunk während Schwangerschaft kann zu Verhaltensstörungen des Nachwuchses
  führen 2012
- Elektrosmog erhöht Asthmarisiko für Neugeborene 2011
- WHO klassifiziert elektromagnetische Felder durch Mobilfunk erstmals als "mögli-
  cherweise krebserregend" 1. Juni 2011
- Studie belegt Einfluss elektrischer Felder auf Hirnaktivität 27. August 2010
- Neue Expertenstudie: "Mobiltelefone gefährlicher als Rauchen oder Asbest" 31. März
  2008
- Mobiltelefone stören den Schlaf 21. Januar 2008
- Neue Langzeitstudie: Mobiltelefonie erhöht doch das Krebsrisiko 9. Oktober 2007

*Das Geld hat sich in den letzten 70 Jahren
ein Finanzsystem geschaffen,
das sich von der Realwirtschaft weitgehend gelöst hat!
Ernst Wolf - Journalist und Buchautor*

Quelle: t.me/KenFM

Hier eine Info von einer Schülerin aus Holland:

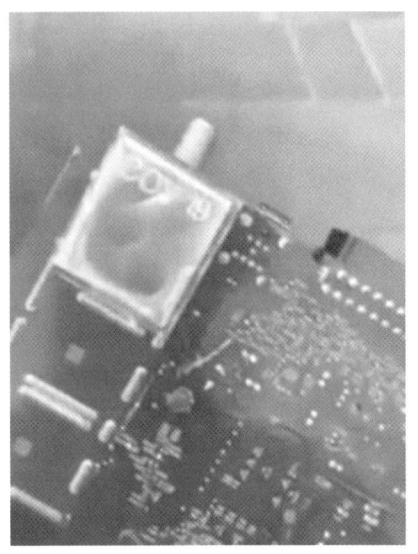

Ein niederländischer Techniker hat vor der Montage eines elektronischen Moduls an einem 5G Mobilfunk-Mast das Gehäuse dieses Moduls eigenmächtig aufgebrochen / geöffnet und herausgefunden, dass auf der Platine die Abkürzung "COV-19" stand.

Quelle: https://streamable.com/k5cxkb

Bei diesem Modul handelt es sich angeblich um eine Steuerungseinheit für das so genannte "Certificate of Vaccination" (Projekt: ID2020). Dieses Zertifikat soll in Verbindung mit einem implantierten Mikrochip eine umfassende Kontrolle des geimpften Individuums ermöglichen. Er sagt, es existiert keine Erkrankung namens CoVID-19! In Wahrheit bezeichnet das Kürzel "CoVID-19" das Impfprogramm, welches der gesamten Weltbevölkerung zwangsweise aufgedrückt werden soll. Eine vermeintliche Erkrankung wird den Menschen böswillig suggeriert! Die Menschen sollen über Nano-Technoogie und implantierte Microchips - von einem selbstlernenden Quanten-Computer - vollständig kontrolliert werden. Der „Deep State" will somit die gesamte Menschheit in die absolute Unterwerfung/Versklavung zwingen. Deshalb auch die Gesichtsmasken! Die Kontrolle der Menschen, ihren Aktivitäten und der unzähligen weiteren Faktoren soll über ein Betriebssystem namens "Cerberus" realisiert werden, an dem "Bill Gates" seit vielen Jahren arbeiten soll.

Viren sind Elektroparasiten!

Andreas Kalcker, der Viren und MMS Forscher fand heraus, dass Viren je nach elektrischer Ladung heftiger oder schwächer reagieren.

Im Gegensatz zu Bakterien, fressen Viren nichts und scheiden auch nichts aus, aber irgendwo muss die Energie die sie benötigen ja her kommen.

So bleibt als Energiequelle nur die Elektrizität. Man findet Viren auch besonders an Nervenenden, z. B. die Herpesviren am Mund oder wenn Psoriais Patienten nervös werden, dann blühen sie sofort voller Viren richtig auf.

Bei Stress verändert sich die Elektrospannung im Körper. Die Viren reagieren auf diese vermehrte elektromagnetische Ladung und vermehren sich dann schlagartig. Gleichzeitig sinkt natürlich bei Stress auch die Immunabwehr.

Je nach Spannungsfrequenz reagieren die Viren und 5G hat eine extrem hohe Wattstärke die In den Ballungszentren die Viren beeinflussen und die sich somit besser vermehren können. Es gibt viele Berichte von 5G Sendern und vermehrten Coronavorfällen.

Auf den Sturm 2020
folgt der Orkan 2021
Ernst Wolff

Wir bestehen aus Schwingungen!

Wir bestehen zu 70% aus Wasser!
Wasser schwingt durch Frequenzen und Töne und verändert sich. Die Menschen in eine gezielte Schwingung zu bringen, ihre Gedanken steuern können, das ist Macht besitzen. Wer die Kontrolle über Menschen besitzt, besitzt die Macht, alles zu seinem Vorteil zu lenken. So wird Macht aufgebaut.

Was bringt und verbirgt sich hinter 5G (5. Generation)?
Was sind das für Mikrowellen? Mikrowellen sind hochfrequente elektromagnetische Wellen zwischen 10 Megahertz (MHz) und 300 Gigahertz (GHz), also eine Welle von 1mm (auch schon ab 0,3 mm) bis 30 cm.

Können Mikrowellen Leben vernichten?
Ist es nicht längst eine Waffe gegen Lebewesen?

Der Einsatz von Mikrowellen: Im Militärbereich, Radartechnik, Mikrowellenherd, Mobilfunk, Bluetooth, Satellitenrundfunk, WLAN und Amateurfunk, um nur einige zu nennen. Wissen wir nicht heute schon, dass Elektrosmog, das Handys mit all den Frequenzen auf unsere Zirbeldrüse riesigen Einfluss nehmen und nicht nur unser Denken beeinflussen, sondern uns krank machen können? Tausende Vögel fallen nach dem Einschalten von 5G vom Himmel.

Die Zirbeldrüse ist eines unserer wichtigsten Organe, wenn es um das Denken geht. Die Masse ignoriert es und bemerkt nicht, welche Ziele dahinter stecken könnten. Die Suggestion, es sei alles in Ordnung, ist dann unbemerkt zur Wahrheit geworden. Hat sich nicht das Krankheitsbild der Lebewesen (auch der Pflanzen und Tiere) verändert?

Immer mehr neue Krankheiten, die noch nicht richtig erforscht sind, tauchen auf, beeinflussen uns, unsere Umwelt und unsere Lebensqualität.

Jeder einzelne sollte mehr Verantwortung aufbringen und bewusster sein Umfeld überdenken und gestalten. Es muss sich jeder selber Erkenntnisse aneignen und die richtigen Schlüsse daraus ziehen. Frequenzen sind ein riesiges Thema und sollten mehr Aufmerksamkeit bekommen, denn es geht um unsere Gesundheit.

Überall, wo wir Menschen uns langzeitlich aus dem Erdmagnetfeld bewegen, werden gesundheitliche Störungen früher oder später auftreten. Stundenlanges Autofahren oder im Flugzeug ist als würden wir uns in einem Faraday'schen Käfig aufhalten (schirmt elektrische Ladungen, auch Erdmagnetwellen ab), ist vergleichbar wie in einer Raumkapsel. Jede Zelle hat eine eigene Schwingungssignatur. Mehrere Zellen schwingen wiederum in ihrer zugeordneten Signatur. Organe aus vielen Zellen erzeugen somit auch eine ganz bestimmte Schwingung und letztlich unser Körper aus allen Signaturen erzeugt nach außen ebenso eine bestimmte Schwingung. Und alle Frequenzen sind letztlich auf irgendeine Art miteinander vernetzt. Und daraus ergibt sich dann wieder ein bestimmtes Schwingungsmuster. Das kann mehre Kilometer um den Menschen (ca. 20 Km) noch gemessen werden. Ein Überschneiden der menschlichen Schwingungsfelder vernetzt uns unbewusst miteinander.

Ein universelles Heilmittel und Verbindung mit der Ur-Frequenz ist das singen vom Urlaut OM.

OM

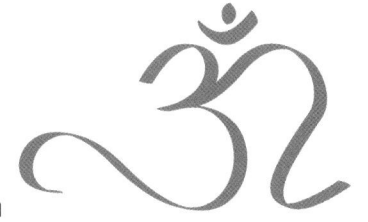

**Versuchen Sie es, singen Sie
3 x Ooooooooooooooommmmmm**

**Es bringt direkt ihre eigene Frequenz wieder in die gött-
liche Ordnung.**

DER KOSMISCHE URKLANG!
„Von allen Mantras ist das Om (= Pranava) das höchste und
beste. Es ist das Haupt und die Krone von ihnen allen." „Das
was immer neu ist" und „Das, was stark preist." Der Laut Om
ist das verbale Symbol Gottes.
„Das Om ist das Symbol des Unendlichen, der Urenergie."
„Das Om, das sich aus 'A', 'U', 'M' zusammensetzt, ist die
Essenz aller Worte, die je über menschliche Lippen kommen
können. Es ist der fundamentale Urlaut, der das universale
Absolute symbolisiert." „Om" ist der uranfängliche Ton, der
Ton, der durch die Schwingungen der Schöpfung durch den
auftauchenden Willen des form- und attributlosen Brahman
(Nirākāra, Nirguna-Brahman) verursacht wurde. Man spricht
von Ihm als Shabda-Brahman", das Brahman, das sich als
Ton (Klang) offenbart.

Der Laut „Om" ist identisch mit dem „Wort" des Evangelisten
Johannes:

*Im Anfang war das Wort, das Wort, es war bei Gott,
und dieses Wort war selber Gott. Im Anfang schon war es
bei Gott. Und alles ist durch es, nichts ohne es geworden,
was geworden ist. Das Leben war in ihm, das Leben war der
Menschen Licht, es leuchtet in der Finsternis,
die Finsternis vermag es nicht zu greifen.*

Corona ein Bakterium?

Einige italienische Ärzte verstießen gegen das Weltgesundheitsgesetz der WHO, keine Autopsien an den Toten des Coronavirus durchzuführen, und stellten fest, dass es sich nicht um einen VIRUS, sondern um eine BAKTERIE handelt, die den Tod verursacht. Dies führt zur Bildung von Blutgerinnseln und zum Tod des Patienten.

Sie meinen, dass es ein Bakterium ist, das mit elektromagnetischer 5G-Strahlung verstärkt ist und Entzündungen und Hypoxie hervorruft. Da kann ich nur sagen, die Zeit wird es zeigen was wirklich dahinter steckt! Unser Schüler aus Bergamo erzählt, dass 2019 bereits eine Studie in Italien heraus kam, das chronische Entzündungsherde durch den Feinstaub in der Luft bei den Menschen auftraten und zu Lungenproblemen führten, das sich Mikrothromben bildeten. Also weder Viren, noch Bakterien sondern Umweltgifte die Ursache sind.

Der Bambus in einem Dickicht,
der dicht in einem Wald wächst, kann sich aneinander reiben und ein Feuer auslösen. Das so erzeugte Feuer wird durch eine Brise immer größer. Allmählich wird es zu einem großen Waldbrand, der den gesamten Forst zerstört.
Ebenso entwickeln manche Menschen wegen Bildungsstand, Macht, Reichtum und Position ein großes Ego.
Aufgrund dieses Ego bereiten sie guten Menschen und Gottsuchenden in ihrem Umkreis viele Schwierigkeiten. Seid achtsam und prüft euer Ego jeden Tag!
Sathya Sai Baba

Menschheitsverbrechen?

Eine erschreckende Feststellung von Dr. med. Wolfgang Wodarg. Dr. Wodarg ist Internist, Pneumologe, Sozialmediziner, Arzt für Hygiene und Umweltmedizin und war langjähriger Leiter eines Gesundheitsamtes. Von 1994 bis 2009 war er Bundestagsabgeordneter für die SPD im Bundestag und dort Initiator und Sprecher der Enquetekommission Ethik und Recht der modernen Medizin. Er war auch stellvertretender Fraktionsvorsitzender in der Parlamentarischen Versammlung des Europarates und Vorsitzender des dortigen Unterausschuss für Gesundheit.

Er stellte sich die Frage und forschte nach:

Warum sterben mehr Leute in Brasilien und Afrika?

Aus China kam mit der Virus Meldung Covid19 auch die Meldung, dass das Malariamittel Hydroxychloroquin helfen könne. Gleich zu Beginn der Pandemie wurden Millionen Medikamente von Bayer sogar verschenkt.

Es gibt 1000 Studien mit über 40.000 Teilnehmern seit Beginn der Corona Krise und es wird ausdrücklich davor gewarnt, …

→ das Menschen mit dem Enzymmangel „Favismus" dieses Medikament nicht nehmen dürfen.

Der Enzymmangel kommt in tropischen Ländern vor und schütz vor Malaria. Ca. 30% der Bevölkerung in Mittelamerika, Mittelmehrländern und Afrika haben diese Enzymbesonderheit. Das ist dort normal und allgemein bekannt.

Erhalten Menschen die Hydroxychloroquin, bekommen sie Atemlähmung und sterben!!!!
Ärzte lernen das im 4. Semester…

→ **und trotzdem wurde es diesen Menschen gegeben!**

Quelle: https://youtu.be/G5QcQ0pR1sA

„Ein Menschheitsverbrechen" - Dr. Wolfgang Wodarg und Jens Lehrich von RUBIKON im Gespräch.

Die Weltgesundheitsorganisation WHO hat Tests mit dem Malaria-Medikament Hydroxychloroquin zur Bekämpfung von Covid-19 ausgesetzt. Grund sind Sicherheitsbedenken gegen das Mittel. Vielmehr wiesen die erhobenen Daten auf ein erhöhtes Sterberisiko hin. Die Mittel können demnach potenziell schwere Nebenwirkungen verursachen, vor allem Herzrhythmusstörungen.
Quelle: ZDF/Panorama/26.5.2020

Trotzdem wird das Mittel in Brasilien immer noch weiter verbreitet.

Das einzige,
was wir zu fürchten haben,
ist die Furcht selbst.
Michel de Montaigne

Manipulation der Grenzwerte

Geschäft durch Statistik und Zahlen.
Bluthochdruck und Diabetes als Beispiel.

Zahlen lügen nicht oder?

Zahlen lügen nicht, diese angebliche Wahrheit machen sich viele zunutze - vor allem Politik und Wirtschaft, lassen sich doch hinter scheinbar objektiven Zahlen die wahren Interessen und Ziele "wissenschaftlich" verbergen.

Zahlen, Daten, Diagramme nach Interessenlage? Wie kommen Versicherer z.B. auf Lebenserwartungen von 115 Jahren bei ihren Prämienberechnungen?

Ob Bluthochdruck oder Blutzucker – die letzten Jahre wurden die Grenzwerte immer wieder gesenkt. Zur Freude der Pharmaindustrie, die auf diese Weise zu Millionen neuer Patienten kommt. Und der medizinische Nutzen ist längst nicht so eindeutig, wie man suggeriert, basieren die Zahlen doch oft auf fragwürdigen Studien, die interessengesteuert entstanden sind, sagt der weltweit anerkannte Risikoforscher Professor Gerd Gigerenzer.

Wir sollten aber nicht nur beklagen, dass man uns mit Zahlen manipuliert. Wir brauchen auch Ärzte, die wissen, wie Grenzwerte entstehen und was sie tatsächlich bedeuten', fordert er. Nur ein Beispiel von vielen, wie Wirtschaft oder Politik den Bürgerinnen und Bürgern ein X für ein U verkaufen. Ob Cholesterin oder Bevölkerungsprognosen mit Arbeitskräftemangel samt Rentenlücke – täglich wird die Bevölkerung mit einer Datenflut überschüttet.

Wussten Sie eigentlich, dass Cholesterinsenker auch das Cholesterin (Fett) im Gehirn angreift und das Gehirn dadurch abbaut und man davon Alzheimer bekommen kann? Unser Gehirn besteht fast nur aus Fett, nimmt man Cholesterinsenker, wird das Gehirn zuerst angegriffen.

Die Dokumentation im **SWR „Im Land der Lügen"** – Wie uns Politik und Wirtschaft mit Zahlen manipulieren" sollte man sich unbedingt anschauen. Dort begibt man sich auf eine Suche nach der Wahrheit. Zeigt, mit welchen Tricks getäuscht und manipuliert wird. Und worauf man in Zukunft achten sollte, wenn man nicht im Zahlenmeer ertrinken will. Denn ohne Glaubwürdigkeit haben die besten Zahlen und die schönsten Statistiken jeden Wert verloren.

Quelle: https://youtu.be/PC1Dw1lfLtl

Du wirst sehen,
dass immer vollkommenes Gleichgewicht herrscht,
wenn alles, was du tust, unter Meiner Führung geschieht.
Sei ständig wach;
halte dein Bewusstsein ständig erhoben;
erwarte das Allerbeste; glaube wirklich daran,
dass alles sehr, sehr gut ist.
Diene Mir in vollkommenem Glauben und Vertrauen.
Wisse ohne den Schatten eines Zweifels:
ICH BIN dein ständiger Führer und Begleiter.
Wisse, dass deine Schritte von Mir und nur von Mir gelenkt
werden, so dass jeder deiner Schritte fest und sicher ist und
alles, was du tust, mit Liebe getan wird.
Eileen Caddy

Corona ist nicht gefährlicher als Influenza

Folgendes Kapitel enthält Auszüge aus:
- SARS-CoV-2(-5G) Plandemie, www.vimentis.ch, www.thomasbinder.ch
- Truth Sharing is caring for Humanitiy, New England Journal of Medicine, 26.3.2020
- www.kenFM.de: 250 Expertenstimmen

Das Editorial des Immunologen Anthony S. Faucis war bereits am 28.2.2020 druckbereit:

> **CORONA IST NICHT GEFÄHRLICHER ALS INFLUENZA, MORTALITÄT <0.1%).**

Das **NE77JM** ist quasi die Bibel von uns Ärzten. Was dort steht, ist bis zum Beweis des Gegenteils richtig.

Wie auch immer, spätestens seit dem 28.02.2020 wusste jeder wirklich interessierte (Arzt), dass SARS-CoV-2 (Corona) mit an Sicherheit grenzender Wahrscheinlichkeit nicht gefährlicher ist als Influenza. Dennoch wurden überall in der Welt das Epidemiegesetz unverhältnismäßig missbraucht, um einen partiellen Shut- und Lockdown verordnen zu können. Schließlich bewies zuerst diese Antikörperstudie des (Meta-)Wissenschaftlers **John Ioannidis**, dass die Prävalenz von COVID-19 etwa 100 mal größer ist als die Anzahl der mittels PCR positiv getesteten Patienten, so dass die Mortalität von COVID-19 mit hoher Wahrscheinlichkeit bei < 0,02% und somit weit unter derjenigen von Influenza (ca. 0,1%) liegt.

286

John P. A. Ioannidis ist ein griechisch-amerikanischer Gesundheitswissenschaftler und Statistiker. Er ist Professor für Medizin und Professor für Epidemiologie und Bevölkerungsgesundheit sowie Professor by courtesy für biomedizinische Datenwissenschaft an der Stanford University School of Medicine, Professor by courtesy für Statistik an der Stanford University School of Humanities and Sciences und Kodirektor des Innovationszentrum für Meta-Forschung in Stanford an der Stanford University.

Bekannt wurde er insbesondere durch seine Methodenkritik, mit der er einen breiten Diskurs um die Qualität und Integrität medizinischer Forschung anstieß. 2005 veröffentlichte er: Why Most Published Research Findings Are False, was die meistaufgerufene Fachpublikation in der Geschichte von Public Library of Science ist (~ 3 Millionen Zugriffe). Ioannidis gehört zu den zehn meistzitierten Wissenschaftlern weltweit. Stand 2008 hatte er bereits etwa 400 peer-reviewte Publikationen veröffentlicht und war Mitglied der Chefredaktion von mehr als 18 peer-reviewten Fachzeitschriften.

Ioannidis sagt: „Die normalen weltumkreisenden Krankheitsepisoden werden bekanntlich seit der Schweinegrippe 2009 in inflationärer Weise und jeweils auf einzelne Erreger fokussierend mit dem Begriff 'Pandemie' bezeichnet.

In diesem Zusammenhang ist schon lange Wachsamkeit und historisch berechtigtes Misstrauen geboten. Denn wenn schon unsere normalen, sich wandelnden und global kreisenden viralen Wintergäste, wie die H1N1-Viren im Jahr 2009, die Kriterien einer Pandemie erfüllen, dann ist der Begriff sinnentleert geworden.

Ohne den von deutschen Wissenschaftlern entworfenen PCR-Test auf SARS-CoV-2-Viren hätten wir von einer Corona-'Epidemie' oder gar 'Pandemie' nichts bemerkt. Mit dem Test zog man, nachdem die WHO ihn empfohlen hatte ('nicht für Zwecke der Krankheitserkennung'), durchs Land und versuchte, Bruchstücke von SARS-Viren zu finden.

Eine Stelle in China, die einer der Entwickler des PCR-Tests, Prof. Drosten, in einem Interview beim Deutschlandfunk nicht namentlich nennen wollte, bestätigte dem Virologen, dass mit dessen Testansatz das gesuchte SARS-Bruchstück im Wuhan-SARS-Virus gefunden worden sei."

Der Kardiologe Thomas Binder zur Corona-Test-Lüge:
Der vom Schweinegrippe-Virus-Co-Schwindler (2009) zum Corona-Virus-Co-Schwindler (2019) hinauf beförderte Clown-Prof. Christian Drosten, gleichzeitig Berater von Bundeskanzlerin Merkel, gleichzeitig deutscher COVID-19-Multimedia-Superstar und gleichzeitig nichts als Nonsens lafernder Drehbuchlautsprecher für die ganze Welt, erfundene nicht einmal validierte PCR-Test - dessen Anwendung in der Forschung ist Betrug, dessen Anwendung beim Menschen ist kriminell - testet auf viele wenn nicht sogar auf alle Corona-Erkältungsviren, ca. 8% aller Viren, sogar in anderen Spezies und kann beim selben Menschen an konsekutiven Tagen anders ausfallen: Würfeln (1-3 positiv, 4-6 negativ) wäre günstiger. Der PCR-Test ist auch für epidemiologische Untersuchungen kreuzfalsch! Eine Infektion mit Viren wird durch Bestimmung von Antikörpern (IgM und IgG) gegen das Virus nachgewiesen respektive ausgeschlossen.

Thomas Binder zur Corona-Tote-Lüge: An COVID-19 Verstorbene werden aus dem faktenfreien Vakuum erzeugt: Falls Sie auf Ihrem Hausdach einen Ziegel ersetzen, hierbei, was ich Ihnen nicht wünsche, einen Herzinfarkt erleiden mit sofortiger Bewusstlosigkeit, auf eine belebte Staße fallen, von einem Auto und einem Panzer überfahren werden, ver-

288

suchen mit letzter Kraft in das 50m entfernte Spital zu robben, Ihnen eine Löwenherde beide Beine abbeißt, Sie, wie auch immer, dennoch lebend die Notfallstation erreichen, Ihnen dort ein wahnsinniger Arzt anstatt Ihr Leben zu retten mit Ihrem letzten Atemzug drei Wattestäbchen in beide Nasenlöcher und in den Rachen schiebt, Sie versterben und einen Tag später der Test positiv ausfällt, sind Sie nicht mit, sondern AN Corona verstorben. Es gibt in Europa keine Übersterblichkeit gegenüber anderen Grippesaisons. Auch wegen des milden Winters war bisher noch fast niemand an Influenza verstorben. In allererster Linie verstarben die früheren Influenza-Toten nun wieder an Influenza sowie mit COVID-19. Mehrheitlich werden an einer anderen Ursache Verstorbene durch den PCR-Test in Corona-Tote verschoben, außer beispielsweise in Italien. In der Region Brescia-Bergamo wurden im Januar 2020, auf dem Aktivitätsmaximum zweier "Grippeviren", 34 000 alte "Hochrisikopatienten" gegen Meningokokken geimpft. Dies ist keine Kontraindikation, dies ist kriminell! Jeder meiner Patienten weiß, dass, falls er erkältet zur Influenza-Impfung kommt, ich ihn unverrichteter Dinge wieder nach Hause schicke bis er seine Erkältung auskuriert hat.

Es braucht dringend eine Studie, welche die Mortalität von COVID-19 Geimpfter mit derjenigen einer ansonsten gleich zusammengesetzten Gruppe nicht Geimpfter vergleicht fordert Binder.

Jeder Primarschüler entlarvt die **2%-Corona-Mortalitäts-Lü ge** sofort. Das Verhältnis Corona-Tote: positiv Getestete von 1:50 aka 2% entspricht nicht dem Verhältnis Corona-Tote: Infizierte / Erkrankte, weil zwar jeder Verstorbene getestet wird, aber nur ein Bruchteil der Infizierten / Erkrankten. Die Realität liegt um den Faktor 10, eher 100, tiefer, sicher <0.2%, eher <0.02%.

Jeder Primarschüler entlarvt **die 5%-IPS-Patienten-Lüge** sofort. Das Verhältnis IPS-Bedürftige: positiv Getestete von 1:20 aka 5% entspricht nicht dem Verhältnis IPS-Bedürftige: Infizierte / Erkrankte, weil zwar jeder IPS-Patient getestet wird, aber nur ein Bruchteil der Infizierten / Erkrankten. Die Realität liegt um den Faktor 10, eher 100, tiefer, sicher <0.5%, eher <0.05%.

Als Vorwarnung eines infektiösen Tsunamis haben wir Schweizer das Influenza-Sentinella des BAG. Man muss schon ganz genau hinschauen, um nach Influenza die kleine COVID-19-Zacke überhaupt erkennen zu können. In meiner Praxis habe ich die letzte Erkältung vor acht Wochen gesehen und die schweren COVID-19-Krankheitsverläufe sollen etwa zwei Wochen nach Eintreten der Initialen Erkältung auftreten. Nach Woche 12 wurde das Influenza-Sentinella, zum ersten Mal in meinem Arztleben, eigenartigerweise gestoppt.

Das "Virus zuhause bleiben" tötet ältere kränkere Menschen durch Lungenembolien infolge Immobilisierung. Antikoagulantien (Xarelto, Lixiana, Eliquis und Marcoumar) kann man in therapeutischer oder präventiver Dosierung verordnen. Letzteres sollten wir Ärzte bei allen immobi,lisierten (und wegen Fiebers dehydrierten) Patienten mit oder ohne SARS-CoV-2 tun.

Mittlerweile dürfte SARS-CoV-2-19 viele Menschen infiziert haben. Neben der vermutlich lebenslangen spezifischen Immunität gegen SARS-CoV-2-19 gibt es zudem offensichtlich eine beträchtliche Kreuzimmunität gegenüber Corona-Erkältungsviren und schließlich wissen wir, dass die Vitamine C und D, Zink sowie Hydroxychloroquin gegen SARS-CoV-2 sehr gut wirksam sind. Es braucht deshalb weder weitere Medikamente noch eine Impfung gegen SARS-CoV-

2-19. Es wird kaum eine "zweite Welle" geben aber selbstverständlich ein SARS-CoV-2-20, genauso wie auf Influenza-19 selbstverständlich Influenza-20 folgen wird.

Der PCR-Test ist eine Nebelpetarde.
Ob das Corona-Erkältungsvirus SARS-CoV-2 auch als RNA-Vektor etwas in unser Genom einschleust, das uns beispielsweise vulnerabler macht für EMF-Attacken oder nicht, diese SARS-CoV-2-Schein-Pandemie ist in der Realität möglicherweise viel mehr eine 5G-Pandemie. 5G wird derzeit global in unglaublichem Tempo installiert und in Betrieb genommen, wo es ausgeschaltet wird, ist die angeblich durch ein Corona-Erkältungsvirus bedingte "Seuche" besiegt. Weltmeister ist hierbei die Schweiz mit einer geradezu unglaublichen Dichte an 5G-Antennen, außer im TI, VS und GR. Derweil ruft NR **Ruedi Noser** in Twitter eindringlich dazu auf, über Ostern nicht ins Tessin zu verreisen. Die Patienten leiden nicht an ARDS ("Lungen voller Wasser"). Sie sterben mehrheitlich iatrogen durch Beatmung mit PEEP / BIPAP und möglicherweise 5G (auch in neuen Beatmungsgeräten). Sie brauchen Sauerstoff über eine dichte Maske und maximalen Schutz vor 5G! 5G sofort ausschalten, zuallererst in den Spitälern und in Beatmungsgeräten auf den Intensivstationen! Die Korrelation zwischen schwerem COVID-19 und 5G (globaler Rollout startete in Wuhan) ist derart eindrücklich, dass 5G sofort ausgeschaltet werden muss bis zuverlässige Daten vorliegen! Was haben wir demgegenüber, auch falls ich Unrecht habe, zu verlieren, falls wir 5G vorsorglich vollständig ausschalten, außer- und innerhalb unserer Gebäude? Übrigens beglückt es uns auch via Satelliten globaler privater Konzerne. Vielleicht können diese eine Stadt, ein Haus oder ein Individuum gezielt ausschalten durch Tod durch Ersticken im Extremfall innerhalb von drei Minuten.

Das nach all dieser Fakten über das indizierte sofortige Ausschalten von 5G überhaupt noch debattiert werden muss,
demonstriert den mittlerweile globalen Wahnsinn mit am
besten, meint Thomas Binder.

Professor Dr. Ulrich Keil, Epidemiologe von der Universität
Münster und ehemaliger Berater der WHO. „'Wollen Sie
wirklich die letzten 14 Tage auf dem Bauch liegend, an einer
Beatmungsmaschine und ohne Angehörige verbringen?'
Diese Frage stellte Palliativmediziner Matthias Thöns in der
ZDFRunde mit Markus Lanz. Er sieht auch keinen Nutzen:
'Die Chance, dass diese alten Leute nach der Intensivstation
selbst nur ihr eingeschränktes, aber gewohntes Leben im
Pflegeheim wieder fortsetzen können, gleicht dem Sechser
im Lotto'. Nach Daten, die in Europa vorliegen, würden nur
bis zu zwölf Prozent dieser schwer pflegebedürftigen, meist
sehr alten Menschen die künstliche Beatmung in Intensivstationen überleben.

Professor Dr. Doron Lancet, Molekulargenetiker, Weiz-
mann Institute of Science, Israel. „Es war so unerträglich für
mich, zu sehen, wie in meiner zweiten Heimat etwas so Un-
glaubliches passiert, dass die Menschen anders geworden
sind. Ich sehe, wie die Menschen hier ihre Freiheit freiwillig
abgeben. Das kann nicht sein. Etwas, was wir nie hatten
und was Sie die ganze Zeit hatten. Warum tut ihr das? Warum akzeptieren Sie etwas, was die Grundrechte einfach
einfriert, wegnimmt. Sie haben die Zahlen für Deutschland
und es war klar, dass COVID-19 nicht der große Killer ist. In
Deutschland ist die Epidemie schon länger am abnehmen.
Ich weiß nicht, warum die Maßnahmen weiter verlängert
werden."

**Hatte es hier nicht einmal den Anschein einer Demokra-
tie gegeben?**

Ich bin Kardiologe und Internist, schrieb meine Dissertation in Immunologie und Virologie 1984 (kein Witz!) und habe 32 Jahre praktische Erfahrung mit zehntausenden Patienten, inklusive zahlreicher Intensivpatienten.

Zwei Tage nach Publikation dieses Blogs bei V 7.1 in "vimentis.ch - Für die Zukunft der Schweiz" mit fast 20 000 Lesern war ich vor dem Eingang meiner Kardiologiepraxis in Wettingen von der Anti-Terroreinheit ARGUS brutal verhaftet worden wie ein schwer bewaffneter Terrorist und in der geschlossenen Psychiatrie pathologisiert worden schreibt Thomas Binder.

Danke sehr Thomas Binder!

Artikel 5 des Deutschen Grundgesetzes:

**Jeder hat das Recht,
seine Meinung in Wort,
Schrift und Bild frei zu äußern
und zu verbreiten und sich aus allgemein
zugänglichen Quellen
ungehindert zu unterrichten.**

**Die Pressefreiheit und
die Freiheit der Berichterstattung
durch Rundfunk und Film werden gewährleistet.**

Eine Zensur findet nicht statt.

SARS-CoV-2

In Bezug auf den Unterschied zwischen SARS-CoV-2 und Covid-19 sollte man zunächst wissen, dass Coronaviren medizinisch gesehen keine Neuentdeckung sind, sondern schon seit den 1960er Jahren bekannt. Die Bezeichnung „Corona" (lat. Kranz, Krone) ist nämlich lediglich ein Überbegriff für das typisch kranzförmige Aussehen der Viren. Es handelt sich dabei um so genannte RNA-Viren, mit denen sich sowohl Menschen als auch Tiere infizieren können und die besonders Atemwegserkrankungen hervorrufen.

Das letzte Coronavirus, das davor von sich Reden machte, ist das SARS-CoV-Virus: In den Jahren 2002 und 2003 verursachte es die bis dato größte Epidemie des SARS-Syndroms (steht für Severe Acute Respiratory Syndrome, deutsch: schweres akutes Atemwegssyndrom). Im Jahr 2012 erregte außerdem das neu entdeckte Middle East Respiratory Syndrome (kurz: MERS) Aufsehen, eine teilweise sehr schwer bis lebensbedrohlich verlaufende Atemwegserkrankung, die ebenfalls auf ein Coronavirus (MERS-CoV) zurück geht.

Das sich derzeit weltweit ausbreitende Virus ist eng mit dem ursprünglichen SARS-Virus (SARS-CoV) verwandt und wurde deshalb nach Vorgabe der Weltgesundheitsorganisation (WHO) als SARS-CoV-2 bezeichnet. Wichtig zu wissen: Es handelt sich hierbei um den Erreger des Coronavirus. Dieser kann Symptome verursachen, muss er aber nicht.

Symptome
Covid19 vs. Grippe

Vs. = versus (lat) = gegen.

Erste Symptome treten 1 bis 14 Tage (meist 5 bis 6 Tage) nach der Ansteckung auf.

Typische Symptome sind:
- Husten
- Fieber
- Schnupfen
- Geruchs- und Geschmacksstörungen
- Kurzatmigkeit, Atemnot
- Halsschmerzen
- Kopf- und Gliederschmerzen
- Bauchschmerzen
- Magen-Darm-Symptome
- Hautausschlag
- Augenbindehautentzündung
- Lymphknotenschwellung
- Schläfrigkeit
- Bewusstseinsstörungen
- Schweißausbrüche

Das Krankheitsbild ist sehr unterschiedlich. Nicht alle Personen, die sich anstecken, haben die typischen Grippesymptome. Etwa ein Drittel der Angesteckten bekommt tatsächlich Fieber und typische Beschwerden.

Bei einem weiteren Drittel der Ansteckungen kommt es nur zu leichten, erkältungsähnlichen Symptomen ohne Fieber.

Und beim letzten Drittel können die Symptome ganz fehlen. Vor allem bei älteren Menschen oder bei Menschen mit Abwehrschwäche können das hohe Fieber und ausgeprägte Krankheitszeichen fehlen. Ältere Menschen können aber auch Symptome wie Verwirrtheit und Desorientierung zeigen.

Das sind dieselben Texte von den Gesundheitsbehörden für die jährliche Grippe und der Corona Infektion 2020. Sie sind gleich. Es gibt keinen Unterschied zwischen den verschiedenen Symptomen der jährlichen Grippe und der Covid19 Infektion. Jetzt müsste auch der letzte Mensch hellhörig werden und wissen, dass die Grippe 2020 nur den Namen Corona trägt.

Ich bin jetzt 51 Jahre und als Kind viel geimpft worden. Mein Immunsystem war schon immer schwach deswegen, dies habe ich allerdings erst nach 35 Jahren heraus gefunden. Jedes Jahr bekam ich meine jährliche Grippe, immer im Herbst, meist auch noch im Frühjahr. Die ganzen Symptome die hier bei Corona aufgeführt wurden kenne ich zu genüge und kann nur sagen, da ist nichts NEUES dabei und niemand stirbt an der Grippe, wenn er nicht aus anderen Gründen krank ist. Ich bin seit 35 Jahren im Gesundheitswesen tätig und habe viele Jahre in Krankenhäusern und Kliniken gearbeitet und kenne mich sehr gut aus. Deswegen heißt es ja auch so schön in den Nachriten, „mit" Corona gestorben und nicht „an". 60% aller Menschen haben Coronaviren bei sich, das ist ganz natürlich. Wie schon oft betont, Coronaviren gibt es schon immer genauso wie Bakterien an den Händen und auch die sollte man durch zuviel Händedesinfektion nicht zerstören.

Selbst meine 100 jährige Oma hatte noch ab und zu mit diesen Grippesymptomen zu kämpfen im Alter und hat überlebt. Das gehört zu Leben und ist ganz normal.

Im Gegenteil, eine Grippe stärkt das Immunsystem nach-weißlich, das steht sogar in den Lehrbüchern der Arzthelfe-rinnen, aber auch hier ein interessanter Bericht dazu.
Quelle: https://youtu.be/F8oO6KMQrWc

Wenn man eine Grippe bekommt legt man sich einen Tag ins Bett, nimmt ein paar Hausmittel und nach ein paar Tagen ist alles vorbei.

Aufgehört hat allerdings meine Grippeanfälligkeit für immer nachdem ich mit 40 Jahren MMS genommen hatte. Als ich meine jährliche Grippe bekam mach ich eine 2 Wochen Kur damit, seitdem bekam ich nie wieder eine Grippe. 2018, als ich merke, dass eine Grippe im Anzug ist nahm ich 1-3 Tage vorbeugend MMS und die Grippe verschwand ganz von al-leine. Mein schwaches Immunsystem, welches ich seit Kindheit durch die vielen Impfungen bekommen habe ist geheilt und wieder so leistungsfähig wie bei nicht oder wenig geimpften Menschen.

Meine Oma übrigens auch, ab 92 wo sie ins Altersheim ging nahm sie bei Bedarf MMS und hatte auch keine Grippe mehr obwohl viele Bewohner im Altersheim ständig krank ware. Ich kann dazu alles bestätigen was im Film Vaxxed 2 erzählt wird, einen Film den ich unbedingt empfehlen kann, anzu-schauen.

Der Mensch kann Wunder nur erleben,
wenn er bereit ist, sein Herz und
seine Augen für sie zu öffnen.

Augustinus von Hippo,
römischer Philosoph (354-430)

Echte Proben

Blutproben bei Kranken werden kaum genommen um eine Infektion nachzuweisen. Dies wäre allerdings der sichere Weg anstatt wie wild PCR Tests zu machen. Hier ein Beispiel aus der Schweiz. Von 539 eingereichten Proben ans CNRI wurden bei 272 ein Virus nachgewiesen. Davon waren

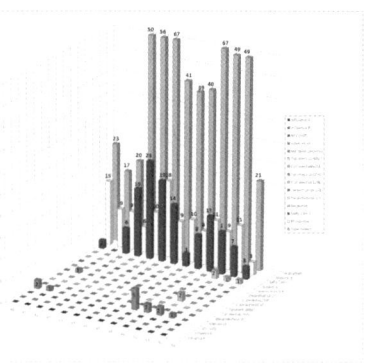

54.4% ein anderer Virus als das SARS-CoV-2. Also nur ganz wenige Coronanachweise im Verhältnis. Also kein Grund für einen Lockdown. Covid19 um es noch mal zu betonen ist noch nicht gefunden worden und ist nicht dabei.

Weeks	Samples received	Influenza A		Influenza B		SARS-CoV-2	RSV	ADV	hMPV	Para 1/3	Rhino	HKU1	NL63	OC43	229E	BV	Para2/4	Total resp.viruses
		A (H1N1) pdm09	A (H3N2)	Bvic	Byam													
40	23	0	0	0	0	2	0	2	0	0	15	0	0	0	0	0	0	17
41	17	0	0	0	0	0	0	1	0	0	9	0	0	1	0	0	0	11
42	20	0	0	0	0	6	0	0	0	0	9	0	0	0	0	0	0	9
43	50	0	0	0	0	16	0	0	0	0	6	0	0	0	0	0	0	6
44	56	0	0	0	0	23	0	0	0	0	10	0	0	0	0	0	0	10
45	67	0	0	0	0	19	0	0	0	0	18	0	0	0	0	0	0	18
46	41	0	0	0	0	14	0	0	0	0	9	0	0	0	0	0	0	9
47	39	0	0	0	0	3	0	0	0	0	10	0	0	0	0	0	0	10
48	40	0	0	0	0	8	0	5	0	0	8	0	0	0	0	0	0	13
49	67	0	0	0	0	13	0	2	0	0	11	0	0	0	0	0	0	13
50	49	0	0	0	0	10	0	2	0	0	9	0	2	0	0	2	0	15
51	49	0	0	0	0	7	0	1	0	0	11	0	0	0	0	1	0	13
52	21	0	0	0	0	3	0	0	0	0	3	0	0	0	0	1	0	4
Total	539	0	0	0	0	124	0	13	0	0	128	0	2	1	0	4	0	148

A(H1N1)pdm09 : Influenza A (H1N1) pandemic 2009
BVic: Influenza B Victoria lineage
BYam: Influenza B Yamagata lineage
RSV: Respiratory syncytial virus
ADV: Adenovirus
hMPV: Humain metapneumovirus
Para1/3 Parainfluenza virus 1 et 3
Para2/4 Parainfluenza virus 2 et 4
Rhino   Rhinovirus (rhinovirus+some respiratory enteroviruses)
HKU1   Coronavirus HKU1
NL63:   Coronavirus NL63
OC43:   Coronavirus OC43
229E: Coronavirus 229E
BV: Bocavirus

Quelle: https://www.hug.ch/de/laboratoire-virologie/virologische-ueberwachung-fuer-

influenza-viren-und

Sind Viren wirklich
die Krankheitserreger?

Die Infektionstheorie mit Viren als externen Krankheitserregern ist niemals bewiesen worden. Auch ist niemals der Nachweis von Viren mittels der Koch'schen Postulate gelungen. Dies ist wissenschaftlich auch vielfach festgestellt worden. Im Gegenteil ist inzwischen durch die bildgebenden Verfahren der Hirnforschung (fMRT) eindrucksvoll nachgewiesen worden, dass die chronische Aktivierung von unerlösten seelischen Konflikten unterhalb der Bewusstseinsschwelle zu einer progressiven Schädigung von Organen, Knochen, der Funktionen des Skelettsystems, des Zellstoffwechsels und weiterer Körperfunktionen führt. Warum beharrt die etablierte Medizin dann noch auf der inzwischen als überholt geltenden Infektionstheorie durch eine Virusinfektion?

Wissen zu schaffen (Wissenschaft) ist ein Erkenntnisprozess. Dieser basiert auf einem Ausgangspunkt, dem jeweils herrschenden Weltbild.

Wissenschaftler wachsen in einem bestimmten Weltbild auf, dem jeweils gültigen Paradigma. Ihre Ausbildung nach diesem Weltbild prägt ihr Handeln (Forschen), Denken und Fühlen. Dies bildet ihre Persönlichkeitsstruktur, die ihnen ihre Identität gibt. Sind sie als Wissenschaftler erfolgreich, so verstärkt diese ihre Identifizierung mit ihrer Persönlichkeitsstruktur. Neue Erkenntnisse von (zunächst) Außenseiter-Wissenschaftlern werden daher als Gefährdung ihrer Identität angesehen, die zur Entwertung ihrer Persönlichkeit führen könnten. Die Identifizierung des Menschen mit einem

falschen Selbstbild, dem Ego, führt zu einem falschen Weltbild. Dieses kann verändert werden, wenn der Mensch sich
seines Selbst bewusst wird. Dann ist es möglich, dass sein
Selbstbild mit seinem wahren Selbst übereinstimmt und das
Ego seine verdienstvolle Aufgabe bestens erfüllen kann, die
im Selbst angelegte Lebensaufgabe zu verwirklichen. In diesem Fall ist eine Identität zwischen Selbst und Selbstbild
(Ego) gegeben. Bei einer Identifizierung mit einem falschen
Selbstbild macht der Mensch seinen Selbstwert fälschli-
cherweise davon abhängig, dass niemand erkennt, dass er
nicht mit seinem Selbst übereinstimmt, dass also in ihm etwas nicht stimmt. Wird durch Lebensumstände, Krisen und
Herausforderungen sein falsches Selbstbild in Frage gestellt,
wird der Mensch jede nur mögliche Abwehr dieser Erkenntnis vor sich selbst und anderen aktivieren. Der Mensch
fürchtet, dass die Selbsttäuschung erkannt wird und er dann
in seinem Wert entwertet wird. Typischerweise erfolgt die
Abwehr dieser (vermeintlichen) Entwertung in drei Phasen.

Phase 1: Ignorieren
Phase 2: Lächerlich machen
Phase 3: Bekämpfen

In der Psychologie ist dieser Mechanismus unter dem Phä-
nomen der „kognitiven Dissonanz" bekannt. Oft haben Menschen einen sehr starken Glaubenskern, das heißt ein sehr
verfestigtes Weltbild, das ihnen Halt geben soll. Der Halt im
Leben wird dann nicht vom Selbst des Menschen getragen
(es mangelt an Selbstvertrauen) und die Wahrnehmung und
Auseinandersetzung mit der äußeren Welt ist dann gestört
(es mangelt an Selbstbewusstsein), sodass die Selbstsi-
cherheit mangelhaft ist. Je schwächer das Selbstbewusstsein und je größer die Differenz zwischen wahrem Selbst
und Selbstbild, desto stärker ist die Anklammerung an das
Weltbild und seine Verfestigung. Wenn sie mit einer Offen-

sichtlichkeit konfrontiert werden, die der Überzeugung entgegenwirkt, kann die neue Offensichtlichkeit nicht akzeptiert werden, weil sie ein Gefühl erzeugt, das äußerst unangenehm ist. Weil es wichtig ist, die Kernüberzeugung zu schützen, werden sie alles rationalisieren, ignorieren und leugnen, was nicht zu dieser Kernüberzeugung passt. Die von anderen Menschen präsentierten Fakten, Theorien, Sichtweisen triggern dann Angst, Wut, Ärger, Zorn, Hass, der projiziert wird auf die Anderen. Diese sind dann Ketzer, Wirrköpfe, Spinner, Verschwörungstheoretiker, Rechtsextreme, Nazis und Antisemiten.

In der Wissenschaftsgeschichte ist es bisher so gewesen, dass das bevorstehende Paradigma erst dann überwunden werden konnte, nachdem genügend alte Wissenschaftsvertreter gestorben waren. Danach waren nicht mehr genügend alte Abwehrkräfte vorhanden, sodass das neue Paradigma sich etablieren konnte. Witzigerweise erging es den „neuen" Wissenschaftlern später wieder genauso, dass sie die neuen Erkenntnisse abwehrten.

So verlief die Wissenschaftsgeschichte in Sprüngen (bisher). Siehe dazu Thomas Kuhn: Die Struktur wissenschaftlicher Revolutionen, 1962.

Ein Standpunkt von **Dr. Jens Fleischhut.**

Manchmal findest Du, dass sich die Katastrophen mehren, statt weniger zu werden. Es werden problematische Zeiten kommen, wo Du an mir zweifeln wirst. Lass Dich nicht und von nichts erschüttern. Bleibe völlig ohne Angst. Schließe Deine Augen und sage Mir: Vater, „Dein Wille geschehe. Arrangiere Du es zum Besten für alle Beteiligten.

Eileen Caddy

Event 201

Die Coronasimulation von 2019

Wusstet Ihr das?
Bereits einige Monate vor Ausbruch der Coronapandemie wurde eine Corona Pandemie Simulation durchgeführt.

Das **Johns Hopkins Center** für Gesundheitssicherheit veranstaltete in Zusammenarbeit mit dem Weltwirtschaftsforum und der Bill and Melinda Gates Foundation am **18. Oktober 2019** in New York, NY, die Veranstaltung „**Event 201**", eine hochrangige Pandemieübung. Die Übung illustrierte Bereiche, in denen öffentlich-private Partnerschaften während der Reaktion auf eine schwere Pandemie erforderlich sein werden, um die großen wirtschaftlichen und gesellschaftlichen Folgen zu verringern.

Event 201, NYC, 10/2019. Man übte die Pandemie: 65 000 000 TOTE (ca. 1% der Bevölkerung).

Unter dem o. g. Begriff Event 201 findet ihr vom 18.10.2019 zahlreiche Übungsszenarien und zahlreiche YouTube Filme für die bevorstehende Pandemie, von der ja angeblich niemand etwas wusste. Das Krisenprogramm und Pandemieprotokoll Corona gab es also schon!

Quellen: https://youtu.be/AoLw-Q8X174 und https://youtu.be/Vm1-DnxRiPM

Damit war in den Politikergehirnen das Engramm "Coronapandemie = 1% Tote" implantiert. Drei Monate später musste man nur noch "Coronapandemie" ausrufen und in Pawlow'scher Manier arbeiteten die Regierungen das von dem ihnen freundlicherweise zur Verfügung gestellten Experten empfohlene Krisenprogramm global im Gleichschritt ab. Zusätzlich zu den aufgeführten Fakten erwähnenswert ist, dass das mit der Bill & Melinda Gates Foundation (B&MGF) assoziierte Pirbright Institute am 31.05.2017 ein europäisches Patent (EP 3172319A1) auf ein lebendes attenuiertes Coronavirus angemeldet hatte: "A live, attenuated coronavirus comprising a variant replicase gene encoding polyproteins comprising a mutation in one or more of non- structural protein(s) (nsp)-10, nsp-14, nsp-15 or nsp-16. The coronavirus may be used as a vaccine for treating and / or preventing a disease, such as infectious bronchitis, in a subject."

Es handelt sich bei diesem Coronavirus nicht um SARS-CoV-2. Dies bedeutet aber, dass die B&MGF et al. bereits 2017 an einem Impfstoff gegen Coronaviren arbeiteten, obwohl es bisher niemals einen Bedarf für einen Impfstoff gegen ein Corona-Erkältungsvirus gegeben hatte. Einmal mehr ergibt sich der Verdacht auf ein Vorwissen. Die wissenschaftliche Evidenz für sämtliche seit dem 16.3.2020 vom mit der Bill & Melinda Gates Stiftung assoziierten BAG veranlassten COVID-19-Massnahmen, die über die bei potenziell gefährlichen Infektionskrankheiten immer durchgeführte zweckmäßige Isolation Erkrankter und deren enger Kontaktpersonen hinaus reichen, beträgt exakt null.

Man sollte niemals schlecht über andere sprechen. Streit entsteht nicht aus Stille. Grüßt diejenigen, die euch kränken. Antwortet auf einen Angriff nicht mit Gegenangriff. Wie könnt ihr wachsen, wenn ihr genauso handelt wie euer Gegner?

Sathya Sai Baba

Bankenkrise

Die Bankenkrise wurde schon vor Jahren vorhergesagt. Man hat es durch die fallenden Zinsen die ganzen letzten Jahre schon gesehen. Alle warteten auf den Dominostein der die Bankenkrise ins Rollen bringt.

Der Schuldige für die Wirtschaftskrise ist nun gefunden „der Coronavirus" oder sagen wir besser der „Lock down" der nicht nötig war. Zumindest für den Virus nicht nötig war aber für die Zerstörung der Wirtschaft, da kam er gerade recht. Nun wird fleißig Geld gedruckt, die LZB hat die Schleusen geöffnet obgleich das Geld nicht beim Kreditnehmer ankommt und die Banken dadurch noch schwächer werden.

Profitieren an diesem Finanzcrash tun wieder die großen Drahtzieher mit den Hatch Fonds, vor allem durch die Kreditausfallversicherungen und Derivate. Heute braucht man keinen Krieg mehr, heute wird die Wirtschaft zerstört und das Land dann einfach aufgekauft. Ist der Mittelstand zerstört der das Land trägt, können die großen ausländischen Firmen das Land ohne Krieg übernehmen.

Die Wirtschaft hat den größten Einfluss auf die Politik. Benjamin Fulford meint, die ganze Coronaaktion ist nur dazu da die Menschheit mit Mikrochips zu versehen und zu versklaven. Er sagt, eigentlich ist eine Familiendynastie seit tausenden von Jahren schon dabei die Menschheit als Sklaven zu halten. Sie besitzen die Banken. Die Banken und das Finanzsystem gehören nicht den Staaten.

Interessante aufklärende Filme über den herbeigeführten Corona Finanz - Crash findet man im YouTube von den Finanzmanagern Florian Homm und Ernst Wolff.

Ernst Wolff beschreibt 4 Stadien der Weltwirtschaftskrise:

Wir sind gerade in Phase 2, der Finanzkrise. In den vergangenen Wochen erlebten wir atemberaubende Einbrüche an den Aktienmärkten.

Es kommt zum Leverage:
Dies ist ein entscheidender Faktor, um zu verstehen, was an den Märkten passiert Nehmen wir an, Sie könnten sich eine Aktie zu 100 Euro kaufen, die eine sichere Dividende von zehn Euro pro Jahr bezahlt. Setzen Sie für den Kauf nur Eigenkapital ein, erzielen Sie eine Rendite von zehn Prozent. Attraktiver wäre es, sich 100 Euro von der Bank zu leihen und gleich zwei Aktien zu kaufen. Gibt die Bank sich mit fünf Prozent Zinsen zufrieden, gehen fünf Euro an die Bank und 15 Euro bleiben bei Ihnen. Macht 15 Prozent Rendite. In der Praxis dürfte die Bank großzügiger sein und sich mit nur 20 Prozent Eigenkapital zufrieden geben. Sie können sich also zu Ihren 100 Euro noch 400 Euro von der Bank leihen und fünf Aktien kaufen. Von den 50 Euro Dividende gingen dann 20 Euro an die Bank (fünf Prozent auf 400) und Ihnen blieben 30 Euro. Eine Rendite von dreißig Prozent auf das eingesetzte Eigenkapital. Nun merken auch andere, was für ein gutes Geschäft das ist und geben sich mit Renditen unter 30 Prozent zufrieden, zahlen also mehr für die Aktie. Steigt der Kurs auf 140 Euro, haben Sie nicht nur einen schönen Kursgewinn erzielt, sondern wieder erheblich mehr Eigenkapital. Ihre zur Beleihung zur Verfügung stehende "Margin" erhöht sich dadurch auf 300 Euro (100 plus 200 Kursgewinne). Zwar ist die Dividendenrendite von zehn auf nur noch sieben

Prozent gefallen. Doch liegt sie damit weiter über dem Zinssatz der Bank. Sie leihen sich weitere 840 Euro und kaufen dazu. Dann haben Sie elf Aktien im Wert von 1540 Euro und Schulden von 1240 Euro. Die Rendite auf Ihr Eigenkapital von 300 Euro sinkt zwar auf 16 Prozent, der Gesamtüberschuss (Dividende minus Zinsen) wächst allerdings von 30 auf 48 Euro. Zusammengefasst: Es lohnt sich, solange mehr Schulden aufzunehmen, wie die Dividendenrendite über dem Zinssatz der Bank liegt. Man spricht vom Hebeleffekt (Leverage). Das funktioniert aber nur, so lange die Papiere im Wert steigen und der Kreditgeber keinen Nachschuss auf das Eigenkapital ("Margin Call") verlangt. Kann man dann kein Geld nachschießen, muss verkauft werden.

Überbordende Verschuldung:
Leverage macht, wie gezeigt, sehr viel Spaß auf dem Weg nach oben. Kommt noch der Eindruck hinzu, dass die Notenbanken einen immer raushauen, wenn es eng wird und Geld billig zur Verfügung stellen, geht man erst recht höhere Risiken ein. Genau dies hat in die Finanzkrise geführt und genau das haben wir in den letzten zehn Jahren gefördert. Dabei findet Leverage auf allen Ebenen statt: Die Unternehmen leihen sich billiges Geld, um eigene Aktien zurückzukaufen oder Wettbewerber zu übernehmen. Der Effekt ist: Man ersetzt teures Eigenkapital durch billiges Fremdkapital und weist so steigende Gewinne aus. Werden Aktien zurückgekauft, steigt durch die rückläufige Anzahl Aktien der Gewinn pro Aktie noch schneller. Die Börse freut es und die Manager bekommen höhere Boni.

Investoren werden ins Risiko gezwungen:
Damit nicht genug: Die Investoren sind angesichts der tiefen Zinsen gezwungen, mehr Risiken einzugehen, um ihre Performance aufzubessern. Das führt dazu, dass sie riskante Anleihen der Unternehmen zu immer höheren Preisen kau-

fen und den Zinsunterschied ("Spread") zu Staatsanleihen damit runtertreiben. Folge: Die Unternehmen machen noch mehr Schulden - und das am "optimalen Punkt", nämlich im Bereich der BBB-Papiere, die Investoren wie Pensionsfonds gerade noch kaufen dürfen. Sowohl in Europa wie in den USA ist dieses Segment in den vergangenen Jahren förmlich explodiert.

Weitere Folge:
Die Investoren beginnen, ebenfalls mit Leverage zu arbeiten. Sie kaufen die Unternehmensanleihen auf Kredit, weil sie damit wiederum die Rendite ihres Eigenkapitals erhöhen. Die Ratingagenturen drücken derweil bei den Ratings ein Auge zu, wären doch viele Unternehmen sonst in großer Not - General Electric ist ein weithin bekanntes Beispiel dafür.

Wir haben also Leverage Hoch 3:
Auf Ebene der Unternehmen, auf Ebene der Investoren und sich gegenseitig aufschaukelnd nochmals auf beiden Ebenen.

Die Privaten in die Falle locken:
Zu dem Spiel gehört auch, die privaten Investoren, die vor denselben Herausforderungen stehen, wie die Institutionellen, mit in das Spiel zu bekommen. Dazu wurden die praktisch "risikofreien", weil täglich handelbaren ETFs propagiert. Diese wären nicht nur kostengünstig, sondern auch jederzeit zu verkaufen. Was nicht verraten wurde: Gerade bei Fonds, die in Anleihen investieren, ist es in der Praxis nicht möglich nur unter großen Abschlägen. Der Markt ist nämlich nicht so liquide, wie gern erzählt wurde. Das aber verstärkt im Falle einer Panik die Abwärtsentwicklung, beziehungsweise nur unter großen Abschlägen.

Falsche Regulierung:

Wie schon in der Finanzkrise wird auch hier falsch reguliert. Statt das Problem an der Wurzel zu packen - an der hohen Verschuldung -, wurde an Symptomen herumgedoktert. So können Banken heute faktisch nicht mehr als Marktmacher agieren, halten kein eigenes Buch mehr. Was die Banken sicherer machen sollte, gestaltet das System unsicherer, weil es im Fall der Fälle keine Käufer mehr gibt. Das beschleunigt die Panik.

Das Leverage-Monster wird von den Notenbanken weiter gemästet!
Das ist alles lange bekannt. Jeder konnte sehen, wie mit einer weiteren Runde von Wertpapierkäufen durch die Notenbanken - angeblich zur Bekämpfung der Deflation - das Leverage-Monster gemästet wurde. Die Profis wussten, dass die Regulierung den Ausgang aus dem Markt verengte. Alle tanzten nach dem Motto, es wird schon gut gehen, denn die Notenbanken kommen immer, wenn es brenzlig wird. Die Vermögenspreise stiegen weiter und der Leverage wurde nachgezogen.

Nun dreht sich das Leverage-Spiel um doch nun haben wir einen anderen Auslöser. Einen Virus, der Nachfrage- und Angebotsseite trifft. Und wir haben es mit Notenbanken zu tun, die ihre Munition in den letzten Jahren schon verfeuert haben, im Bemühen, die keineswegs bewältigte Finanzkrise zu unterdrücken.

Es kommt zum Crash. Das Leverage-Spiel dreht sich um:
Unternehmen mit hohen Schulden merken plötzlich, dass der Cashflow sinkt. Das wirkt sich überproportional auf die Gewinne aus und gefährdet die Fähigkeit, Schulden zu bedienen. Das Rating wackelt. Kein Wunder, dass Unternehmen mit hohen Schulden am stärksten gefallen sind. Die Anleihengläubiger dieser Unternehmen werden nervös und

wollen verkaufen. Dabei merken sie, dass die Liquidität im Markt nicht so ist, wie erwartet. Der Verkaufsdruck nimmt zu. Anleihenfonds fallen. Die Börsianer erkennen, dass die Gewinnerwartungen - die ohnehin schon überzogen waren - nicht zu halten sind. Vor allem haben sie Angst, andere könnten vor ihnen verkaufen. Die Kurse beginnen zu sinken. Alle, die auf Kredit gekauft haben, werden nervös. Denn sobald die Preissteigerungsrate des gekauften Gutes unter die Finanzierungskosten sinkt, sind wir in der Crash-Zone. Dies erklärt auch, warum es selbst bei Null- und Negativzins Crashs geben kann.

Die Verkaufswelle beginnt und verstärkt sich immer mehr. Margin Calls nehmen zu, es geht nur noch um Liquidität. Deshalb fällt am Ende alles, selbst Gold und zuweilen sogar Staatsanleihen. Es ist das De-Leveraging in Höchstgeschwindigkeit und es gilt das Bonmot: If you want to panic, panic first!

Phase 3: Die Realwirtschaft, die einen deflationären Schock gar nicht verkraftet.
Das Virus hätte unstrittig Auswirkungen auf die Realwirtschaft gehabt. Aber diese wären beherrschbar gewesen, wenn die Politiker des Westens wie Singapur, Taiwan und Vietnam gehandelt hätten. Und wenn das Chaos nicht auf eine Finanzwelt getroffen wäre, die - angefeuert vom billigen Geld der Notenbanken (die damit das Versagen der Politik Grundprobleme wie dysfunktionalen Euro und überschuldete Welt zu lösen kaschiert haben) - den Leverage auf die Spitze trieb.

Auf die Finanzkrise folgt nun die Wirtschaftskrise.
Wie in der Finanzkrise haben wir es mit einem deflationären Schock zu tun. Verfallende Vermögenspreise führen bedingt durch die hohe Verschuldung bei immer mehr Wirt-

schaftsteilnehmern zum Zustand der Überschuldung. Eine Welle von Konkursen mit verheerenden Auswirkungen müsste zwangsläufig die Folge sein, was wie wir an der Großen Depression der 1930er-Jahre studieren können. Irving Fisher, Professor in Yale, beschrieb den Ablauf in seiner "Debt-Deflation-Theory of Great Depressions" anschaulich. Eine Beschreibung, die auf jeden Prozess des De-Leveraging zutrifft, auch auf den vor uns liegenden, wenn die Politik nicht beherzt eingreift.

Dabei trifft der Prozess keineswegs nur die bösen Spekulanten. Es trifft jeden, der mit Kredit arbeiten muss und damit die gesamte Wirtschaft: Restaurants, Hotel, Handwerker, Industriebetriebe. Alle haben finanzielle Verpflichtungen, denen sie sehr schnell nicht nachkommen können, wenn sie keine Einnahmen mehr haben: Miete, Zins, Tilgung, Löhne, Steuern und Sozialabgaben. Alles will bezahlt werden, auch wenn keine Kunden kommen.

Damit wird der Einbruch an den Finanzmärkten zu einem realen Problem und es verstärkt sich, wenn die Marktteilnehmer Zweifel daran bekommen, dass es der Politik noch gelingt, diese Depression zu verhindern. Und diese Zweifel sind angebracht:

Verstehen es die Politiker?
Verstehen es die Notenbanken?
Können die Notenbanken noch etwas bewirken?
Wahrscheinlich nicht!

Irving Fisher hat schon vor 90 Jahren erklärt, wie man eine deflationäre De Leveraging-Krise stoppt:
Man muss die Vermögenspreise nach oben treiben, man muss die Liquidität bereitstellen, man muss quasi die Basis, auf der Kredite vergeben wurden, wiederherstellen. Klar,

dass das immer schwerer wird, je höher die Schulden sind. Da die Notenbanken ihren Trick nicht mehr hinbekommen, wachsen die Sorgen, dass es mit der Wirtschaft eben länger und tiefer bergab geht.

Die Antwort wird in der koordinierten Geld- und Fiskalpolitik liegen:
Von den Notenbanken direkt finanzierte Konjunkturprogramme des Staates. Helikoptergeld, Modern Monetary Theory (MMT), Green Deal - wir werden alles bekommen. Zwei Fragen sind dabei relevant: Wie lange dauert es, bis solche Maßnahmen umgesetzt werden und in welcher Region der Welt zuerst? Ich wette auf die USA (China macht das sicherlich bereits) und denke, dass die Eurozone am längsten braucht. Aber selbst, wenn: Phase 3 mag dadurch verkürzt werden. Verhindern können wir sie nicht mehr.

Phase 4: Die Systemfrage wird offensichtlich.
Es gärt schon seit Langem in den Gesellschaften des Westens. Spätestens seit der Finanzkrise ist klar, dass das Geldsystem durch die Fehlanreize der Notenbanken und durchaus im Interesse der Politiker immer mehr aus dem Ruder gelaufen ist. Im Kern lassen sich folgende Probleme diagnostizieren:

- Immer größerer Anteil des Finanzsektors an der Wirtschaftsleistung
- Zunehmende Zombifizierung der Realwirtschaft
- Abnehmende Produktivitätsfortschritte
- Stagnierende Realeinkommen
- Zunehmende Ungleichheit der Vermögensverteilung

Die Antworten zur Lösung dieser Probleme sind politisch nicht einfach: Geht es doch um eine Abkehr von der Droge des billigen Geldes, echte Reformen zur Steigerung der

Produktivität und eine Reduktion der viel zu hohen Verschuldung.

In Europa kommt das Konstrukt des Euro hinzu, dass statt zu einer Konvergenz zu einer zunehmenden Divergenz der Wirtschaften führt. Die zweite Finanzkrise innerhalb von zehn Jahren und die demnächst offen wieder aufbrechende Eurokrise nach weniger als acht Jahren führen den Bürgern vor Augen, dass die Politik ihre Arbeit nicht macht. Die unzureichende Reaktion auf die Epidemie, also das Versagen, die Gesundheit der Bürger zu verteidigen, kommt hinzu und wird das Vertrauen in die politischen Eliten zusätzlich schwächen. Polarisierung und Radikalisierung werden zunehmen. Derweil beweisen die aufstrebenden Nationen Asiens, wie man es macht: gelenkte Wirtschaft, starker Staat, stabile Finanzsysteme.

Phase 4 gewinnt an Schwung und präsentiert uns allen die Rechnung für das Leugnen und Verschleppen grundlegender Probleme in den letzten Jahrzehnten. Ein "Weiter-so" wird es nicht geben sagt Ernst Wolff!

Die Geschwindigkeit, mit der Veränderungen stattfinden können, wird dich in Staunen versetzen. Du bist lange Zeit auf diese Veränderungen vorbereitet worden. Jahrhundertelang, Tag für Tag, Monat für Monat, Jahr für Jahr habe Ich sehr geduldig den Boden bereitet, damit diese Veränderungen stattfinden können du hast reichlich Gelegenheit bekommen, dich anzupassen vorzubereiten; deshalb sollte es dir möglich sein, ohne jede Schwierigkeit vorwärts zu schreiten. Es ist eine Frage des Bewusstseins: kannst du dein Bewusstsein anheben und allem anpassen, was geschieht?

Eileen Caddy

Medien

Gäbe es keine Medien, würde die Öffentlichkeit nie von einer Pandemie erfahren. Gäbe es keine alternaiven Medien, würde die Öffentlichkeit nie erfahren welche horrenden Beträge an Steuergeldern an die Medien ausgeschüttet werden, welche in Folge auffällig freundlich und wohlwollend über die Maßnahmen der Regierung berichten. Die Regierung lässt sich die gewogene Berichterstattung jeden Tag ca. 3 Millionen Euro kosten. Bezahlen muss es das Volk, dem man diese horrenden Summen abpresst. Wahrscheinlich werden dafür auch noch viele Generationen nach uns bezahlen, denn ganz nach dem Motto „was kostet die Welt" werden im Zuge der angeblichen Corona-Pandemie von nahezu jeder Regierung der Welt neue Schulden aufgenommen, was das Zeug hält. Auch die Zinsen dafür bezahlt – wer hätte es gedacht – ganz alleine das Volk.

Die Bundesregierung rechnet damit, dass die Bewältigung der Corona-Krise die öffentlichen Kassen in diesem und im nächsten Jahre mit 1,446 Billionen Euro belasten wird. Das geht aus der Antwort des Finanzministeriums auf eine schriftliche Frage des Linken-Fraktionsvorsitzenden Dietmar Bartsch hervor, die dem RedaktionsNetzwerk Deutschland (RND) vorliegt.

Die regierungstreuen Medien, welche sich selbst als unabhängig und qualitativ überlegen feiern, verniedlichen diese absurden Summen.

Deep State

Man sieht an diesem Beispiel, es kommt alles heraus!

Es gibt so viele Geheimnisse der Regierung, so viele dunkle Wirtschaftszweige, Kindermissbrauch, Kinderarbeit, Gefängnissklavenarbeit, Gefangenenmissbrauch durch die Forschung, dann z. B. das geheime Weltraumprogramm, Außerirdische, Aliens, das wird sich jetzt alles aufdecken. Tatsache ist, dass unsere Regierung schon lange nicht mehr die Regierung ist.

Wer denkt Adolf Hitler war ein Einzelfall und eine Ausnahme, der sollte schnellstmöglich wach werden.

Allerdings, werden die dunklen Kräfte immer weiter ans Tageslicht gebracht werden und von den Lichtkräften vertrieben.

Wichtig ist es, selbst im Licht, in der Wahrheit und Reinheit zu bleiben und diese Spiele wegen Geld, Macht oder anderen niederen Beweggründen <u>nicht</u> mit zu machen.

> **Ändert man sich und sein Verhalten,
> dann ändert man die Welt!**

Den Kopf einziehen wie ein Vogelstrauß so nach dem Motto, das geht mich nichts an, ist der falsche Weg.

> **Die Herrschenden werden erst aufhören,
> wenn die Kriechenden nicht mehr kriechen!**

The Great Reset

**Das WEF, eine Regierung die die Regierungen kontrol-
liert.**

Der Plan: „The Great Reset"!

Wir sehen jetzt an Corona, wie die Eliten der Welt eine neue
Wirtschafts- und Weltordnung etablieren. Dies geschieht mit
Hilfe einer Gesundheitsdiktatur.

Die meisten Menschen glauben immer noch, dass es in der
Corona-Krise um Gesundheitsfragen geht und ein Großteil
von Euch hofft darauf, dass der Alptraum der vergangenen
Monate bald vorbei ist. Um es kurz zu machen: Euer Glaube
trügt und ihr hofft vergebens. Eines vorab: Alles ist durch
googlen ganz einfach zu verifizieren! Man muss es nur tun.
Das was jetzt passiert, ist vor Jahren schon beschlossen
worden. Dabei geht es darum wie die Menschheit kontrolliert,
Privatbesitz abgeschafft und die Freiheit der Bevölkerung
eingeschränkt wird. Der Mensch nur noch als Besitz, als ge-
fügiger Arbeitsklave der internationalen Konzerne und Eliten.

Wer meint, das höre sich nach Verschwörungstheorie an,
der sollte einen Blick in das im Juli erschienene Buch „Co-
vid19 – The Great Reset" werfen. Autor ist der Gründer des
World Economic Forum, Klaus Schwab, der seit 1971 in jedem Januar die globale Elite im Schweizer Skiort Davos
versammelt. In seinem Buch heißt es unter anderem: „Viele
von uns fragen sich, wann wir wieder zur Normalität zurückkehren werden. Die kurze Antwort lautet: nie." Und weiter:
„Die Welt, wie wir sie in den ersten Monaten von 2020 kann-

ten, gibt es nicht mehr. Sie hat sich im Kontext der Pandemie aufgelöst."

Das Jahrestreffen des WEF, einer „internationalen Organisa-
tion für Öffentlich-Private Kooperation", findet 1x im Jahr
traditionell in Davos statt. Das WEF ist eine Stiftung, die in
Cologny im Schweizer Kanton Genf ansässig ist mit Büros in
Genf, New York, San Francisco, Peking, Tokyo, Mumbai.
Sie beschäftigt laut Geschäftsbericht ca. 800 Angestellte.
Das WEF vereint 1.000 führende Firmen. In der illustren
Runde ist quasi jedes Unternehmen vertreten, das Rang und
Namen hat: Amazon, Axa, BP, Volkswagen Group, Walmart
usw. Als Teilgruppen geführt werden die „Global Innova-
tors" und die „New Champions".

Wie schon erwähnt, das Forum wurde 1971 von dem Wirt-
schaftswissenschaftler Klaus Schwab gegründet, der sein
Aushängeschild ist und als Executive Chairman firmiert. Bei
den zentralen Jahrestreffen laufen Wirtschaftsexperten, Politiker, Wissenschaftler, gesellschaftliche Organisationen und
Journalisten aus aller Herren Länder auf, um über aktuelle
Fragen zu diskutieren. Dabei muss man sich vergegenwärti-
gen, dass die klassische Dreiteilung der Akteure in Politik –
Wirtschaft – Zivilgesellschaft nicht trennscharf ist.

Einzelne Staaten bzw. deren Untergliederungen sind An-
teilseigner von Firmen. Deutschland ist ja sowieso kein ei-
genständiges Land sondern viele behaupten nur eine GmbH.

Unternehmen leben umgekehrt von öffentlichen Auftragge-
bern. Und nicht-kommerzielle Organisationen werden zum
Teil vom Staat mit finanziert. Der italienische Erzbischof Car-
lo Maria Vigano veröffentlichte kurz vor den US Wahlen einen Offenen Brief, um vor einer "globalen Verschwörung
gegen Gott und die Menschheit" zu warnen. Das Schreiben

316

ist an Präsident Donald Trump gerichtet. Darin warnt er vor einem globalen Plan namens „Great Reset", der von einer Weltelite zur Unterwerfung der gesamten Menschheit schon bald in Aktion treten wird.

Quellen:

https://youtu.be/1s0BeHwziuw

https://www.epochtimes.de/politik/ausland/offener-brief-von-erzbischof-vigano-an-trump-warnung-vor-globalem-plan-great-reset-a3371524.html

https://catholicfamilynews.com/blog/2020/10/30/open-letter-to-president-donald-trump

Weder ist die von der WHO ausgerufene Pandemie so bedrohlich wie sie vielfach dargestellt wird, noch ist den Politikern die Gesundheit von uns allen plötzlich so wichtig, dass sie ihr alles andere unterordnen. Tatsächlich wird die Pandemie dazu benutzt, um eine Agenda zu verwirklichen, die ohne sie wohl kaum durchzusetzen wäre.

Schwab, den man mit Fug und Recht als Sprachrohr der globalen Elite oder des digital-finanziellen Komplexes bezeichnen kann, begründet seine Aussage damit, dass die Coronavirus-Pandemie „einen fundamentalen Wendepunkt in unserer globalen Entwicklung" markiert. Er warnt davor, dass soziale Unruhen oder Revolten auf der Straße drohen. Tatsächlich erlebt die Welt zurzeit nicht nur eine, sondern sogar zwei historische Veränderungen, die unser Leben von Grund auf umkrempeln werden. Zum einen stehen wir vor dem Zusammenbruch des seit etwa 600 Jahren bestehenden Bankensystems, zum anderen befinden wir uns mitten in der Vierten Industriellen Revolution, die die globale Produktion neu gestalten und den weltweiten Arbeitsmarkt in seiner bisherigen Form zusammenbrechen lassen wird.

Das Bankensystem wird seit 2008 von den Zentralbanken künstlich am Leben erhalten, und zwar durch Geldschöpfung und Zinssenkungen. Da die Zinsen aber nach mehr als 700

Senkungen inzwischen bei Null oder nahe Null angekommen sind und Negativzinsen das Bankenwesen langfristig zerstören würden, steht den Zentralbanken von nun an nur noch die Geldschöpfung als Mittel zur Systemrettung zur Verfügung.

Da die ungebremste Geldschöpfung aber bereits die höchste Verschuldung aller Zeiten erzeugt hat, kann sie nicht ewig weitergeführt werden, ohne den Wert des Geldes vollständig zu zerstören. Also hat man beschlossen, das gesamte Geldsystem zu ändern und digitales Zentralbankgeld einzuführen, mit dem die Geldmenge staatlich gesteuert werden kann. Das aber bedeutet nicht nur das Ende des derzeitigen Bankensystems, sondern auch die vollständige Kontrolle des Staates über sämtliche finanzielle Transaktionen aller Bürger und würde daher unter normalen Bedingungen auf erheblichen sozialen Widerstand stoßen. Eine Ausnahmesituation wie ein zweiter Lockdown wäre also sehr hilfreich.

Noch dramatischer sind die Änderungen, die uns in der Arbeitswelt bevorstehen. Auf Grund des Einsatzes der Künstlichen Intelligenz wird die Roboterisierung sowohl in der Produktion als auch im Dienstleistungsbereich zu einem Wegfall von weltweit hunderten von Millionen Arbeitsplätzen führen. So wird allein der Einsatz von 3-D-Druckern nicht nur die Produktion von Waren, sondern auch die weltweite Logistik zu Land, zu Wasser und in der Luft zusammenbrechen lassen. Auch diese Veränderung hat Schwab schon des Öfteren angesprochen. Bereits vor zehn Jahren hat er verkündet, dass die Vierte Industrielle Revolution mindestens fünf Millionen Arbeitsplätze kosten werde – eine Zahl, die seitdem exponentiell gestiegen ist. Beide Prozesse – die Abschaffung des bisherigen Bankensystems und der Übergang in die neue Arbeitswelt – sind bereits in vollem Gang. Deshalb sollte es wohl kaum jemanden verwundern, wenn sich im

Buch von Klaus Schwab auch folgende Sätze finden: Die Folgen der Pandemie sind vergleichbar mit denen eines Weltkriegs und die Möglichkeiten der Veränderung und die daraus resultierende neue Ordnung sind jetzt unbegrenzt.

Frau Merkel hat es ganz unverblümt ausgesprochen! "Wir werden unsere gesamte Art zu Leben in den nächsten 30 Jahren verlassen."! Und wer auf die offizielle Homepage vom World Economi Forum geht, denkt er liest die verschärfte Variante von 1984. Ein sehr gutes Buch übrigens „1984" von George Orwell.

Wir erleben zurzeit, wie die Politik die Bevölkerung durch die völlig unverhältnismäßige Übertreibung einer gesundheitlichen Gefahr, die unter der von Krankenhauskeimen liegt, in Angst und Schrecken versetzt, um ihr einen zweiten Lockdown aufzuzwingen. Das Tempo, in dem sie dabei vorgeht, zeigt, wie weit der Plan der Eliten, die Welt zu ihren Gunsten neu zu ordnen, bereits gediehen ist. Es zeigt aber auch, dass es für jeden Einzelnen von uns aller höchste Zeit ist, Widerstand zu leisten und sich denen in den Weg zu stellen, die uns in eine Welt totaler Kontrolle und Unterordnung führen wollen.

Wollt Ihr, dass es so kommt?
Nein?

Das muss es nämlich nicht. Jeder einzelne kann das verhindern und gemeinsam sind WIR stärker als jeder Zukunftsplan. Wir bestimmen wie es nach dem Reset weiter geht!

Die gekaufte Pandemie

Auf der offiziellen Seite des IWF (Internationaler Währungs-fonds) wird aufgeführt, wie viel Geld Staaten erhalten haben, die den Corona-Hype mitmachen und ihr Land in einen Lock Down bringen.

https://www.imf.org/en/Topics/imf-and-covid19/COVID-Lending-Tracker

Die Seite ist überschrieben mit: „COVID-19 Financial Assistance and Debt Service Relief", was beweist, dass diese Summen im Zusammenhang mit dem gewünschten Corona-Lockdown stehen.

Es geht hierbei auch um nicht unerheblichen Schuldenerlass. Die „Hilfsgelder" belaufen sich auf knapp 88 Milliarden US-$. Die Summe der Schuldenerlasse kann sich auch sehen lassen: insgesamt 251 Millionen US-$. (Stand 10. August 2020)

WHO und IWF haben beachtliche Geldsummen verteilt!

Diese Geldtransfers sind äußerst ungewöhnlich, geradezu einmalig, und so stellt sich unvermittelt die Frage, warum in unseren Medien nicht darüber berichtet wird. Immerhin handelt es sich je nach Land um beachtliche Summen. Interessanterweise steht da die Ukraine für Europa mit fünf Milliarden an der Spitze, aber auch andere haben beachtliche Summen erhalten: Pakistan (1,4 Mrd.), das Ölland Nigeria (3,4 Mrd.), Südafrika (4,3 Mrd.), Chile (24 Mrd.), Kolumbien (10,8 Mrd.) und Peru (11 Mrd.). Insgesamt habe ich auf der Seite des IWF 100 Länder gezählt, die „Hilfen" oder Schuldenerlass erhalten haben. Aber richtig interessant wird es, wer da nicht aufgeführt ist. Da fällt mir als erstes Brasilien und Argentinien auf und natürlich die USA.

Muss man ein Verschwörungstheoretiker sein, wenn man jetzt darüber nachdenkt, warum wohl besonders aus Brasilien andauernd die tollsten Corona-Horrorzahlen von der WHO und der Johns Hopkins Universität gemeldet werden und etwas verhaltener aus Argentinien?

Beide Institutionen erhalten maßgebliche Zuwendungen von Bill Gates. Kann es sein, dass diese Länder abgestraft werden sollen, weil sie sich dem Corona-Diktat und der zugehörigen Bestechung verweigert haben so wie Lukaschenko?

Seht Euch die (Bestechungs-)Liste des IWF selbst an und was da an Geld geflossen ist und vor allem an wen.

Quelle:
https://www.anderweltonline.com/klartext/klartext-20202/corona-die-gekaufte-pandemie/

Stell dir eine Impfung vor, so sicher,
dass man dazu gezwungen werden muss.
Für eine Krankheit, so tödlich,
dass du getestet werden musst,
um zu wissen, ob du sie hast.

Dr. Christiane Northrup
Frauenärztin und US-Gesundheitsexpertin

Das Projekt „Corona"

Das Projekt Corona gibt es schon seit 1969. Nachzulesen in dem Buch „Der Tag nach Roswell" von Col. Philip J. Corso und William J. Birnes.

Ein Projekt zur Überwachung.

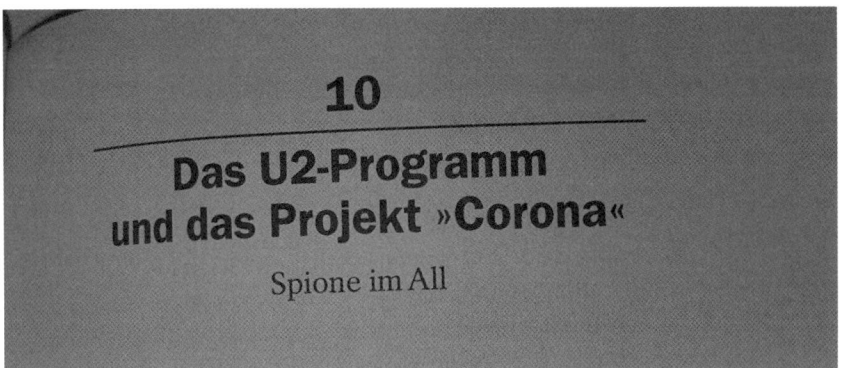

Fotobeweis aus dem Buch „Der Tag nach Roswell".

Ufo´s und Außerirdische gibt es schon immer. Wer das nicht glaubt, ist ebenfalls auf die Lügen des Mainstreams herein gefallen. Erich von Däniken, Ancient Aliens sind Namen unter denen man im Internet suchen kann. Aber es gibt soo viele Beweise, die liegen wie große Steine überall herum, man muss nur die „unbequeme" Wahrheit akzeptieren.

Während ich dieses Buch schreibe, erhält unser brasilianischer Referent der gerade bei uns ist, einen Anruf von einem Freund aus Mage (Brasilien) wo gerade ein Ufo herunter gekommen ist und er mit 160.000 Menschen das live gesehen hat. Es kam dort überall in den Nachrichten. Das war am 14. Mai 2020.

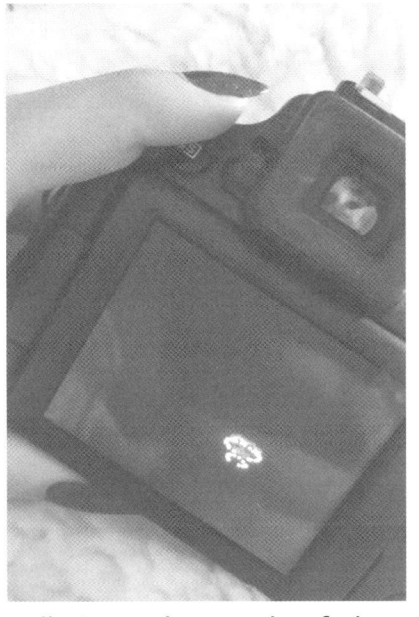

Anbei ein paar Foto´s die er geschickt hat. Dieses Ufo ist kein klassisches Ufo, man könnte es zu den höherdimensionalen Wesenheiten zählen die den Kornkreisen und Orb Strukturen ähnlich sind.

Bei uns in den Nachrichten wird so etwas natürlich nicht erzählt und sogar bei Twitter wurden innerhalb von 24 Stunden über 200.000 Posts und Fotos davon gelöscht.

Viele davon habe ich noch selbst gesehen und auf einmal war alles so gut wie weg.

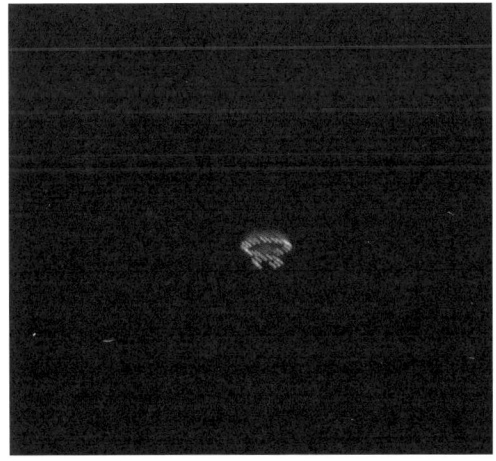 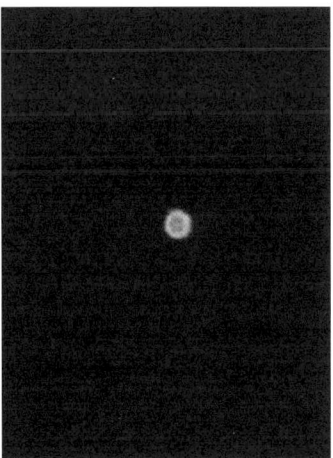

Orbs

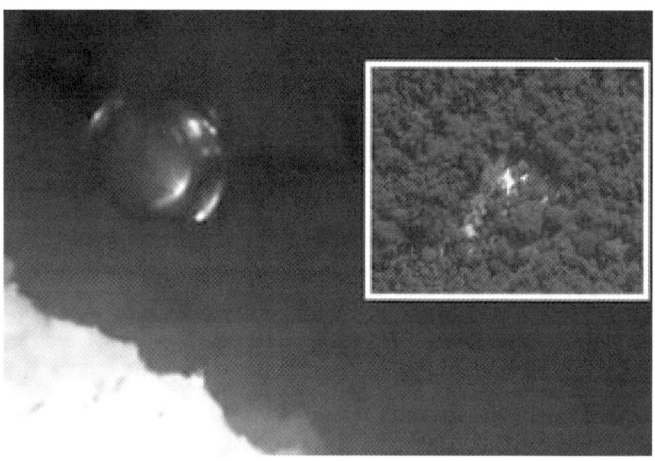

Das selbe Ufo am Boden, man sieht es ist eine Art Orb
und es wurde auch über Kenya gesehen.

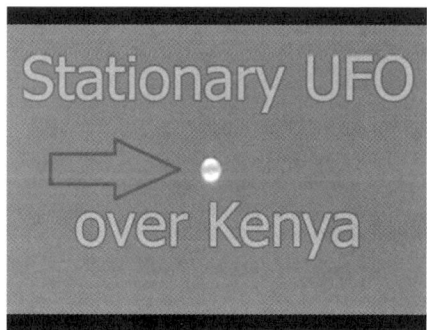

Orb´s werden schon immer in der Geschichte der Menschheit beschrieben, vor allem in Indien. Dort ist ein Orb auf der
Nationalflagge. Bei unserer Heilarbeit, der Geistigen Wirbelsäulenaufrichtung, werden öfters Orbs gesehen oder zufällig
abgelichtet.

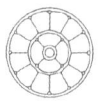
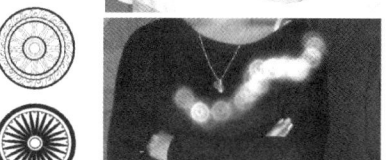

Divine Order Wheel - Rad der „Göttlichen Ordnung"

- Dharma Wheel - Lebensrad - Guardians of Dharma -
- Schutzgötter der „Göttlichen Ordnung" - Wheel of the New World Order -!

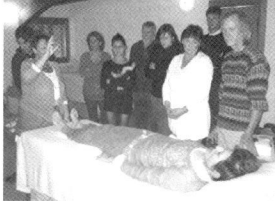

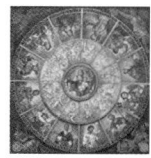

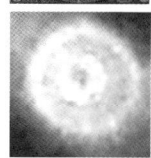

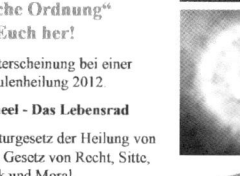

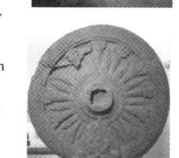

Anne stellt die „Göttliche Ordnung" in Euch her!

Beweis: Lichterscheinung bei einer
Wirbelsäulenheilung 2012

Dharma Wheel - Das Lebensrad

beinhaltet das Naturgesetz der Heilung von
allem, sowie das Gesetz von Recht, Sitte,
Ethik und Moral,
was die Grundregeln für die
kosmische - ewige Ordnung des gesamten
Universums sind.

Nach der Berührung mit dieser Heilkraft
lebt ER bewusst in uns!

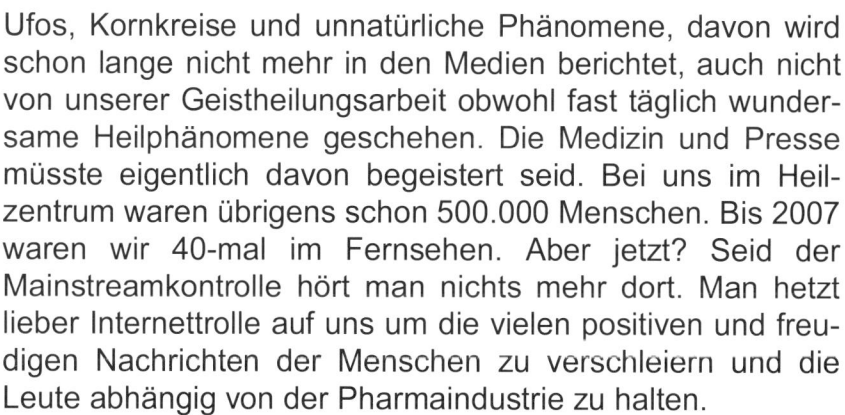

Ufos, Kornkreise und unnatürliche Phänomene, davon wird schon lange nicht mehr in den Medien berichtet, auch nicht von unserer Geistheilungsarbeit obwohl fast täglich wundersame Heilphänomene geschehen. Die Medizin und Presse müsste eigentlich davon begeistert seid. Bei uns im Heilzentrum waren übrigens schon 500.000 Menschen. Bis 2007 waren wir 40-mal im Fernsehen. Aber jetzt? Seid der Mainstreamkontrolle hört man nichts mehr dort. Man hetzt lieber Internettrolle auf uns um die vielen positiven und freudigen Nachrichten der Menschen zu verschleiern und die Leute abhängig von der Pharmaindustrie zu halten.

Aber man findet das Wissen und die Wahrheit noch im Internet und viele Menschen schreiben Bücher darüber. Ich kann nur empfehlen Bücher zu kaufen so lange es sie noch gibt und der Inhalt nicht digital verändert werden kann.

Gerade gibt es einen interessanten Kornkreis am Ammersee - 26.7.20.

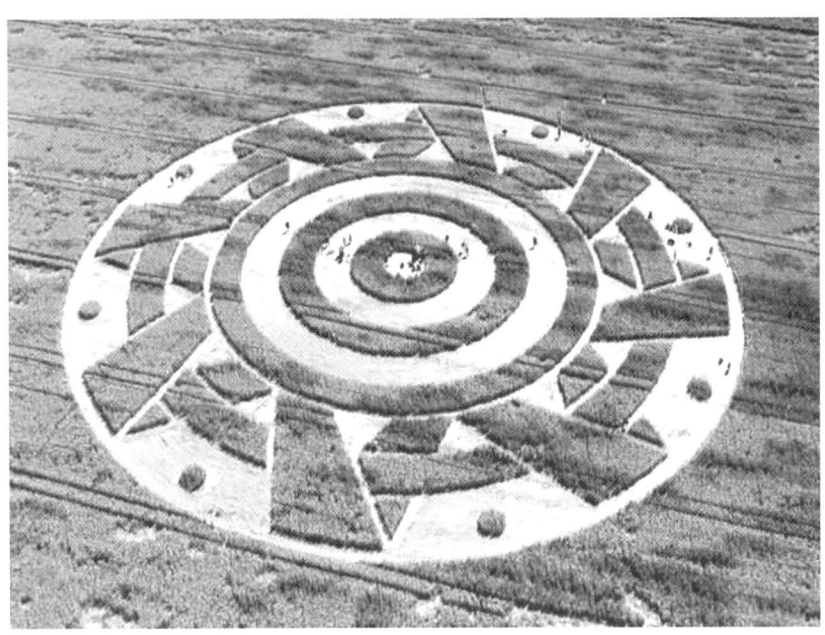

Quelle: https://youtu.be/j79wVj3vBY4

Haben Sie davon gehört?
Kam das im Fernsehen?
Das ist doch wichtig, diese Rätsel zu lösen oder nicht?

Sie glauben doch nicht wirklich, dass Kornkreise von Menschen gemacht werden?

Bedenkt, dass was auch immer Gott tut,
es zu eurem eigenen Besten ist.
Alle Handlungen Gottes sind zu eurem Besten gedacht.
Erkennt diese Wahrheit und verhaltet euch entsprechend.
Sathya Sai Baba

Annes Pioniersarbeit!

Alles Neue muss sich gegen den Widerstand durchsetzen!

Anne führte zahlreiche Musterprozesse zur Anerkennung des geistigen Heilens, was endlich den Stellenwert einnehmen sollte, den es seit Menschen Gedenken verdient. Sie sagt: Jesus Christus hat es uns vor 2000 Jahren schon vorgelebt. Blinde konnten wieder sehen, lahme konnten wieder gehen. Er legte die Hände auf und sagte: „der Geist ist es, der lebendig macht" und diese Worte erlangen mehr denn je ihre Gültigkeit. Der bekannteste Geistheiler aller Zeiten wurde gekreuzigt. Im Mittelalter wurden die Heiler, Naturwissenschaftler, Kräuterkundler, die Weisen und Wissenden mitsamt ihren Büchern verbrannt. Heute fehlt das Wissen über die natürlichen Heilweisen in Verbindung mit den Naturgesetzen, der heilsamen Kraft und Energien, die jedem Menschen innewohnen.

Zitat Dr. Carl Gustav Jung: ich bewundere die schulmedizinischen Fortschritte und möchte sie auch nicht schmälern, aber ich habe Einblicke in Heilabläufe tun dürfen in die ungeheuerlichen Heilkräfte die jedem Menschen innewohnen.

Anne setzte sich schon 1995 mit ihrer phänomenalen, noch zu keiner Zeit der Menschheitsgeschichte dagewesenen Heilarbeit - Geistige „Beckenschiefstand-Korrektur mit Wirbelsäulenaufrichtung", dem Sieg über die Volkskrankheit Nr. 1 gegen ein altes Reichsgesetz, was das Praktizieren des geistigen Heilens in Deutschland verbot, durch. Seit 2004 ist das Geistige Heilen in Deutschland erlaubt! An wissenschaftlichen Beweisen hat es nie gemangelt! Diese Gesetzesentscheidung von 1939 war damals zu Gunsten der

Schulmediziner entschieden worden, weil diese die Geistheiler als zu bekämpfende Konkurrenz ansahen. Genauso war es mit den Heilpraktikern, die jahrelang von den Schulmedizinern bekämpft wurden. Unser derzeitiger Gesundheitsminister würde am liebsten den Berufsstand des alternativen und ganzheitlichen Heilens wieder verbieten. Er behauptet, die Heiler und Heilpraktiker würden den Menschen bei Krebserkrankung von der dringlichen Chemotherapie abraten, wodurch sie sterben würden. Es ist gerade umgekehrt! Zu uns kommen an erster Stelle die schulmedizinisch Austherapierten, die schon Chemoverseucht, Pillenvergiftet, und kaputt operiert sind. Wir sind doch deren Rettung! Spontanheilungen sind die Tagesordnung.

Anne und Tanja sind nicht nur anerkannte Heilerinnen, sondern auch Heiler-Lehrerinnen, mit einem Erfahrungsspektrum von vielen tausend ausgebildeten Heilern, denen sie bei ihrer eigenen Heilwerdung nachweislich geholfen haben. Angesichts der eigenen gesundheitlichen Verbesserung war der Wunsch im Klienten geweckt, das „Geistige Heilen" selbst zu erlernen, um auch anderen Menschen helfen zu können. Die Herstellung der „Göttlichen Ordnung" darf in alle Körper einziehen. Physischer- , Energetischer-, Mentaler- , Emotionaler -, Seelen - und Geistkörper. Der Mensch steigt auf, vom unvollkommenen Gott-Mensch, der noch schief, krumm, verdreht, krank und leidend ist, zum vollkommen gewordenen Quantengott. Die höchste Stufe der Menschheitsentwicklung. Diese Heilungsform nennt sich auch – die Berührung mit der Gnade Gottes. Durch die Heilbehandlung erlebt der Mensch einen Quantensprung in seiner persönlichen Entwicklung. Von Unvollkommen, zu Absolut! Der Mensch bekommt quasi einen neuen Körper, mit neuer heilbringender Funktion. Der Heilungswille, die Heilungskräfte, die Abwehrmechanismen, die Selbstheilungspotentiale, alles ist wieder in Gang gesetzt, selbst wenn man sich schon aufgegeben hatte.

Dass das geistige Heilen funktioniert, kann man nach der Heilweise von Anne Hübner, welche die Urheberin ihrer Heilmethode ist, direkt sichtbar und beweisbar mit den eigenen Augen sehen. Was Du gesehen hast, glaubst Du!

Wie sieht es in der Praxis aus?
Man kommt schief, krumm und verdreht mit Blockaden und Schmerzen durch die Fehlbelastung des Beckenschiefstandes zu uns und geht nach der energetischen Berührung mit der Gnade Gottes kerzengerade nach Hause. Das alles geschieht ohne Körperberührung und ist eine rein energetische Heilung. Das Becken ist gerade, die Beine sind gleichlang und die Wirbelsäule richtet sich auf. Nichts ist mehr so wie es war. Es kommt täglich zu Heilabläufen, die man nicht mehr für menschenmöglich gehalten hätte.

Das ist seit Jahrzehnten erwiesen und deshalb kommen die Menschen ja auch aus der ganzen Welt. Aufpassen! Es gibt auch Nachahmer, die sich durch die Erfolge von Anne und Tanja angezogen fühlen. Für deren Handlungen kann niemand garantieren.

Anne und Tanja sind Heilerinnen und Lehrerinnen für das „Geistige Heilen". Ihre Seminare werden ebenfalls von internationalem Publikum gebucht. Anne und Tanja sagen: „Jeder Mensch kann heilen"! Wir geben euch die Erinnerung zurück. Es wurden schon weit über 10.000 Heiler alleine in Deutschland ausgebildet.

Heilige Corona

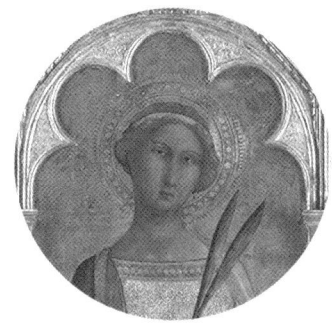

Die heilige Corona gilt laut Ökumenischem Heiligenlexikon als Schutzpatronin gegen Seuchen.

Mit dem gleichnamigen Virus hat ihr die grenzüberschreiten-de Bekanntheit eine gewisse Unklarheit über ihre Herkunft gemeinsam. Sie war erst 16 Jahre alt, als die Märtyrerin in der Spätantike grausam hingerichtet wurde, und Legenden ranken sich in Asien, Afrika und Europa um sie. Sie wurde zur Patronin der Schatzgräber und Metzger; sie hilft auch gegen Seuchen und Unwetter und ist für Standhaftigkeit im Glauben.

Je größer das globale Bewusstsein der Menschen für ihre eigene Schöpferkraft, desto aktiver bzw. bewusster kann also die gemeinsame Zukunft, die buchstäblich schönste aller schönen, neuen Wirklichkeiten gestaltet und geschaffen werden.
Anastasia - Tochter der Taiga

Medienlügen zum Nachdenken

- Sie haben über Tabak gelogen.
- Sie haben über Asbest gelogen.
- Sie haben über Quecksilberfüllungen gelogen.
- Sie haben über Opioide gelogen.
- Sie haben über Aluminium im Deodorant gelogen.
- Sie haben über krebserregende Talk-Hygieneprodukte gelogen.
- Sie lügen über die Ursache von Brustkrebs.
- Sie haben über die Hormonersatztherapie gelogen.
- Sie haben über Blei in der Farbe gelogen.
- Sie logen über Fluorid im Trinkwasser und in der Zahnpasta.
- Sie haben über gesättigte Fette gelogen
- Sie haben über Pestizide gelogen.
- Sie lügen über Aspartam.
- Sie haben über Glyphosat und Round Up gelogen.
- Sie lügen über Autismus und Epilepsie.
- Sie lügen über die Sicherheit von Impfstoffen!
- Sie haben gelogen über die Klimaerwärmung und den Klimawandel.
- Sie haben über Soja gelogen.
- Sie haben über Zucker gelogen.
- Sie haben über künstliche Süßungsmittel gelogen.
- Sie haben über Cholesterinsenker gelogen.
- Sie haben über Chemotherapie gelogen.
- Sie haben über Massenvernichtungswaffen im Irak gelogen.
- Sie haben über die BRD gelogen.

- Sie haben über die DDR gelogen.
- Sie haben über MH17 gelogen
- Sie haben über JFK gelogen.
- Sie haben über 9 11. gelogen
- Sie lügen über Außerirdische.
- Sie haben über die Kriege gelogen.
- Sie haben über das Wort Gottes gelogen!
- Sie haben über Wahlen und Regierungen gelogen.
- Sie lügen über Familienplanung (Abtreibungen)
- Sie lügen über 5G.
- Sie haben über Chemtrails gelogen.
- Sie lügen über Impfungen.

Sagen Sie Dir nun die Wahrheit über COVID-19?
Sagen Sie Dir die Wahrheit über die Maskenpflicht?

Heute kann man sagen, dass meistens genau das Gegenteil die Wahrheit ist, als das was im Fernsehen erzählt wird.

Es wird immer wichtiger ein neues Nachrichtensystem zu etablieren was auf Wahrheit beruht. Es gibt schon Biophotonenmessgeräte die Wahrheit von Lüge unterscheiden können, auch gibt es verschiedene Handy App´s die sich damit beschäftigen. Zum Beispiel gibt es Periscope wo nur Live Videos übertragen werden können.

Es ist leichter,
eine Lüge zu glauben,
die man tausendmal hört,
als eine Wahrheit,
die man nur einmal hört.
Abraham Lincoln

China - Die neue Wirtschaftsmacht?

Die neue Wirtschaftsmacht China kann den untergangenen Westen, ebenso den Rest der Welt, militärisch, wirtschaftlich und politisch besetzen. Somit schafft man es, die ganze Welt dem chinesischen Diktatur-Kommunismus mit BigBrother-Charakter zu unterjochen - so wie es die Maximal Psychopathen im Hintergrund gerne hätten: Die totale Kontrolle über die Menschheit und diese für sich arbeiten zu lassen.

Wichtige Fakten, welcher für dieses Szenario sprechen:
Wuhan - Shanghai = 629 km
Wuhan - Peking = 1052 km
Wuhan - Mailand = 8700 km
Wuhan - New York = 12.000 km
Wuhan - Atley = 8670 km
Wuhan - London = 8880 km
Wuhan - Paris = 8900 km
Wuhan - Spanien = 9830 km
Wuhan - Indien = 3575 km
Wuhan - Iran = 6560 km

Irgendwas stimmt nicht.
Das angebliche Coronavirus stammt aus der chinesischen Stadt Wuhan und hat jetzt alle Ecken der Welt erreicht, aber dieses Virus hat die Hauptstadt Chinas nicht erreicht: Peking und die Wirtschaftshauptstadt Shanghai die in der Nähe von Wuhan ist blieb auch verschont, warum?

Peking ist die Stadt in der alle Führer Chinas leben. Militär-
führer leben hier, diejenigen, die die Macht Chinas kontrollieren leben hier, es gibt keine Einschränkungen in Peking, es
ist offen! Shanghai ist die Stadt, die die Wirtschaft Chinas
kontrolliert, es ist die Wirtschaftshauptstadt Chinas, alle reichen Menschen in China leben hier. Diejenigen, die die Industrie unterstützen, sind hier nicht befallen. Corona ist ein
Pandemievirus, das weltweit Panik auslösen soll, aber in
Peking und Shanghai, die wichtigsten Städte in China sind
offen und dort gibt es kein Corona. Peking und Shanghai -
Gebiete neben Wuhan! Das Virus aus Wuhan hat alle Ecken
der Welt erreicht, aber nicht Peking und Shanghai, warum?
Unsere Wirtschaft ist ins Stocken geraten, alles wird herun-
tergefahren wegen weniger als 0,05% angeblichen Coronatoten, aber alle großen Städte in China sind geöffnet und ab
dem 8. April eröffnete China auch wieder Wuhan - China
läuft wieder, wieso funktioniert dies nicht im Westen?

Kann es tatsächlich sein, dass es das Ziel ist, den Westen
wirtschaftlich zu zerstören, damit China, welches in der Zwischenzeit aufgebaut wurde, als nächste Supermacht ein für
allemal die ganze Welt erobert, um dann die ganze Menschheit gefangen zu halten?

Eine Studie aus Wuhan kommt nach Massentest an fast allen Einwohnern von Wuhan (10 Millionen) zum Ergebnis,
dass asymptomatische Corona-"positiv-Fälle" nicht infektiös
sind, d.h. den Virus NICHT übertragen können. Die Studie
erschien im renommierten Fachmagazin Nature.

Quelle: https://www.nature.com/articles/s41467-020-19802-w

Tagebuch Corona 2020

China:	Ääähm wir haben da ein Problem.
WHO:	Wird schon nicht so schlimm sein.
China:	Wir haben vielleicht ein riesen Problem.
Deutschland:	Kein Grund zur Besorgnis.
WHO:	Wir haben eine Pandemie!
Italien:	Wir werden alle sterben.
Schweden:	Nein wir werden nicht sterben!
Großbritannien:	Wir brauchen Herdenimmunität.
Deutschland:	Wir werden alle sterben und müssen deshalb zu Hause bleiben, Masken und Handschuhe tragen.
WHO:	Nur wer krank ist, soll Maske tragen.
RKI:	Masken bringen nix.
USA:	Haben Krankenhausschiffe.
Deutschland:	Verdopplungszeit ist wichtig.
Deutschland:	Nein, doch lieber R0 Wert.
Spanien:	Wir werden alle sterben.
Schweden:	Nein werden wir nicht! Ist eine normale Grippewelle.
China:	Wir haben Masken zu verkaufen.
WHO:	Wir müssen testen.
Welt:	So so,…
Großbritannien:	Pause...
Nordkorea:	18:45 Uhr 3 Infiziere, 18:50 Uhr 0 Infizierte.
China:	Haben Beatmungsgeräte zu verkaufen.
USA:	CHINA, WAS HAST DU GEMACHT?!
Nachrichten:	Alle müssen sterben, bleibt daheim.
Bhakdi, Wodarg, Schiffmann,	Das ist eine normale Krankheitswelle veranstaltet keine Laborpandemie und macht doch die Leute

& Co.:	nicht so verrückt.
Welt:	Hallo, Kurve flacht schon wieder ab.
Deutschland:	R0? Was ist R0?
Deutschland:	Wir gehen auf die Straße!
Frankreich:	Wir werden alle sterben.
Schweden:	Nein werden wir nicht!
Nordkorea:	20:00 Uhr 10 Infizierte, 20:15 0 Infiziere.
Weißrussland:	Was geht ab, wir feiern jetzt im Stadion.
	FUUUUUSSBAAAALL.
WHO:	In Schweden wird's Probleme geben.
China:	Alles zu verkaufen.
RKI:	Bleiben sie daheim,
	außer sie wollen spazieren gehen.
Welt:	Wir schlafen weiter, …
Schweden:	Wir sind noch nicht ausgestorben.
Nachrichten:	Wer es schon mal hatte,
	bekommt es nicht noch mal...
	bekommt es...bekommt es nicht...
	wir testen weiter, ...
China:	Also, was wollt ihr kaufen?
Deutschland:	Nichts wird je wieder so sein wie früher.
Schweden:	Immer noch nicht ausgestorben.
Nordkorea:	17:07 Uhr 4 Infizierte, 17:14 0 Infizierte.
USA:	Trinkt Desinfektionsmittel (MMS),
	könnte helfen.
WHO:	Schweden ist Vorbild.
Schweden:	Ätschi!
Deutschland:	Die Schweden spinnen doch.
	Wir werden alle sterben.
Bhakdi,	Leute ernsthaft, hört endlich
Schiffmann,	auf Euch manipulieren zu lassen,
Haintz,	inzwischen belegen Studien,
Hockertz & Co.	das es wie eine Grippe ist.
Nachrichten:	Alles Verschwörer.

Österreich:	Wir lockern, aber nur bisschen, also fast gar nicht.
Italien:	Offline
Schweiz:	Was ist jetzt?
	Wo bleiben die Millionen Toten?
Deutschland:	R0 ist <1>4<17>230... oder so ähnlich. Ihr tragt jetzt gefälligst alle Masken und versammelt euch nie wieder.
Welt:	Ähhhm.
Spanien:	Wir lockern.
Italien:	Bucht jetzt gefälligst Urlaub bei uns, wir lockern.
Deutschland:	Kurve flacht weiter ab, dann machen wir einfach mehr Tests.
WHO:	Wir impfen euch alle!
Weißrussland:	Wogegen impfen? Haben wir was verpasst?
China:	Wollt ihr noch mehr kaufen?
Welt:	Wer ist Bill Gates?
Deutschland:	Wir tragen Aluminiumbommel und gehen auf die Straße.
Schweden:	Wir gehen in die Normalität.
USA:	Manipulation!
China:	Corona ist vorbei.
Deutschland:	Wir machen „Lockdown light"
Portugal:	PCR Test ist ein Fake Test.
Weißrussland:	Wir feiern Weihnachten.
Deutschland:	Wir heißen jetzt Querdenker! Wir gehen auf die Straße!

Frieden

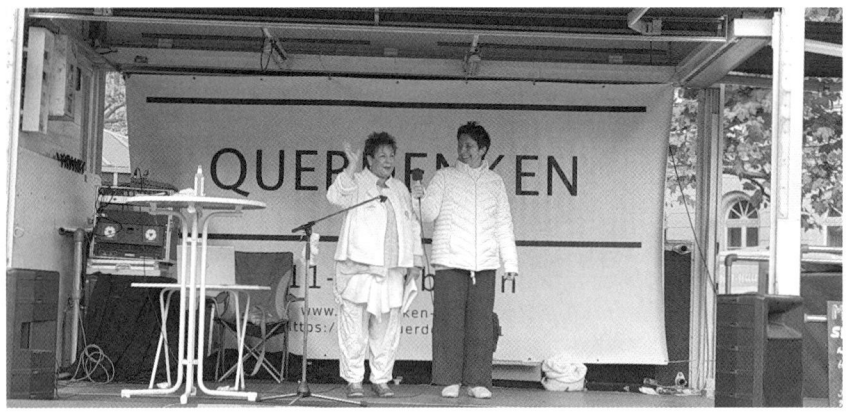

Anne und Tanja 2020 auf einer Querdenken Demo
in Wiesbaden gegen die Zwangsimpfung.

Tief in unserem Grundgesetz verankert ist die Rede- und
Versammlungsfreiheit. Genau dass, was die internationalen
Konzerne gerne einschränken möchten um die Bevölkerung
weiterhin für „Dumm" zu verkaufen. So kann man nur sagen,
geht auch auf die Straße!

- Warum Masken die nichts nützen?
- Warum gerade Restaurants – und Kneipen?
- Warum Ausgangssperren?
- Warum die totale Zensur in den Medien?

Doch nur um den Menschen die Kommunikation
einzuschränken.

Große Demo für die Widerherstellung der Grundrechte und gegen die überzogenen Coronamaßnahmen in Berlin am 1.8.2020. Aufrufe u. a. von der neuen Partei „Wir2020" und den Querdenkern. Querdenker ist bis heute übrigens keine Organisation sondern normale Menschen die dahinter schauen.

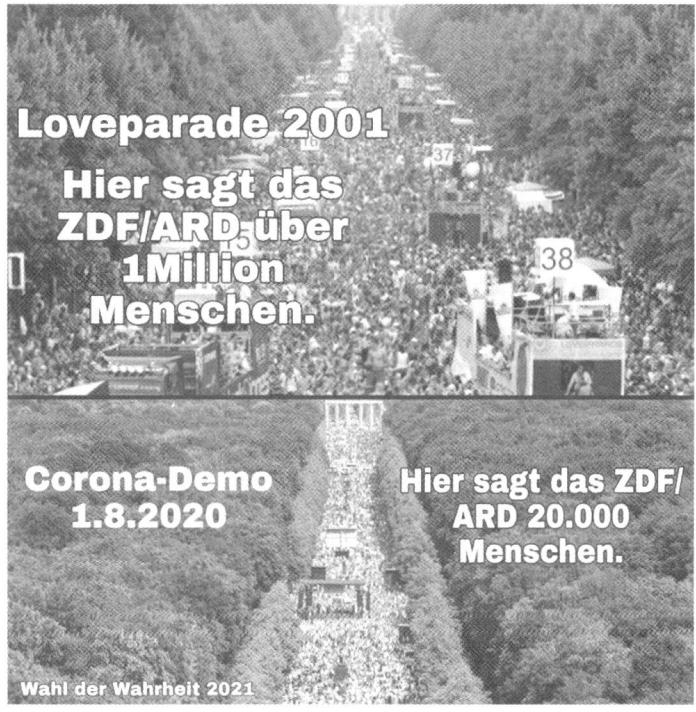

Quelle: t.me/WahlderWahrheit

An der Demo nahmen 1,3 Millionen Menschen teil, darunter auch Schüler unserer Schule die diese friedliche Demo mit unzähligen Arzt- und Fachvorträgen bestätigen. Allerdings stellte man einigen Rednern von der Stadt her den Strom ab, was natürlich gesetzlich nicht erlaubt war.

Es ist wissenschaftlich bewiesen, dass Ruhe und Frieden das Immunsystem entlastet und die körperlichen Gesundheitswerte verbessert.

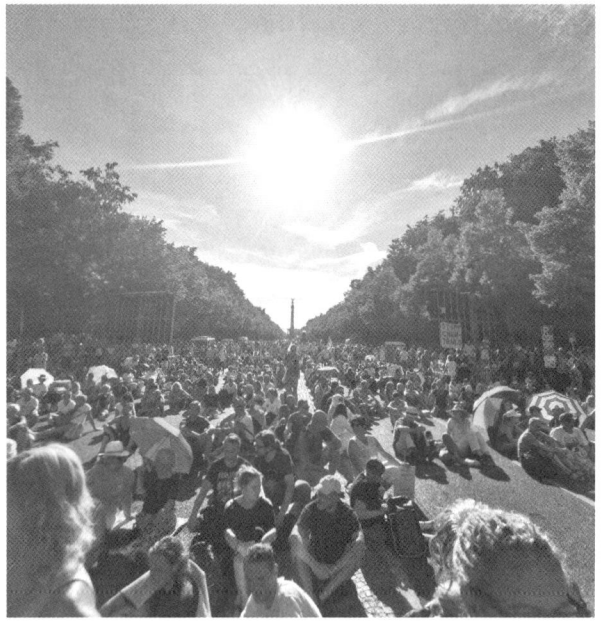

Fotoquelle: Maria Neumann, Berlin 1.8.2020

Zieht euch warm an, ihr schamlosen Politiker dieser Welt, ihr seid Marionetten und habt längst ausgedient. Wir wollen und werden friedlich und wahrhaftig, dankbar und demütig, liebevoll und eins mit der Schöpfung in diese neue Zeit gehen und diese mannigfaltig gestalten. Wir sind unaufhaltsam, wir sind viele und werden täglich immer mehr. Wir lassen nicht locker, wir formieren uns zu einer unüberwindbaren Kraft! Konstant im schöpferischen Glauben, mutig im Tun, dankbar für unsere Ergebnisse. Schaut tief, und mutig in Euch hinein, denn da findet Ihr die Wahrheit!
Gottes Segen, Eurer Wolfgang Greulich.

Quelle: t.me/wolfganggreulich

Ein Kennedy in Berlin

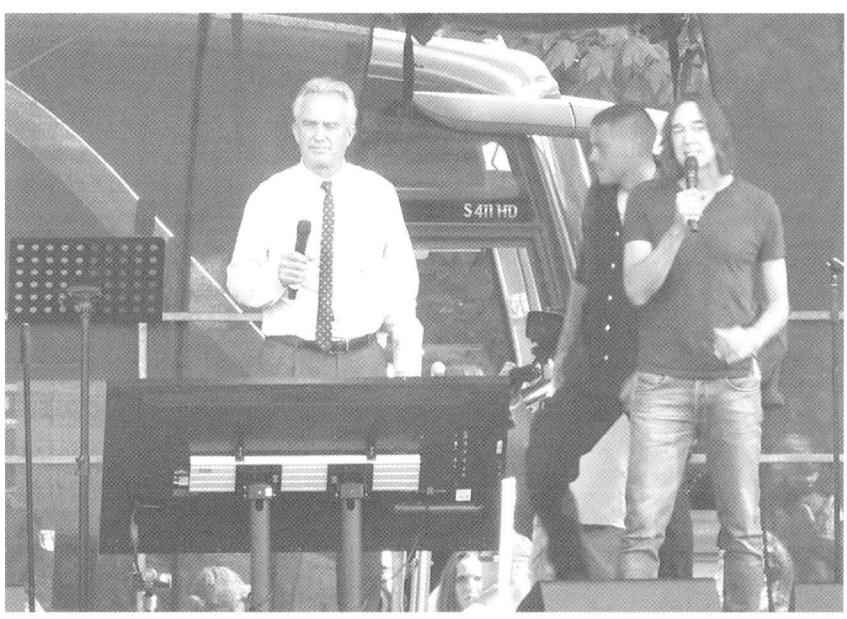

Zur zweiten großen Demonstration zum „Friedensfest" am 29.8.2020 kam sogar Robert F. Kennedy aus den USA eingeflogen. Neffe von Präsident John F. Kennedy der sich weltweit für die Freiheit und Rechte der Kinder einsetzt.

Hier eine Zusammenfassung seiner Rede. Er sprach vor über einer Millionen Menschen! Nach Berlin kamen über 3 Millionen Menschen an diesem Samstag.

Quellen des nächsten Kapitels:
https://youtu.be/-u3H3PvebBU
https://youtu.be/Gt6zqFQueOY
https://youtu.be/zAKHIAZwz-w
https://youtu.be/rZG63U0jOM0

Zu Hause in den USA berichtete man, dass ich vor 5000 Nazis sprechen werde. Morgen wird man sagen ich habe zu ungefähr 3000 Nazis gesprochen, erzählt Kennedy. Wenn ich diese Menschenmenge vor mir sehe, sehe ich das Gegenteil von Nazis. Ich sehe Menschen die die Demokratie lieben!

Menschen die eine offene Regierung möchten, Menschen die Anführer haben möchten von denen sie nicht belogen werden. Menschen die keine Anführer wollen die wahllos irgendwelche Vorschriften erlassen um uns unterwürfig zu machen. Wir wollen Anführer die keine Verbindungen zur Pharmaindustrie haben sondern die für uns arbeiten. Wir wollen Politiker, die sich um die Gesundheit unserer Kinder kümmern und nicht an den Profit der Pharmalobby und an ihren eigenen Profit denken.

Wenn ich die Menschenmenge hier sehe, sehe ich alle möglichen Flaggen von ganz Europa, von allen Nationen, von allen Hautfarben, jeder Religion. Ich sehe Menschen die sich um Menschlichkeit kümmern und um die Gesundheit ihrer Kinder kümmern für Freiheit und Demokratie.

Regierungen lieben Pandemien, aus denselben Gründen wie sie den Krieg lieben. Weil es sie in die Lage versetzt Kontrollmechanismen zu installieren, die das Volk sonst nie akzeptieren würde.

Das sind Institutionen die unsere Unterwürfigkeit wollen. Bill Gates und Anthony Fauci haben diese Pandemie seit Jahrzehnten geplant und wir wissen inzwischen, dass sie nicht mal erklären können, was die Pandemie sein soll. Die Denken sich alles nur aus, erfinden Zahlen, geben uns einen PCR Test der nicht funktioniert, sie ändern die Definition von

Covid19 damit er immer gefährlich scheint um damit Angst zu erzeugen.

Hermann Göring wurde am Ende des Krieges gefragt warum haben die Menschen das damals gemacht. Er sagte es hat nichts mit Nazitum zu tun, du kannst das im Nazi Regime machen, im Sozialismus, im Kommunismus, in einer Monarchie, in einer Demokratie. Die Regierungen braucht nur Angst erzeugen, dann folgen sie ihnen.

Vor 50 Jahren kam mein Onkel John F. Kennedy nach Berlin. Berlin war die Frontlinie zum Totalitarismus und heute ist es genauso, Berlin ist die Front gegen Totalitarismus.

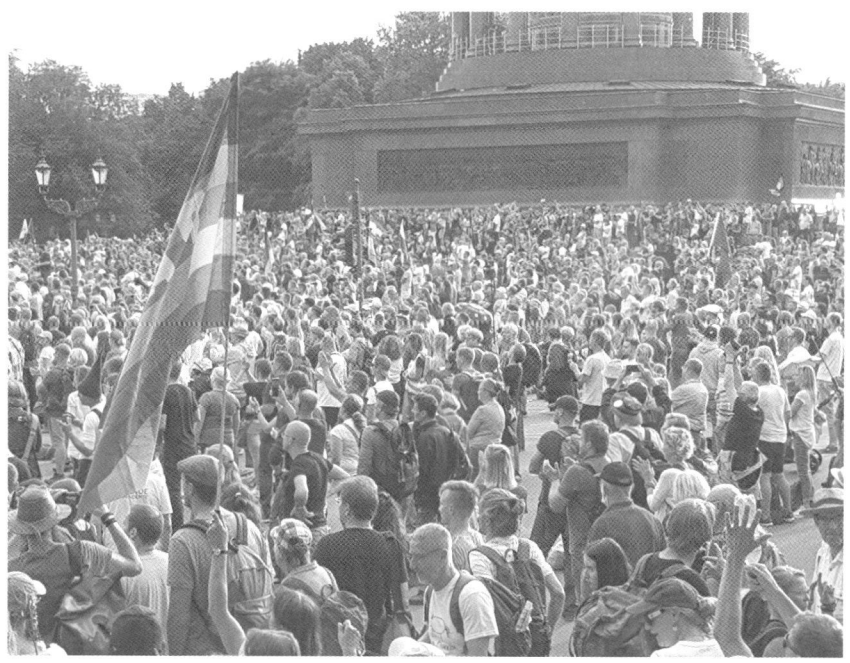

Foto: Lothar Güntert, Berlin 29.8.2020

Er hat Stolz gesagt ich bin ein Berliner!

Und heute stehe ich vor Euch und wir sagen „Ich bin ein Berliner". Ihr seid die Front gegen den Totalitarismus!

Sie haben keinen guten Job gemacht um die Gesundheit des Volkes zu erhalten. Sie haben die Quarantäne genutzt um 5G in unsere Gemeinden zu bringen. Sie haben mit einer digitalen Währung begonnen. Dies ist der Beginn der Sklaverei. **Wenn sie dein Bankkonto kontrollieren, dann kontrollieren sie dich.**

Sie sagen in den Medien 5G soll überall hin um das Leben besser zu machen. Wir sollen es einfach akzeptieren. Ist es jetzt wichtig ob ich ein Videospiel in 6 Sekunden anstatt in 16 Sekunden runterlade? Sie geben 5 Trilliarden Dollar aus dafür. Der Grund ist, es ist nicht für uns, es ist zur Überwachung und Kontrolle für Bill Gates, Jeffrey Zuckerberg und die anderen Billionäre. Bill Gates sagt seine Satteliten können jeden auf dem Planeten 24 Stunden am Tag überwachen. Er kann Dir überallhin folgen wo du bist, mit den Biometrischen Daten und der Gesichtserkennung. **Alexa arbeitet nicht für dich, sie arbeitet für Bill Gates.**

Die Pandemie kommt der Elite genau richtig um uns alles zu diktieren was sie wollen. Sie zerstören die Demokratie für eine Hand voll Billionären um uns den Wohlstand zu nehmen und die Billionäre noch wohlhabender zu machen.

Das einzige zwischen denen und unseren Kindern steht, das sind wir hier in Berlin!

**Ihr werden nicht unsere Freiheit rauben,
wir holen uns unsere Demokratie zurück!**

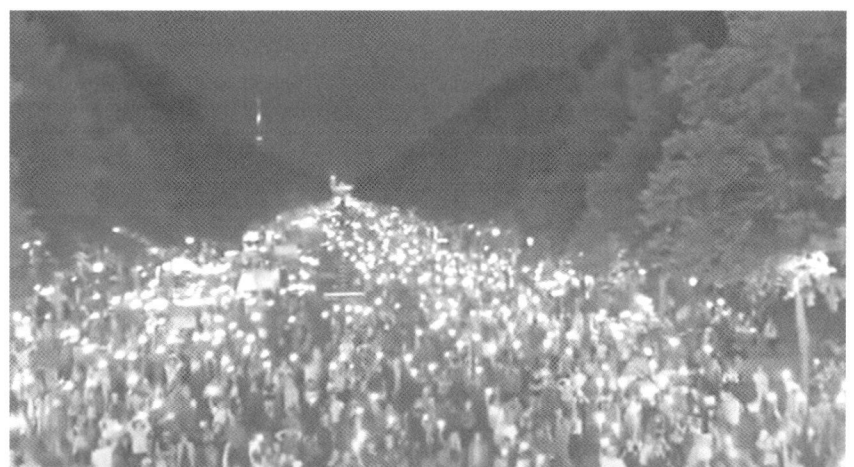

Die große friedliche Demonstration und das Friedensfest ging mit Millionen Menschen bis spät in die Nacht mit vielen Interviews von Fachleuten, Ärzten und Wissenschaftlern. In den staatlichen Medien wurde darüber nicht berichtet.

Schöne Aufnahme am Abend um etwa 20.30 Uhr am Ende der Demo und ihrem Programm, die von den Medien verschwiegen wird oder noch schlimmer, mittags schon abgebrochen wurde.

Ich, Lothar Güntert, war einer von ihnen in der Menschenmasse, die dort gefilmt wurde. Habe den ganzen Tag intensiv miterlebt und das ganze offizielle Programm mitverfolgt. Erst um 22 Uhr verließ ich den Hauptschauplatz als ich zusammen mit meinen italienischen Freunden noch mal im Dunkeln die Straße des 17. Juni vom Brandenburger Tor zur Siegessäule ein letztes Mal durchschritt. (Mehr als 3 km). War ein historisch großer und voll gelungener Tag, der seine Wirkung in die ganze Welt ausstrahlt!

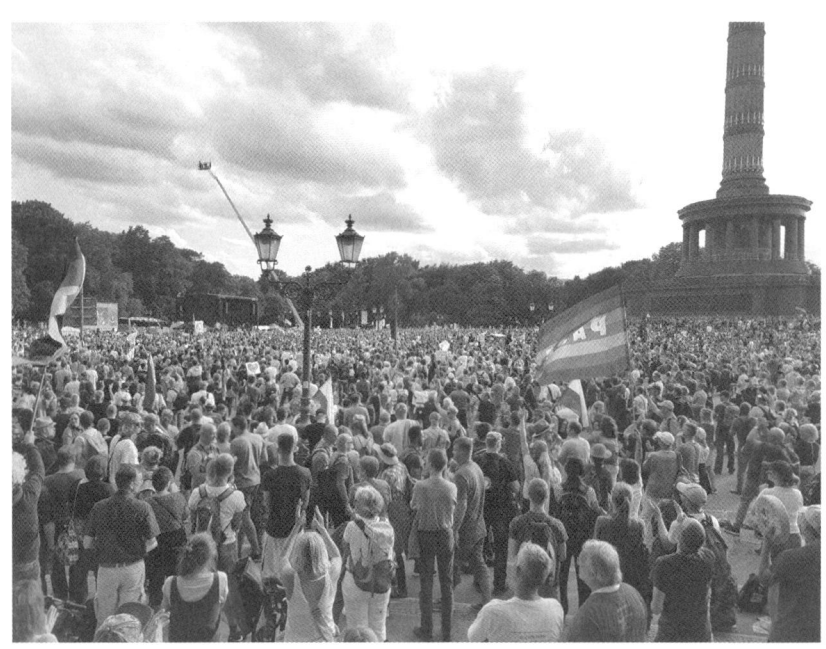

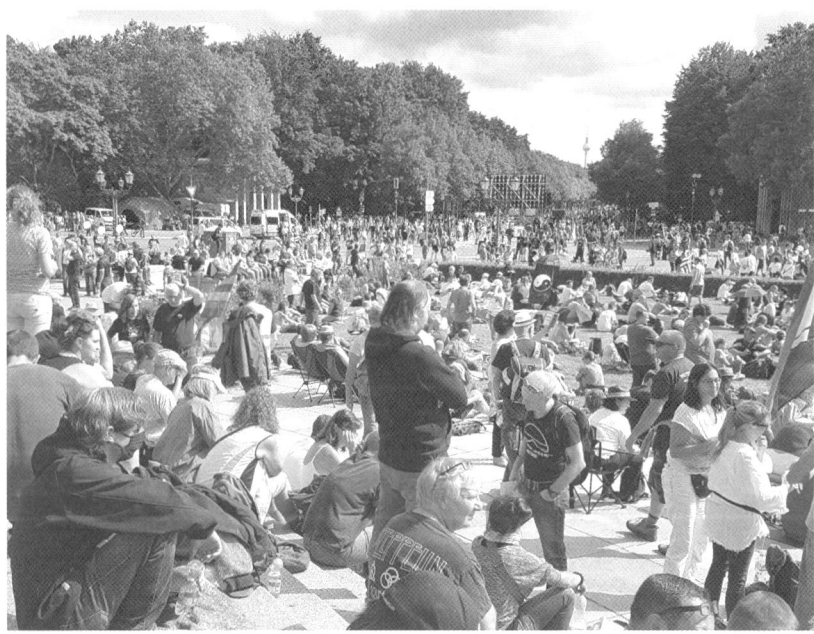

Fotos: Lothar Güntert, Berlin 29.8.2020

Astrologie

Astrologisch betrachtet hatten wir das letzte Mal vor genau 500 Jahren die gleiche Planetenkonstellation im Steinbock (Pluto/Saturn) als Luther in Wittenberg seine Thesen veröffentlichte und damit eine Welle der Denkfreiheit in Europa und der Welt ausgelöst wurde, welche die totale Macht der Katholischen Kirche über Geist und Körper der gesamten Menschheit gebrochen hat. Sofort danach hat Zwingli in der Schweiz die reformierte Bewegung in Gang gesetzt und dann kam auch in England die Befreiung aus der Papstknechtschaft mit der anglikanischen Kirche. Ging alles 1519 mit der Rebellion gegen die totalitäre Macht der Kirche los.

Am Samstag 29.8.2020 wurde in Berlin ein energetischer Tsunami ausgelöst, der möglicherweise in kurzer Zeit die Absolute Macht einer kleinen Elite, die mit ihrem Reichtum die ganze Welt kontrolliert, brechen wird! Wichtig ist, unsere Bemühungen um Aufklärung und Bewusstseinsbildung aller Menschen mit Hilfe der Wahrheit, mit Fakten und wissenschaftlicher Unterstützung versehen, mutig weiterzuführen! Das Licht braucht die Dunkelheit nicht zu fürchten und die Wahrheit wird die Lüge wegleuchten!
Das sind kosmische und ewige Gesetze!

Zwischen wahrscheinlich Millionen von Personen gibt es immer eine gewisse Anzahl radikaler Menschen. Das ist doch normal. Wir haben im Körper ja auch ständig Pathogene, die vom Immunsystem bekämpft und ausgeschaltet werden müssen. Das sind doch wirklich dumme und unwissende Aussagen unserer Politiker und in den Medien. Ein paar hundert Radikale, die nichts mit der Demo von Millionen Menschen zu tun hatten. Ist ja nicht ernst zu nehmen! Millionen Menschen sind gestern friedlich gegenüber der Polizei gewesen und die Polizei hat sich für die Zusammenarbeit dankbar erklärt. Das sagten die Veranstalter von der Bühne während des Tages. Was haben diese Extremen mit uns friedfertigen zu tun? Nichts, aber rein gar nichts!

Von der in den Medien verbreiteten angeblichen Gewalt hat man am Hauptschauplatz gar nichts bemerkt.

In Italien in den Nachrichten sagte man übrigens, dass die Demo in Berlin nicht statt gefunden hat.

Lothar Güntert

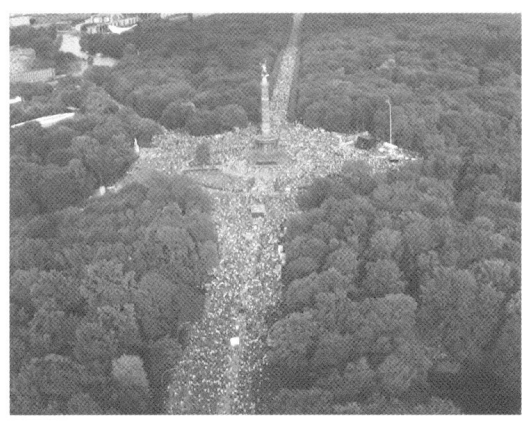

Übrigens nach keiner der großen Demonstrationen ging danach die Coronastatistik in die Höhe, weder nach 2 Wochen, noch sonst in irgendeiner Weise, das sieht man beim RKI und belegten unabhängige Ärzte und Wissenschaftler.

Falls es ihn gab, der Coronavirus ist schon lange nicht mehr da!

Quellen:

Bodo Schiffmann: t.me/BodoSchiffmann

https://youtu.be/Nps4AQuw-Bw

In Berlin haben wir das erreicht, woran die Menschheit bislang immer gescheitert ist. Wir haben die Spaltung überwunden. Wenn „teile und herrsche" nicht mehr funktioniert, steht die Machtelite plötzlich machtlos da.

Ein anderer Aspekt, den Robert Kennedy Jr. bei seinem historischen Auftritt in Berlin sehr treffend ausformulierte, ist die Angst der Menschen, die von Tyrannen seit eh und je gezielt als Mittel zum Zweck benutzt wird, um die Tyrannei zu rechtfertigen. Die Regierung erwartet tatsächlich von uns, dass wir unsere Freiheit aus Angst vor einer Scheinpandemie aufgeben.

Etwa gleichzeitig hielt auch David Icke in London vor einem breiten Publikum eine epische Ansprache: „The lion sleeps no more!" (dt. Der Löwe ist aufgewacht!)

Einleitend erklärte Icke: „Wir versammeln uns heute, weil sich eine tödliche Krankheit über dieses Land und über die Welt verbreitet. Und es ist nicht COVID-19. Es ist der Faschismus!"

Interessant ist auch der Abschnitt, in welchem David Icke erklärt, dass die Versklavung der Menschen nicht etwa von den so genannten Gesundheitsexperten ausgehe, sondern von Psychologen und dort ist der Fokus primär auf die Manipulation der Kinder gerichtet. Wer aufgewacht ist, weiß, dass es keinen Grund gibt Angst zu haben; weder von einem angeblichen Virus noch vor den Behörden.

Auszüge aus einem Beitrag von Jan Walter.

Man sollte nie die Wahrheit
mit der Mehrheit verwechseln!

Ermächtigungsgesetz

Das Ermächtigungsgesetz vom 18.11.2020

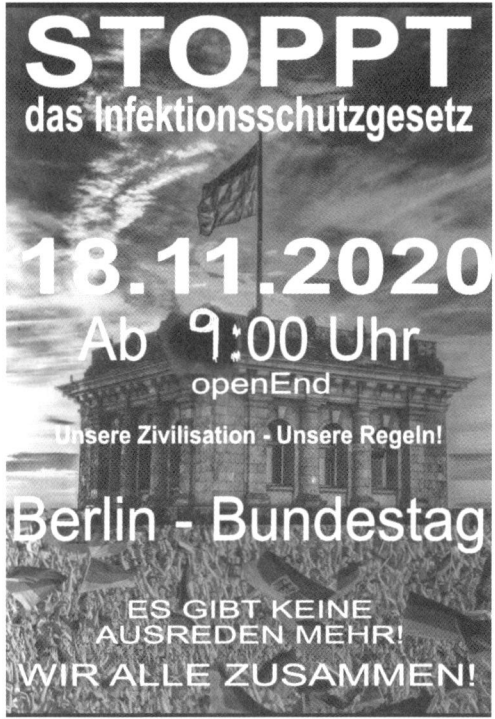

Quelle: https://t.me/querdenken611_infokanal

Unbemerkt hat die Regierung am 18.11.2020 das Infektionsgesetz 28a verabschiedet, es schränkt die Grundrechte der Bevölkerung weiter ein. Das wurde natürlich in den Medien verschwiegen.

Solch einen ähnlichen Brief habe ich auch an meine Abgeordneten geschrieben:

Stoppt das Infektionsschutzgesetz §28a und §36
– **Erhalt des Grundgesetzes.**

An alle Abgeordneten des Bundestages und zur Weiterleitung Am kommenden Mittwoch, den 18. November 2020 werden der Bundestag sowie am selben Tag noch der Bundesrat abschließend über den Gesetzentwurf vom 3.11.2020 der CDU/CSU und SPD eines „Drittes Gesetzes zum Schutz der Bevölkerung bei einer epidemischen Lage von nationaler Tragweite" beraten und abstimmen.

Die Verfassungswidrigkeit aller Corona-Maßnahmen Alle Corona-Maßnahmen seit März 2020 waren verfassungswidrig: Sie wurden eingeführt, ohne dass die höchste Gewalt im demokratischen Rechtsstaat und der Vertreter des Souveräns, der Deutsche Bundestag, über die Maßnahmen, ihren Umfang und ihre Dauer auch nur mitbestimmt hat.

Statt dessen haben die Bundesregierung und die Landesregierungen drastische Maßnahmen ergriffen, die das Leben der gesamten Bevölkerung massiv verändert und in einem Umfang umgestaltet haben, dass man nur noch von der Verhängung eines Ausnahmezustandes sprechen kann. Fast alle Grundrechte, die vom Grundgesetz als ihrem Wesensgehalt nach unverletzlich ausgestaltet sind, wurden flächendeckend eingeschränkt.

Ich erinnere Sie an Ihren Amtseid, den SIE alle geleistet haben:

„Ich schwöre, dass ich meine Kraft dem Wohle des deutschen Volkes widmen, seinen Nutzen mehren, Schaden von ihm wenden, das Grundgesetz und die Gesetze des Bundes wahren und verteidigen, meine Pflichten gewissenhaft erfüllen und Gerechtigkeit gegen jedermann üben werde. So wahr mir Gott helfe".

Es ist Ihre Pflicht, die Bevölkerung vor Schaden zu bewahren und das Grundgesetz zu wahren!"

Dieses Gesetz erinnert mich an das, was wir bereits in unserer Geschichte erlebten. Wenn sich nun Herr Spahn weiter „ERMÄCHTIGT", seine Macht auszubauen, so dient dies keinesfalls dem Wohl der Bevölkerung Deutschlands. Die in diesem Gesetz verankerten Punkte dienen eher dazu, ein diktatorisches Regime aufzubauen.

Anwälte für Aufklärung schlagen Alarm vor den Änderungen des IfSG. Das bisherige Infektionsschutzgesetz hat ausdrücklich und unmissverständlich festgelegt, dass nur Kranke, Krankheitsverdächtige und Ansteckungsverdächtige zur Infektionsbekämpfung staatlichen Maßnahmen ausgesetzt werden dürfen, die mit Grundrechtsbeeinträchtigungen verbunden sind.

Dennoch haben Bundesregierung und Landesregierungen grundrechtsverletzende Maßnahmen vor allem gegen die gesunde Gesamtbevölkerung gerichtet. Dabei handelt es sich um die schwerste Gesetzes- und Verfassungsverletzung in der Geschichte der Bundesrepublik!

https://www.bundesgesundheitsministerium.de/fileadmin/Dateien/3_Downloads/Gesetze_und_Verordnungen/GuV/B/BevSchutzG_BT.pdf

„Am 18.12. 2020 ist in Dänemark etwas sehr wichtiges und positives passiert. Demokratische Kräfte haben sich nach vielen Tagen Demonstrieren und Lärmen durchsetzen können. Die vom Gesundheitsminister Magnus Heunicke geplante Verschärfung des Seuchen also Infektionsschutzgesetzes in Dänemark wurde nicht nur zurückgezogen, sondern es wurden konkrete zeitliche Befristungen eingearbeitet und Mitspracherechte des Parlamentes gesichert, eine dem Minister kontrollierende Kommission an die Seite gestellt und klar ausgedrückt:

1. Keine Zwangsimpfungen
2. Keine Zwangsbehandlungen!

Quelle: http://bewusst-leben.org/10-nachrichten/53-daenemark-kuh-vom-eis

Zitat Ralf Ludwig meint: „Der §28a, Absatz 2 Infektionsschutzgesetz, der neue Paragraph, der hilft uns eigentlich, weil der sagt nämlich, dass Maßnahmen nur zulässig sind, wenn es Infektionen gibt. Es gibt aber keine Infektionen in diesem Land. Es gibt nur Test-Positive!

Denn ab Morgen müssen die Gesundheitsämter zwingend nachweisen, dass es nicht nur Test-Positive gibt, sondern, dass Diejenigen, die einen positiven PCR-Test, auch ein so genanntes anzuchtfähiges Agens haben, d. h. dass das, was da gefunden wurde anzuchtfähig und damit infektiös ist. Ist es das nämlich nicht, gibt es keine Infektion und wenn es keine Infektion gibt, darf es auch keine Maßnahmen geben. Wir haben nur einen PCR-Test und ein PCR-Test weist keine Infektion nach.

Am Anfang des Buches habe ich erwähnt, dass ich aus dem schulmedizinischen Bereich komme und viele Gesundheitsberufe seit 1986 ausgeübt habe. Seit 2002 bezeichne ich mich als Geistheilerin. Selbst ein schulmedizinisch austherapierter Fall hat mich viel Erfahrungen sammeln lassen. Meine Geschichte wie es dazu kam und was alles durch die Kraft des Geistes möglich ist steht in meinen anderen Bü-

chern, deswegen möchte ich hier nicht weiter darauf eingehen.

Die Schulmedizin mit ihrer begrenzten Sichtweise und symptomorientierten Diagnose ist nicht die Zukunft der Medizin.
Die Medizin der Zukunft sind die geistigen- und energetischen Heilmethoden. Wir sind keine einzelnen Individuen,
keine Körper, wir sind ein Bewusstsein und mit allem verbunden was existiert. Heilen können wir nur von innen heraus und gemeinsam.

Wer denkt er kann einen Teil der Menschheit versklaven,
missbrauchen, manipulieren ohne sich selbst dabei mehr zu
schaden und kaputt zu machen, steckt noch in den Kinder-
söckchen. Deswegen wird diese Coronasache auch nicht
lange bestand haben. Nur Liebe, Mitgefühl und Frieden mit
allen Lebewesen kann Fortschritt und Gesundheit bringen in
allen Systemen, auch in der Politik. Den bösen Virus gibt es
nicht, den wird es nie geben. Warum jemand krank wird
hängt von vielen Faktoren ab. Vor allem von seinem Charakter, von seinem Mitgefühl und seiner Gottverbundenheit. Die
geistige Welt, die man selbst mitbestimmt erschafft die Lebensumstände. Man kann zur richtigen Zeit am richtigen Ort
sein und es passiert genau das richtige, dann trifft man auch
niemanden mit einem Virus, falls man so denkt oder man ist
zur falschen Zeit am falschen Ort.

Dazu passt der Satz von Archimedes: Was Du nicht willst
das man Dir tut, das füg auch keinem anderen zu.

Es ist schön zu sehen, dass durch die Coronabeschränkun-
gen viele Menschen für ihre Freiheit aufstehen und in die
Liebe- und Gemeinschaft kommen und etwas tun. Denn tun
muss man immer alles selbst und wenn es nur das ist zu

einer Demo zu gehen. Der Weg ist da übrigens das Ziel. Wie immer!

Komm heraus aus deinem kleinen Sumpf und erweitere dein Bewusstsein in der Erkenntnis dass es keine Begrenzungen gibt. Viele Menschen können nicht über ihren eigenen Horizont oder den der Gruppe oder der Gemeinschaft, in der sie leben, hinaussehen. Sie sind so in kleinen, unwesentlichen Dingen verfangen, dass es ihnen schwer fällt, in irgendeiner Weise zu wachsen.

Das ist es, wo gewaltige Veränderungen geschehen müssen und schnell geschehen müssen. Gib dich nicht damit zufrieden, nur gerade das anzunehmen, was du verstehst, sondern sei bereit, weiter zu gehen, aus deinen Begrenzungen herauszutreten und das scheinbar Unmögliche zu tun. Auf diese Weise werden deine Grenzen ausgedehnt.

Lass sie sich dehnen, bist du das Gefühl hast, sie würden zurückschnellen, und dann dehnen sie noch weiter aus. Lebe auf der Schwelle zu etwas völlig Neuem. Hab keine Angst vor dem Neuen und Unbekannten; gehe einfach Schritt für Schritt in vollkommenem Glauben und Vertrauen voran, im Wissen, dass jeder Schritt dich zum wunderbaren neuen Himmel und der wunderbaren neuen Erde führen wird.

Eileen Caddy

Ich kann nur sagen:
Diese Maßnahmen sind selbstzerstörerisch und
wenn die Gesellschaft sie akzeptiert und durchführt,
gleicht dieses einem kollektiven Selbstmord.
Prof. Dr. Sucharit Bhakdi

Die Schumann Frequenz

Die Frequenz unseres Planeten beträgt ca. 7,6 Hz. Die Physiker nennen es Schumann-MRT und es liegt an dem Schlag, der durch die Strahlen im Raum zwischen Erde und Ionosphäre erzeugt wird. Durch Blitze und andere Vorgänge in der Atmosphäre, u.a. auch das Weltraumwetter, werden elektromagnetische Wellen erzeugt, die zwischen der Erdoberfläche und der Ionosphäre um die Erde laufen. Wenn diese Strahlung die richtige Wellenlänge hat, kommt es zu einer Verstärkung und Überlagerung. So entstehen stehende Wellen, die in etwa achtmal pro Sekunde um die Erde laufen. Diese Resonanz nennt man Schumann-Resonanz, benannt nach seinem Entdecker Winfried Schumann, Physiker der TU München. Die Grundfrequenz liegt aktuell bei 7.83 Hz. Der Mensch fühlte sich unter diesen Bedingungen wohl, da die Vibrationsfrequenz seines Gehirns dieselben Parameter, 7,6-7,8 Hz, hat.

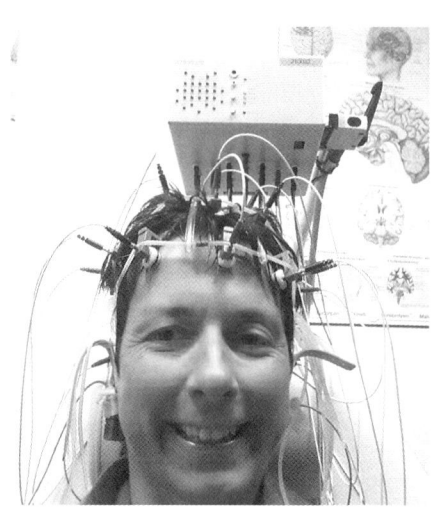

Gehirnwellen:
Gamma (100–38 Hz)
Beta (38–15 Hz)
Alpha (14–8 Hz)
Theta (7–4 Hz)
Delta (3–0,5 Hz)

Ein gesunder Mensch der locker und fröhlich seinen Alltag bewältigt ist im Alpha-Zustand. Hat der Mensch Schmerzen, oder nimmt er Medikamente, Psychopharmaka, hat Angst und Stress

usw. rutscht er in den Beta-Zustand. Ein Heiler, wenn er arbeitet, so wie Anne und ich, kommt beim Heilen in den Theta
und auch Delta Zustand und kann kosmische, Frequenzen
in diese Dimension der Existenz ziehen. Vor noch ungefähr
30 Jahren hatten ca. 70% aller Menschen den gesunden
Alphazustand. Heute haben das nur noch ca. 40% aller
Menschen.

Alpha-Wellen sind das Tor zur Intuition, sie sind als Brücke
notwendig, damit Informationen aus dem Theta-Bereich in
unser Wachbewusstsein gelangen können. Wenn wir so tief
meditieren, dass wir nur noch Theta- und Delta-Wellen, aber
keine Alpha-Wellen mehr produzieren, werden wir uns an
die Inhalte der außersinnlichen Wahrnehmung nicht erinnern
können. Wie bei jedem anderen Virus oder einer Krankheit
auch, hat COVID-19 eine niedrige Schwingung oder besser
ausgedrückt, sinkt das Energieniveau des Menschen, so
können sich die Viren leichter vermehren. Eine Person, die
in hohen Schwingungen lebt, optimistisch ist, bekommt sel-
tener Viruskrankheiten als jemand der ein Pessimist ist und
sich an Orten aufhält die seine Schwingung herab ziehen, z.
B. Krankenhäuser, Gefängnisse, Elektroleitungen oder Handymasten.

Das trifft eigentlich auf jede Krankheit zu, nicht nur auf Viren.
Jede negative Emotion schließt den Zugang zum höheren
Bewusstsein und der universellen Quelle, positive Gefühle
erhöhen die Eigenschwingung. Eine positive Lebenseinstel-
lung sollte man unbedingt in diesem Coronatheater auf-
rechterhalten und sich seine Fröhlichkeit und Optimismus
bewahren. Dazu habe ich eigens eine Lehrkarte entwickelt
die Sie beim Verlag erhalten können „Organschwächen
durch Emotionen".

Organschwäche durch Emotionen
Unsere Gedanken und deren negative Auswirkung auf
unsere Gesundheit. Wie schnell kann ich mich selbst heilen.

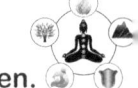

Emotionen die schwächen	Organ	Element	Gefühle die stärken

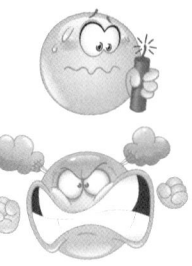
Streß
Gehirn
Nerven
Drüsen

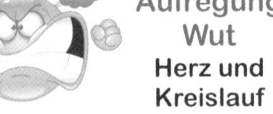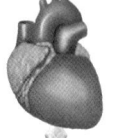

Lachen
entkrampft
Muskeln und
Nervensystem

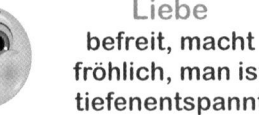

**Aufregung
Wut**
Herz und
Kreislauf

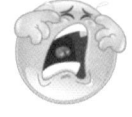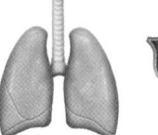

Liebe
befreit, macht
fröhlich, man ist
tiefenentspannt

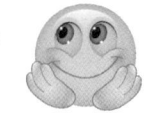

Traurigkeit
Lunge
Bronchien
Atemsystem

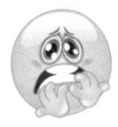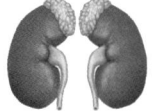

Hoffnung
und Zuversicht
bringen inneren
Frieden

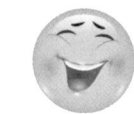

Angst
Nebennieren
Nieren
Blase

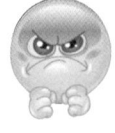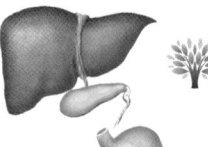

Freude
befreit und
löst alle
Ängste auf

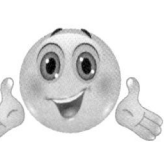

Ärger
Leber
Galle
Augen

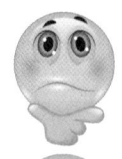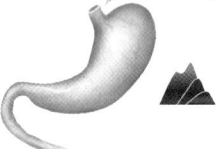

Vergebung
stoppt die
Eigen-
vergiftung

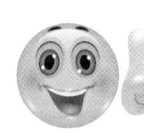

Sorgen
Magen
Speiseröhre
Herzbeutel

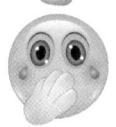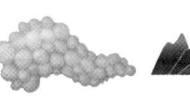

Optimismus
und absolutes
Gottvertrauen
schafft Freiheit

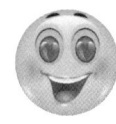

Verzweiflung
Bauch-
speicheldrüse
Schilddrüse

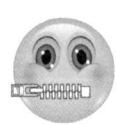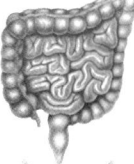

Selbstliebe
Gib Dir für immer
die Süße
des Lebens

**Frust
Kummer**
Dünndarm
und Dickdarm

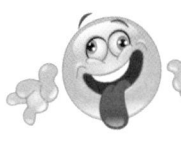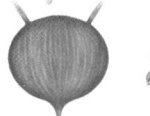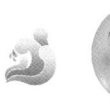

Fleiß und Hingabe
bringt die Lösung
für das anvisierte
Ziel!

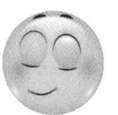

Panikattacken
Blase
Nieren
Herz

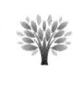

Ruhe und Geduld
mit innerer
Gelassenheit
retten Dich

Glaube, Tugend und Schwingungsfrequenz:

Am wichtigsten ist die geistige Hygiene beim eigenen Denken und der bewusste, achtsame Umgang mit den Mitmenschen und der Umgebung, fand der deutsche Wissenschaftler Günter Haffelder heraus.

Mit wissenschaftlichen Methoden stellte er fest, dass die Geisteshaltung eines Menschen das Muster seiner Gehirnwellen grundlegend bestimmt.

Die ideale Geisteshaltung für erhöhte Bewusstseinszustände und damit einer außersinnliche Wahrnehmung ist die Grundlage jeder Religion:

Liebe und Mitgefühl

Der nächste Artikel wurde von Dr. Mofid aus Persien (Arzt und Homöopath) veröffentlicht, zumindest stand dies dabei. Ich habe diesen Artikel unter verschiedenen Autoren im Social Media gefunden, kann dazu sagen, dass er im Kern richtig ist, ob die Frequenzzahlen so genau stimmen bezweifele ich allerdings.

Das Virus (COVID_19) hat wie andere virale Strukturen mit einer Flugbahn in der Umgebung eine elektromagnetische Struktur mit einer Frequenz von etwa 5,5 bis 14,5 Hz, abhängig von der niedrigen Frequenzenergie. Einfach ausgedrückt, sind solche Viren für Menschen mit einem hochfrequenten Geist und einem gesunden Körper überhaupt nicht gefährlich, es sei denn, die Person hat irgendeine Form von Energieverlust aufgrund von Müdigkeit, Frustration, chronischen körperlichen und geistigen Erkrankungen, nervöser Anspannung usw.

Der wichtige Punkt hierbei ist, dass der Frequenzpegel der Erde normalerweise bei 27,4 Hz liegt.

Die Intensität nimmt leider in Zentren wie Krankenhäusern, Gefängnissen, Einkaufszentren, kapitalorientierten Arbeitsbüros, Alkoholgeschäften und Prostitutionszentren ab und fällt unter 20 Hz. Wenn wir uns etwas bewusster umschauen, werden wir feststellen, dass Menschen, die nicht in der Lage sind, ihr Energieniveau zu steigern, bald aus dem Lebenszyklus entfernt werden und selbst die höchsten Beamten und die reichsten Reichtümer ihnen leider nicht helfen können.

Ich muss sagen, dass solche Leute das erste Ziel von Viren wie Corona sind! Den Studien zufolge untersuchen wir nun das Energieniveau und die gewünschte und unerwünschte Frequenz bei verschiedenen Menschen:

- Ängstliche Leute 0/2 bis 2/2 Hz
- Menschen mit regelmäßigem Groll 0/6 bis 3/3 Hz
- Menschen, die immer ein nervöses Verhalten haben: 0,6 bis 1,9 Hz
- Anarchisten und abnorme Personen 0/6 bis 1/9 Hz
- Wütende Menschen: 9/9 Hz
- Menschen, die versuchen, andere auszunutzen: 0,8 Hz
- Personen, die Angst und Panik in den Herzen anderer Menschen verursachen 0,5 Hertz
- Menschen, die versuchen andere Menschen zu unterdrücken und auszubeuten, 0,3 Hz
- Diejenigen, die den Schleier des Vertrauens in die Gesellschaft brechen 1,4 Hz
- Diejenigen, die sich der Wahrheiten der Existenz nicht bewusst sind und die Existenz Gottes leugnen: 1,5 Hertz

- Personen, die sich freuen, andere zu demütigen und sich an dem Leid anderer erfreuen: 1/9 Hz
- Menschen, die anderen Menschen gegenüber kein Mitleid zeigen und empfinden: 3 Hz

Und das bedeutet, dass solche Menschen bald ungebetene Besucher empfangen würden, was zu ihrer Beseitigung und Zerstörung führen wird!

Aber Menschen, die sich immer im Bereich von Liebe, Zuneigung, Freiheit des Denkens und verhältnismäßiges Verhalten befinden und versuchen, mit unerschütterlicher Liebe & Hoffnung, ihr Bewusstsein zu erhalten und zu erhöhen und so ihr Frequenz zu steigern, sind immer vor solchen Viren sicher.

- Großzügige Menschen: 95 Hz
- Diejenigen, die immer dankbar sind: 65 Hz
- Die, die die Liebe anderer schätzen 140 Hz
- Menschen, die sich immer verbunden und einfühlsam mit anderen fühlen 150 Hz
- Liebe: Wenn ein Mensch erkennt, dass Liebe ein gutes, helles und kraftvolles Gefühl ist, obwohl sein Herz noch nicht das Lieben kennt, wird mindestens das Energieniveau von 50 Hz erreichen.
- Eine Person, die allen Kreaturen ohne zu zögern ihr Herz gibt, ist 150 Hz
- Diejenigen, die sich für andere Menschen aufopfern: 205 Hz
- Diejenigen, die unendliche Barmherzigkeit ohne Erwartung haben, 150 Hz

Meine guten Freunde, wisset und glaubt , dass allein die Liebe der einzige Retter dieses traurigen und schmerzhaften

Planeten ist. Das sollt ihr wissen, dass Viren Angst vor Blitz-schwingungen und unendlichen Kräften in euch, haben.

Die gute Nachricht ist, dass die Welt von morgen nur Platz haben wird für diejenigen, die immer steigende Frequenzen haben und versuchen immer im Bereich von 174 bis 963 Hz zu leben und Leben zu geben! In der Hoffnung, den Be-wusstseinsgrad zu steigern und kollektive Weisheit zu erlan-gen. - Dr. Mofid.

Wenn wir Gedanken und Emotionen erleben, meinen wir meist, sie seien unsere eigenen. Unsere Wahrnehmung ist dadurch immer gespalten. Da sind einerseits unsere Gefühle dazu und andererseits das „Ich", dass sie verändern möchte. In der Meditation erlebt man, dass man nicht diese Gefühle und Gedanken ist, sondern über ihnen steht und sie beo-bachten kann. Dann ist man offen für das höhere Bewusst-sein und kann seine Realität neu gestalten.

Das Wort Krise „crisis" bedeutet im Griechischen übrigens auch Entscheidung oder Wendepunkt. Durch die Corona – Krise müssen wir uns alle für einen neuen Weg entscheiden. Er kann ins göttliche führen oder in die materielle Welt und Dualität.

Jene Seelen, die des Christus Bewusstseins gewahr sind, ziehen einander jetzt an, wie Eisen vom Magneten angezo-gen wird Sie mögen sich dessen im Moment nicht immer bewusst sein, es wird Ihnen jedoch in den Tagen, die kom-men, sehr klar werden. Dieses Bewusstsein führt immer mehr Seelen zusammen, damit dir alle des inneren Christus gewahr werdet und für dieses Bewusstsein ewig Dank sagt.

Eileen Caddy

Die Kraft des ICH BIN

Du bist universelles Bewusstsein!

Ich bin….
Ich bin gesund. Es geht mir gut. Danke GOTT.
Ich bin gesund. Es geht mir gut. Danke GOTT.
Ich bin gesund. Es geht mir gut. Danke GOTT.
Ich bin gesund. Es geht mir gut. Danke GOTT.
Ich bin gesund. Es geht mir gut. Danke GOTT.
Ich bin gesund. Es geht mir gut. Danke GOTT.
Ich bin gesund. Es geht mir gut. Danke GOTT.
Ich bin gesund. Es geht mir gut. Danke GOTT.
Ich bin gesund. Es geht mir gut. Danke GOTT.
Ich bin gesund. Es geht mir gut. Danke GOTT.
Ich bin gesund. Es geht mir gut. Danke GOTT.
Ich bin gesund. Es geht mir gut. Danke GOTT.
Ich bin gesund. Es geht mir gut. Danke GOTT.

Ein universelle Mantra zur Schwingungsanhebung und um die Angst machende Propaganda vom Mainstream im Gehirn zu überschreiben. – Eine Positive Gehirnwäsche!

Dieses Mantra wiederholt man in der Regel 108-mal oder 10 Minuten lang, immer bei Bedarf, es soll kein abhängig machendes Ritual werden. Man kann es laut vor sich her sprechen oder leise im Geiste aufsagen. Man kann auch jedes mal wenn man eine Nachricht oder Information bekommt, die man nicht mag, gleich einen gesunden Satz entgegen sprechen oder denken.

Die Welt wird völlig neu geordnet werden!

Die Menschen werden einen energetischen Schub erhalten, den Aufstieg in die nächste Dimension eines erhobenen Bewusstseins erleben.

Sie werden spirituell erwachen, wie es zu keiner Zeit in der Menschheitsentwicklung möglich war. Die Werte über eine friedvolle Lebensführung werden neu geordnet. Es wird Menschen geben, die das alte Ur-Wissen von Recht, Sitte, Ethik und Moral wieder erlangen. Sie werden die Gabe der Erinnerung bekommen und von ihnen wird die Erneuerung des Weltengeschehens ausgehen. Sie werden für Recht und Ordnung nach den Geistigen - Gesetzen sorgen.

Noch nie waren so viele Menschen mit diesem Wissen in-karniert, wie gerade in dieser Zeit. Ihre Heiler-Fähigkeiten werden aktiviert. Sie werden die Menschheit mit Wundern in Staunen versetzen. Den Glauben an Gott in ihrem Inneren stärken. Es gab eine Zeit, die man das Goldene Zeitalter nannte, Frieden und Eintracht herrschten auf dieser, eurer Erde. So wird es sich jetzt erneut erfüllen. Für viele ist die Erdenschulung erfüllt. Ich bin gekommen, diesen Zustand des Friedens wieder herzustellen. Darum suche ich geeigne-te Menschen aus, die die Erinnerung daran wieder erhalten werden. Sie werden Lehrer des Neuen Bewusstseins sein. Spirituelle Meister. Wissende! Andere Menschen dürfen die Gabe des Augenblicks erhalten. Sie werden im Hier und Heute leben und die geistigen Gesetze wie selbstverständ-lich praktizieren. Sie werden die Welt aus dem Jetzt begrei-fen und sie werden sein wie Kinder auf Entdeckungsreise.

Alle leidvollen Erinnerungen der Vergangenheit werden ausgelöscht sein. Es wird keine Energie mehr in die Rückschau fließen. Sie werden die neuen Werte der Liebe und des Friedens in sich aufnehmen und danach leben und Vorbilder für die Suchenden sein. Die Kinder, die neu geboren werden, haben eine tiefe energetische Verbindung mit allen Menschen, auf dass die Verbundenheit unter den Menschen wachse. Die neuen Kinder sind Heiler und Helfer. Sie werden ihre Lichtarbeit aufnehmen. Ich habe mit Liebe alles vorbereitet. Die Welt wird sich zum Guten verändern. Liebe wird der wichtigste Träger aller Informationen sein. Hohe Licht-Wesen aus anderen Welten werden euch einweisen in die wichtigsten, neuen Lebensgewohnheiten. Vertraut eurer Wandlung, die der Heilwerdung von allem dient.

Fühlt euch in allem sicher!
Ich werde die Spreu vom Weizen trennen, auch in Politik und Wirtschaft, werden die Wandlungen geschehen. Keiner, der nicht bereit ist, diese neue Entwicklung mitzutrageu, wird die Chance der Entwicklung haben. Er wird in die Unsicherheit verfallen und an seinem unbeugsamen Denken untergehen. Darum achtet auf Zeichen und nehmt alles wahr. Seid offen für alles was sich ändert. Seid voller Liebe und absolutem Vertrauen, wenn euch all das GUTE zufällt! Die Zeit ist nicht mehr fern, wo ihr erkennen werdet. All meine Liebe wird die umhüllen, die bereit sind, neue Wege zu gehen. Den Weg der Rechtschaffenheit, der Wahrheit, der Gewaltlosigkeit, der Liebe und des Friedens.

Sathya Sai Baba, Indien 1999, OM SAI RAM

Die Geisteskraft der Rechtschaffenheit

Wenn wir unrechte Handlungen nicht in Schach halten, mit denen Leid verursacht wird, haben wir Teil an der Verderbtheit derer, die sie ausführen und werden mit ihnen die Früchte teilen, die sie ernten.

Gott wird all jene zur Rechenschaft ziehen, die sich dem Schlechten nicht in den Weg gestellt haben und wird ihre adharmische (unreine) Handlungsweise als Unrecht aburteilen. Niemand wird sich auf Unwissenheit oder Unbeteiligt sein herausreden können.

Dies betrifft auch den Beruf der Rechtsberatung! Gott wird vielmehr fragen:

Du, der du um die Dinge weißt, warum bist du dem, was du als schlecht erkannt hast, nicht entgegengetreten, wann immer du ihm begegnet bist?
Warum hast du die anderen nicht die Wahrheit gelehrt, die dir bekannt ist?
Hast deren Lügen toleriert.
Warum hast Du nicht das Leid vermieden, was daraus anderen Menschen angetan wurde?

Diese eigentümliche Schwäche in euch Menschen - das Hinnehmen der Verfehlungen anderer - wird euch dahin führen, dass ihr die Folgen derer üblen Taten miterleiden müsst. Nur wenn ihr euch allem Unrecht und allen Schandtaten, die wir heute innerhalb der Gesellschaft erleben, entgegenstellt, könnt ihr mit Recht sagen, dass ihr euren Teil zur Wiedereinführung der Rechtschaffenheit und Gewaltlosigkeit beigetragen habt. Dies gilt auch für Rechtsberufe. Ob es sich um Partner, Eltern, eure eigenen Kinder, Verwandte, Freunde, Bekannte oder Unbekannte handelt:

Wenn sie unrechte Handlungen begehen, müsst ihr Einspruch erheben, die Dinge richtig stellen und die betreffende Person mit Nachdruck dazu anhalten, dass sie ihr Verhalten umgehend ändert und das verursachte Leid wieder gut macht.

Gelingt euch das nicht, dann werdet ihr automatisch in den ganzen Prozess der Schuld und ihrer Folgen (Karma) mit einbezogen.

Indische Menschheitslehre - Sathya Sai Baba

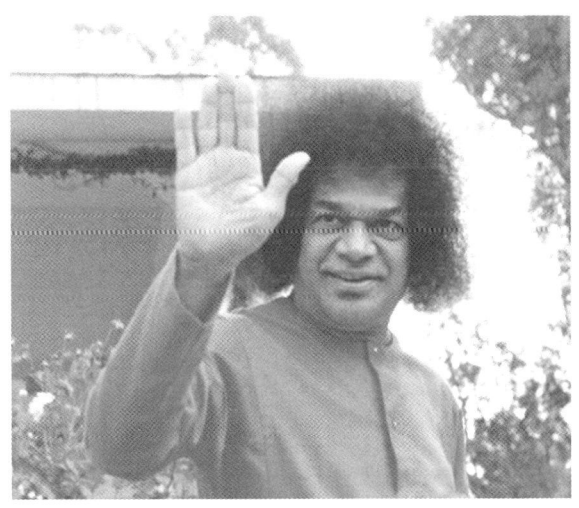

Hände die helfen, sind heiliger als Lippen die Beten!
Satyha Sai Baba

Krankheit ist nur ein Mangel an Liebe

Man spricht bei euch viel von Gesundheitswesen beziehungsweise gesundheitlicher Versorgung.

Ehrlich gesagt, sehe Ich da nicht viel Gesundheit. Euer Gesundheitswesen und die dahinter stehende Philosophie sind selber krank.

Dies wird besonders an den Ärzten deutlich. Es gibt nicht wenige Ärzte, die sich mit Herz und Verstand für ihre Patienten einsetzen und wirklich ihr Bestes geben.

Viele Ärzte aber benehmen sich so, als wären sie eine Mischung aus Bankdirektor und Metzger. Es geht ihnen primär um Geld, Ansehen und darum, genug Zeit für ihre Hobbys oder ihre Karriere zu haben. An letzter Stelle dieser Aufzählung stehen erst die Patienten. Von Opfergeist, von Dienst am Nächsten, geschweige denn von Liebe ist bei diesen Ärzten kaum die Rede.

Wie schrecklich, dass diese Menschen das Sagen haben! Und kein Wunder, dass sie nicht in "Gesundheits"-Häusern, sondern "Kranken"- Häusern tätig sind.

Was in fast allen Ländern fehlt, ist Liebe!

Zudem ist die Vorstellung weit verbreitet, man könne Liebe durch Leistung ersetzen.

Dies ist ebenso abwegig, als wolle man einen Toten dadurch wieder zum Leben erwecken, dass man ihm gut zuredet!

Anstatt Liebe durch Leistung ersetzen zu wollen, sollten die Ärzte vielmehr lernen, dass Krankheit einen Mangel an Liebe darstellt. Die Liebe wiederum aber nicht hoch professionelles Wissen und Können ersetzen kann!

Kranke Menschen brauchen Liebe, **Verständnis und Zu-Wendung.**

Nur wenn sie dies begreifen, werden Ärzte ihren Patienten wirklich helfen können. Darüber hinaus müssen sie einsehen, dass Liebe durch technisches Wissen zu ersetzen nicht anders ist, als baute man für ein Auto ein phantastisches Getriebe, vergäße aber den Motor.

Ohne Liebe und ohne Anbindung an Gott wird es keine Heilung geben. Mögen die technischen Mittel noch so ausgeklügelt sein.

Dein Weg als Arzt sollte deshalb vom **good doctor zum God doctor - vom guten Arzt zum Göttlichen Arzt gehen.**

Dann bist du ein Segen für dich und deine Patienten.
Die Welt steht an einem entscheidenden Punkt. Dies ist richtig. Die Welt ist aber andererseits noch nie mit so viel Segen bedacht worden wie zurzeit.

Es sind so viele wunderbare Seelen auf Erden, die nichts anderes als Positives für die Welt, für die Menschen und für das Erhöhen des Bewusstseins tun.

Die Welt ist damit wirklich beschenkt!

Es gab noch nie eine Zeit, in der ein solches Heer an Himmlischen Kräften für die gesamte Menschheit beziehungsweise alle Lebewesen wirkte. Du lebst damit in einer einzigarti-
gen Zeit. Dir ist eine wunderbare Chance geboten, die in
dieser Form nie wieder kommen mag.

Nütze diese Gelegenheit.
Befolge die Lehren der Heiligen. Zweifle nicht daran, dass
Ich dir helfen werde. Befolge, was Ich sage. Nütze die e-
norme spirituelle Kraft, die zurzeit auf Erden ist, und du
kannst erreichen, was du niemals für möglich gehalten hast.
Lebe im Jetzt. Konzentriere dich auf die Gegenwart, denn
nur sie IST. Alles andere ist dagegen nicht: Die Vergangenheit nicht, weil sie nicht mehr ist. Und die Zukunft nicht, weil
sie noch nicht ist.

Der Mensch verschwendet sein Leben, weil er nicht in der
Gegenwart lebt. Er hängt an der Vergangenheit und möchte
sie ständig in die Gegenwart hinein nehmen.

Du kannst aber nichts leben, was nicht mehr ist. So wie du
nicht in einem Haus überwintern kannst, das nicht mehr
steht.

Siehst du, deshalb ist das Leben in der Vergangenheit so
gefährlich: Du sitzt - um im Beispiel zu bleiben - auf dem
blanken Boden und meinst, in deinem früheren Haus zu sein.
So verständlich dieser Wunsch sein mag, weil dir dein Haus
vielleicht viel bedeutet hat, so hindert dich das Leben in der
Vergangenheit daran, jetzt zu sehen, dass du kein Haus
hast und dass du eins bauen musst, wenn du den Winter gut
überstehen willst.

Ebenso verhält es sich mit der Zukunft: Es nützt nichts,
wenn du träumst, du hättest das Haus bereits, das noch

370

nicht gebaut ist. Du musst planen, du musst jetzt gestalten, du musst die realistischen Möglichkeiten und Notwendigkeiten sehen und berücksichtigen.

Träume sind gut - sofern sie dich motivieren, die Gegenwart zu gestalten. Denn die Gegenwart, das Jetzt, ist dein höchstes Gut, das nie wieder kommen wird.

Achte die Gegenwart über alles, denn in ihr allein kannst du Gott finden. Natürlich ist Gott alles. So auch die Vergangenheit und die Zukunft. Finden kannst du Ihn aber allein in der Gegenwart. Denn sie allein ist!

Und Gott ist das absolute IST, das allumfassende Sein.
Die unendliche Kraft der Gegenwart.

Sathya Sai Baba 2001

Echte Freiheit
besteht im Erkennen des Göttlichen,
indem man alles weiß, was alle anderen wissen.
Freiheit sollte sich vom Herzen her ausdrücken.
Das „Herz" ist nicht euer spirituelles Herz oder
auf einen bestimmten Ort, eine Zeit, einen Menschen oder
ein Land bezogen! „Herz" bezieht sich auf das göttliche
Prinzip, das überall gleichermaßen gegenwärtig ist,
zu allen Zeiten, in allen Menschen in jedem Land.
Nur wenn Einheit und Harmonie im Inneren erreicht wird,
wird Freiheit bedeutsam.

Sathya Sai, 31. Mai 1990

Danksagung

Ich danke allen, die meine Träume belächelt haben,
Sie haben meine Phantasie und Kreativität beflügelt.

Ich Danke allen, die mich in ihr Schema pressen wollten, Sie
haben mich den Wert der geistigen Freiheit gelehrt.

Ich Danke allen, die mich belogen und bestohlen haben,
Sie haben mir meine eigenen Reinheit gezeigt.

Ich Danke alle, die nicht an mich geglaubt haben,
Sie haben mir zugemutet, Berge zu versetzen.

Ich Danke allen, die mich abgeschrieben haben,
Sie haben meinen Mut und Kampfgeist geweckt.

Ich Danke allen, die mich verlassen, haben,
Sie haben mir die Freiheit für Neues gegeben.

Ich Danke allen, die mich verraten und missbraucht haben,
Sie haben mich wachsam und erfahren werden lassen.

Ich Danke allen, die mich verletzt haben,
Sie haben mich gelehrt, im Schmerz zu wachsen.

Ich danke allen, die meinen Wert schmälerten,
 ich durfte mich in meiner Größe erkennen.

Ich danke allen, die ihr EGO an mir auslebten,
Sie haben mich die EGO-Losigkeit gelehrt.

Ich danke allen, die seelische Gewalt an mir ausübten,
Sie haben mich gelehrt, Gott zu finden.

Ich danke allen die meinen Frieden gestört haben,
Sie haben mich stark gemacht, dafür einzutreten.

Ich danke allen die mich krank gemacht haben,
Sie haben meine Selbstheilungskräfte wachsen lassen.

Ich danke der Coronasituation,
Sie hat mein Bewusstsein erweitert.

Vor allem aber Danke ich all denen, die an mich glauben
und meine Lebensaufgabe wertschätzen.

Sie bestätigen mich und mein Wirken und geben mir die
Kraft anderen Menschen zu helfen, deren Körper, Geist und
Seele zu heilen.

Nach Inspiration von Paulo Coelho

Die Luft, die ihr atmet,
das Wasser, das ihr trinkt,
die Erde, auf der ihr wandelt, all das sind Gaben Gottes.
Wie dankbar seid ihr der Sonne, die euch helles Licht liefert,
das unvergleichlich mit allen Glühbirnen der Welt ist?
Können alle Wasserquellen der Welt so viel Wasser liefern,
wie bei einem einzigen kräftigen
Regenschauer angeboten wird?
Können alle Ventilatoren der Welt so viel Wind erzeugen,
wie ihr bekommt, wenn der Wind weht?
Ohne Dankbarkeit für die göttlichen Gaben
gehen viele von euch dem Trivialen nach
und verschwenden kostbares Leben.
Die erste Eigenschaft, die wir alle pflegen müssen,
ist die Dankbarkeit gegenüber dem Göttlichen.
Viele Menschen sind auch für die kleinen Dienste,
die ihnen erwiesen werden, dankbar.
Sathya Sai, 14. Januar 1989

Diskurs des Alltags

Chat Antwort auf die Einladung zum Weihnachtsessen – aber bitte nur mit Maske!

Ich komme nur ohne Maske!
Das Massenbewusstsein mit der von den Politikern einge-impften Angst, die schlimmer ist, als das schlimmste Virus dieser Welt, hat gar nichts mit Corona zu tun. Die Masken-Einschränkungen die sie der Menschheit zumuten, erschaf-fen doch die neuen Corona Fälle. Immunschwäche durch Angst, Sauerstoffmangel, Lungenschwächung, Herz-schmerz u. obendrauf noch Gehirnschäden durchs Einat-men des CO_2 usw. Das Masken tragen ist der sichere Be-weis, dass sich dadurch alles verschlimmert! Wissenschaft-lich 100fach bestätigt, aber von Echten. Diese Hysterie die Coronaregeln richtig machen zu wollen, sprengt bereits die Aufnahmekapazitäten der Psychiatrien. Nicht die Menschen ohne Masken sind das Problem. Dieser Gesellschaftsbetrug ist doch von den Naivsten zu durchschauen.

Du bist leider so wenig informiert, wie wir täglich in den Nachrichten belogen werden. Mit den gefälschten Zahlen will man Impfungen verkaufen. Trilliardengeschäft für die Pharmamafia. Du hinterfragst wohl gar nix? Oder hast noch nicht den Zutritt und Ehrgeiz zu einem erweiterten Bewusst-sein und Wissen? Bist zu viel im Ego, in eigener Sache. Lebst nicht im Jetzt der wahren Wirklichkeit. Bist beeinflusst von Schwächlingen. Gottvertrauen fehlt auch. Angst ist ein Dämon, der Leid erzeugt. Brav den Regeln und wenn sie noch so dumm sind zu folgen, das ist nichts als Unterwür-figkeit. Der Deutsche ist ein Schaf u. neigt zur Gutgläubigkeit.

374

Seine Vorfahren sind die Atlanten. Alles Herzmenschen die sich freiwillig unterwerfen.

Die zig Millionen Menschen die weltweit zu den DEMOS gehen, sind die Rettung für alles. Es wäre schön, wenn Du das irgendwann mal begreifst und nicht Rechtsradikale mit den aufrichtigen Wissenden in einen Topf wirfst, wie die Medien das vermitteln wollen. Statt nach der kommenden Impfung, die Deine DNA manipuliert und Dich zu einem empathielosen, fremdgesteuerten Roboter macht, zu hecheln, solltest Du mal was annehmen von Menschen die wach sind. Das Corona Virus ist bis heute nicht gefunden, aber eine Schnellschußimpfung dagegen hat man schon ????

Einfach nur traurig oder zum Lachen. Aber im Spiegel steht es ja. Die Politiker sagen selbst: wir machen das was das Volk von uns will. Das Deutsche Volk will diktatorisch verwaltet werden. Angst macht sie gefügig. Ein paar Chaosmeldungen und sie sind gehorsam. Ein paar Versprechungen, sie können nach der Impfung wie gewohnt weiterleben, dann wollen sie geimpft werden und dann wollen sie wieder ihre Ruhe haben. Obendrauf loben sie noch die Politiker, wie wunderbar sie die PANNENDEMIE besiegt haben. Italien hat die Grippe, die sich jetzt Covid19 nennt mit MMS und Aspirin besiegt. 4 Tage war's vorbei. D. Trump hat es Desinfektionsmittel genannt. Nach 3 Tagen war er wieder im Amt.

Und Du willst Dich jetzt noch monatelang von Corona tyrannisieren lassen? Echt traurig! Denk mal darüber nach und verlasse die Sackgasse in der Du feststeckst. Man soll immer beide Seiten analysieren. Da tut sich der Steinbock schwer. Es wollte gesagt werden. Nicht als Kritik, sondern als Hilfe! Du hast eine bessere Lebensqualität verdient.

Die nächste Virus-Welle rollt auf uns zu!

Diesmal hilft weder Mundschutz noch Impfung oder sonstige Zwangsmaßnahmen! Der Erreger, einer bisher nur vereinzelt vorkommenden "Krankheit", scheint jetzt mutiert zu sein. Ausgehend von mehreren Ländern, darunter auch Österreich, Deutschland und die Schweiz, verbreitet er sich weltweit und schneller als Corona.

Die AUFWACH-Grippe,
wie der System-bedrohende Virus
von führenden Experten der WHO genannt wird,
führt schlagartig zu einem KLAREN VERSTAND
und somit zu der FÄHIGKEIT
das eigene GEHIRN zu BENUTZEN!
Erst fängt es ganz harmlos,
mit dem ausschließlichen Verzehr
von vegetarischer Biokost,
der Empathie zu ALLEN LEBENWESEN,
dem Weglassen von fluoridhaltigen Produkten
und sonstigen Giften
und der Einnahme von Kurkuma (reinigt die Zirbeldrüse), an.

Dann folgt meist eine Abneigung gegenüber Egomanie, Kaltherzigkeit, jegliches Unrecht, Massenmedien, Politik, Gewinn- und Erfolgssucht und sonstigen Lügengeschichten.

Schließlich gehen die Symptome über
in ein gesteigertes BEWUSSTSEIN,
eine vollständige Verbindung zur eigenen Seele
das Erkennen von GOTT und JESUS,

einem wohlwollenen Gefühl des URVERTRAUENS
und eine damit einhergehende,
bisher nicht gekannte ANGSTFREIHEIT.
Schließlich endet die "Krankheit" in
bedingungsloser LIEBE,
einem ausgeprägten MITGEFÜHL,
dem Verlangen zu HELFEN,
das ERKENNEN der WAHRHEIT,
RESPEKT vor der gesamten Schöpfung
und DANKBARKEIT
gegenüber GOTT, unserem Vater,
und seinem Sohn JESUS CHRISTUS.

Alle bisher bewährten Mittel der Ablenkung wie Nachrichten, UNTERhaltungsshows, Chemtrails, HAARP, die Geschichte vom menschengemachten Klimawandel, Fußball-WM, Massentestungen, Massenimpfungen, Börsencrash, Androhungen von globalen Kriegsszenarien und sonstige Lügen scheinen vollkommen wirkungslos zu sein. Die dunkle Macht-Elite, auch "DeepState" genannt, ist völlig ratlos!

Für diesen "Virus" wurde deshalb eine neue Epidemie-Warnstufe der WHO ausgerufen an die Anhänger des Deep State, da es das Leben auf diesem Planeten in kürzester Zeit grundlegend VERÄNDERT und VERBESSERT! Es besteht die große Gefahr, dass das neue Virus erstmals weltweit über sieben Milliarden Erdenbürger ansteckt. Auch die Warnung des Mainstreams: Bleiben Sie in ihrer Matrix, dort sind Sie sicher!" ist wirkungslos verpufft.

Der neue Virus wird von den Experten „WAHRHEITS-Virus" genannt und ist im höchsten Maße ansteckend.
Er wird besondern von selbstständig denkenden und verantwortungsvoll handelnden Menschen verbreitet! Es be-

steht der Verdacht, dass der "Virus" auch durch Gedanken-
übertragung verbreitet werden kann.

Den letzten Untersuchungen zufolge ist jetzt auch der exak-
te Übertragungsweg lückenlos aufgedeckt worden:
Der Krankheitsverlauf beginnt meistens mit dem Lesen dieses entschlüsselten Textes!
Die Inkubationszeit beträgt wenige Millisekunden.

HERZLICH WILLKOMMEN
in der FREIHEIT!
Wir werden täglich mehr!
Quelle: t.me/WIR2020_Stromberg

Gespräch während des Lockdowns:

Unterhaltung beim Rewe:
Wenn ich meine Freunde sehen möchte,
dann treffen wir uns jetzt jeden
Montag und Mittwoch im Aldi von 12 bis 14 Uhr.
Die Familie trifft sich bei Lidl
Dienstag und Donnerstag von 10 bis 12 Uhr.
Samstag Abend Edeka für die Vereinsmitglieder
und Sonntag kennen lernen neuer Leute
auf der wöchentlichen Demo.
Der Frisör kommt Donnerstag 4 Uhr, die Nagelpflege 5 Uhr.
Wenn Du jemand kennen lernen möchtest,
so geht das am Besten Montag 20 Uhr mit Kerze
beim gemeinsamen Abendspaziergang.
Der Chor mit den Musikern trifft sich Freitags zum üben
beim Nachtspaziergang in der Stadtmitte.
Willst Du wieder mal ordentlich Musik hören,
dann fahre mit dem Autocorso am Mittwoch.

Begriffserklärung 2020

Hier die neuen Wörter und Begriffe 2020 mit Übersetzung:

Covidiot   - Corona Idiot
Coronatrottel   - Corona Unwissender

Beides sind zweideutige Begriffe. Einmal wir jemand der nicht an den Virus glaubt so bezeichnet und einmal jemand der an den Virus glaubt. In beiden Fällen sieht das Verhalten des anderen so aus als wäre man ein „Idiot" bzw. ein „Trottel". Der Begriff Covidiot ist übrigens richterlich beschlossen keine Beleidigung.

Covid19   - Grippe 2020
Kochstudio   - RKI (Robert Koch Institut)
Backstudio   - BAG (RKI in der Schweiz)
Coronatiker   - Coronafanatiker, Volkserzieher
Schnupfenmikrobe   - Covid19
Spanplatte   - Jens Spahn
Grünspan   - Jens Spahn
Verschwörungstheoretiker   - Held
Rechtsradikaler   - Demokrat, IQ über 120
Linksextremist   - friedlicher Bürger
Freiheit   - Versklavung
Coronaregeln   - Faschismus
Fallzahlen   - Testzahlen
Impfung   - Geldquelle
Maske   - Redeverbot
Internettroll   - Angestellter von Bill Gates
Mainstream   - gekaufte Medien
Soziale Medien   - freie Medien
Coronahype   - Coronaübertreiber

Lock Down	- Gefängnisstrafe
Shut Down	- Gefängnisstrafe
Quarantäne	- Gefängnis
Coronaphantom	- Deep State
Querdenker	- Leute mit Menschenverstand
Erfüllungsgehilfen	- Ärzte, Polizisten und Lehrer
Remonstrieren	- Beamtenvorschrift ... gegen

Ein Beamter muss seine dienstlichen Handlungen auf Rechtmäßigkeit prüfen, wenn er Bedenken hat, muss er dagegen remonstrieren es ist seine Pflicht! 63 BGB.

Auch der Begriff Esoteriker darf nicht mehr belächelt werden, denn er bedeutet: Erwacht sein und nach höherem Wissen streben. Erhobener Geist! Esoteriker wurden früher bewundert und gefeiert. Sie hatten in der Gesellschaft den höchsten Rang. Jeder wollte von ihnen lernen. Die individuelle Selbsterkenntnis bewirkt innere Befreiung und Entwicklung, denn es ist die „berührende Weisheit des Herzens". Die intuitive Intelligenz, das Urwissen in jedem Menschen abzurufen, das ist doch die Entwicklung jedes Individuums. Das erstrebte Ziel des Mensch-Seins.

Lasst diejenigen, die einen Angriff begehen, ihr offensives Verhalten fortsetzen. Reagiert niemals. Wünscht das Wohl aller. Wenn alle glücklich sind, seid auch ihr glücklich. Wir beten für das Wohlergehen, den Wohlstand und die Gesundheit aller. Wünscht niemals das Unglück eines anderen Menschen. Es gibt keinen Raum für Hass in dieser Welt. Alle sind Freunde. Wenn ihr dabei bleibt, allen Gute zu wünschen und für ihr Wohl zu beten, werdet ihr zu einem Vorbild für die ganze Welt. - Sathya Sai Baba

Neues Volkslied 2020

*Wir lagen vor Madagaskar
und hatten Corona an Bord.*

*In den Kesseln, da faulte der Söder
und Merkel geht auch gleich über Bord.*

*Ahoi, Frieden, Freiheit, Ahoi, Ahoi…
Leb wohl, Maskerade, leb wohl, leb wohl.*

*Ja, wenn das Karlchen an Bord seine Zähne zeigt,
und warnt ohne Ende so schrill,
dann halten wir lieber die Ohren uns zu,
weil das wirklich niemand anhören will.*

*Wir lagen schon 14 Tage,
kein Test war bei uns positiv.
Die Maske ist wirklich ne Plage
und ist sowieso nicht effektiv.*

*Ahoi, Frieden, Freiheit,
Ahoi, Ahoi..*

Leb wohl, Maskerade,
leb wohl, leb wohl.

Quelle: Alles Außer Mainstream - „mellimuck"

Madagaskar hat übrigens die Impfungen abgelehnt und setzt auf Naturheilmittel

Wir Danken Euch!

Danke an alle Aufklärer!
Danke an alle Peaceful Warriors!
Danke an alle Wahrheitssucher!
Danke an alle Wahrheitsfinder!
Danke an alle Kommentatoren!
Danke an alle Mitleser!
Danke an alle Teiler!
Danke an alle Gestalter!
Danke an alle friedlichen Querdenker!
Danke an alle Mutmacher und Mutigen!
Danke an alle die nicht den Mund halten!
Danke an alle Tröster!
Danke an alle Unterstützer!
Danke an alle die als erstes vorangehen!
Danke an alle Videomacher!
Danke an alle Podcaster!
Danke an alle Texteschreiber!
Danke an alle investigativen Bürger/Journalisten!
Danke an alle die nicht aufgegeben haben!
Danke an alle Demonstranten!
Danke an alle Organisatoren!
Danke an alle Redner!
Danke an alle Netzwerker!
Danke an alle Heiler/Ärzte/Wissenschaftler!
Danke an alle Leser unseres Buches!

Danke an Alle die so viel riskieren, ihre Jobs, ihre Reputation, ihr zu Hause. Danke an alle, die für Freiheit, Frieden und Gerechtigkeit kämpfen!

Wir Danken Euch!

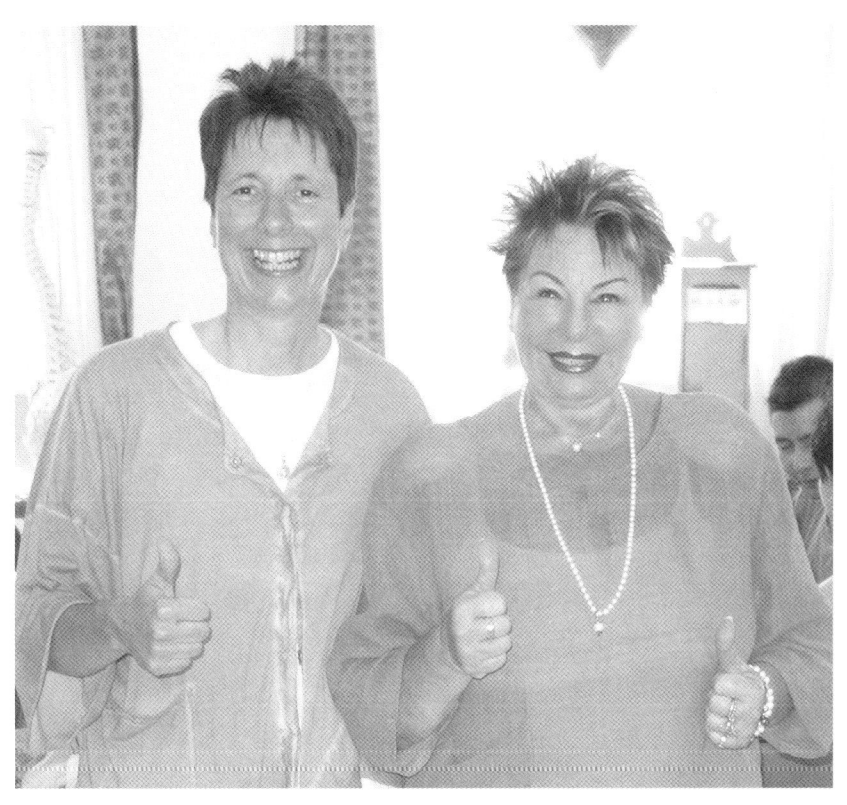

Eure Anne und Tanja

www.heilerschule.org
t.me/WSAufrichtung

Buch Wirbelsäulenaufrichtung

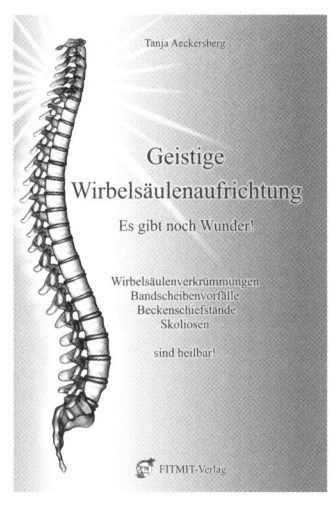

Wirbelsäulenverkrümmungen, Bandscheibenvorfälle, Beckenschiefstände und Skoliosen sind heilbar!

Unsere Wirbelsäule ist weit mehr als ein Knochengerüst, das von Sehnen und Bändern gehalten wird. Als Informationsträger speichert sie die Lebensmatrix mit unseren karmischen, schicksalhaften und pränatalen Vorgaben. Sie ist ein hochsensibles geistiges Instrument, das nur heilbar ist, wenn man sich allumfassend wirkender Geisteskräfte bedient. Für jeden Menschen sollte deshalb die geistige Heilung der Wirbelsäule an erster Stelle stehen. Befreit vom Beckenschiefstand, der Wirbelsäulenverkrümmung, von Schulterverschiebung, Beinlängendifferenz und vielen weiteren Anomalien des Skelettsystems können die Ursachen, die zu späteren Leiden führen, überwunden werden.

Die Hilfe ist da!

Buch ISBN: 978-3-940832-10-8, 224 Seiten, 14,90 €
E-Book - ISBN: 978-3-94-083236-8, 9,17 €
Italienisch - ISBN: 978-88-481-2877-3, 24,90 €